Drug and Therapy Development for Triple Negative Breast Cancer

三阴性乳腺癌药物研发与诊疗新进展

原著 [印] Pravin Kendrekar [印] Vinayak Adimule [英] Tara Hurst

主审 王晓稼 主译 胡桂女

中国科学技术出版社

·北 京·

图书在版编目（CIP）数据

三阴性乳腺癌药物研发与诊疗新进展 /（印）普拉文·肯德雷卡尔 (Pravin Kendrekar) 等原著；胡桂女主译 . 北京：中国科学技术出版社 , 2025. 10. -- ISBN 978-7-5236-1425-9

Ⅰ. R979.1；R737.9

中国国家版本馆 CIP 数据核字第 2025AX4272 号

著作权合同登记号：01-2025-1474

策划编辑 黄维佳　刘　阳
责任编辑 韩　放
装帧设计 佳木水轩
责任印制 徐　飞

出　　版 中国科学技术出版社
发　　行 中国科学技术出版社有限公司
地　　址 北京市海淀区中关村南大街 16 号
邮　　编 100081
发行电话 010-62173865
传　　真 010-62179148
网　　址 http://www.cspbooks.com.cn

开　　本 889mm × 1194mm　1/16
字　　数 288 千字
印　　张 11
版　　次 2025 年 10 月第 1 版
印　　次 2025 年 10 月第 1 次印刷
印　　刷 北京盛通印刷股份有限公司
书　　号 ISBN 978-7-5236-1425-9
定　　价 168.00 元

版权声明

Title: *Drug and Therapy Development for Triple Negative Breast Cancer*

By Pravin Kendrekar, Vinayak Adimule, Tara Hurst

ISBN: 978-3-527-35175-6

译者名单

主　审　王晓稼
主　译　胡桂女
副主译　汪　江　吕力挺　赵梁英
译　者　（以姓氏笔画为序）
卢旻君　吕力挺　吕仙梅　吴志坚
吴璐宁　汪　江　沈沁彦　陈达雷
陈超群　赵梁英　胡玲巧　胡桂女
郭秋生

内容提要

本书引进自 WILEY 出版社，是一部全面聚焦三阴性乳腺癌现代诊断与治疗方法新进展的著作。著者对当前治疗三阴性乳腺癌的各种方法进行了深入且权威的讨论，内容涵盖分子机制、初步检测、诊断工具、治疗程序、药理学，以及纳米疗法、光热疗法等较新技术。全书共四篇 15 章，不仅介绍了在乳腺癌发生中扮演重要角色的 HER，探讨了激素受体阳性乳腺癌的病因、治疗及乳腺癌的早期诊断，以及人工智能在乳腺癌诊断中的应用，还提出了有关 DNA 复制应激和基因组不稳定性在乳腺癌发生机制中的新见解。本书内容全面，阐释简洁，图表丰富，可供关注三阴性乳腺癌药物开发与诊疗进展的相关医生、肿瘤学家及药物研发人员借鉴参考。

主审及主译简介

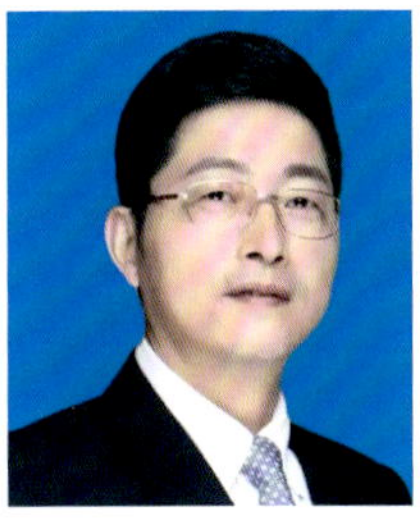

主审　王晓稼

肿瘤学博士，主任医师（二级岗），博士研究生导师，浙江省肿瘤医院院长助理、乳腺肿瘤内科前主任。浙江省肿瘤智能诊断与分子技术重大疾病诊治技术研究中心副主任，中国科学院基础医学与肿瘤研究所实验研究者（PI），浙江省肿瘤诊治质控中心副主任兼乳腺癌专家委员会主任委员，中国临床肿瘤学会乳腺癌专家委员会副主任委员，浙江省抗癌协会肿瘤内科专业委员会前任主任委员、乳腺癌专业委员会主任委员，美国宾夕法尼亚大学访问学者，国家重点研发计划港澳台创新合作重点专项首席专家，浙江省“151 人才”第二层次人才。主持国家重点研发计划国际合作重点专项 1 项、国家自然科学基金 1 项、浙江省省重点研发计划 2 项，承担各类国际、国内和自发临床研究 100 余项。主编及副主编著作 5 部，发表论文 200 余篇，其中被 SCI 收录论文 80 余篇。

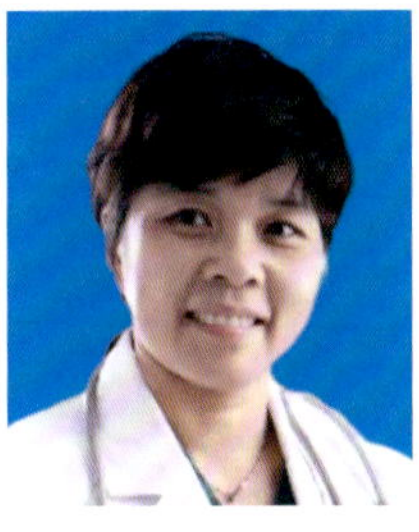

主译　胡桂女

主任医师，硕士研究生导师，温州医科大学附属东阳医院（东阳市人民医院）甲状腺乳腺外科主任，温州医科大学兼职教授。浙江省医师协会乳腺肿瘤专业委员会常务委员，浙江省肿瘤微创外科联盟乳腺专业委员会常务委员，中国医药教育协会乳腺病专业委员会浙江分会常务委员，浙江省免疫学会肿瘤免疫与生物治疗专业委员会常务委员，浙江省康复医学会肿瘤康复专业委员会常务委员，浙江省转化医学学会精准医学分会常务委员，浙江省中西医结合学会乳腺病专业委员会委员，浙江省医师协会甲状腺疾病专业委员会委员，浙江省医学会肿瘤外科学分会委员，金华市重点学科带头人，金华市名医，东阳市拔尖人才，金华市医学重点学科（肿瘤学）学科带头人。从事临床工作 30 余年，曾多次赴复旦大学附属肿瘤医院进修学习，擅长甲状腺癌、乳腺癌的早期诊断，甲状腺肿瘤手术，乳腺癌根治性手术，乳房重建手术，前哨淋巴结活检技术及乳腺癌的综合治疗等。手术规范精细，在根治基础上注重美容效果，在行业内享有盛誉。主持主办国家级省级继教多项。近年来发表 SCI 收录论文多篇。

中文版序

在当今医学快速发展的时代，三阴性乳腺癌（triple negative breast cancer，TNBC）作为一种具有高度侵袭性和复杂生物学特征的肿瘤，已成为全球范围研究的重点。面对这一难治性疾病，患者及其家属常感到无助和困惑。然而，随着科研进步，特别是在分子生物学和治疗技术方面的突破，我们对三阴性乳腺癌的理解与应对正在发生深刻变化。

本书旨在为医生、肿瘤学家及药物研发人员提供全面且深入的参考资源。书中不仅涵盖了当前治疗三阴性乳腺癌的前沿方法，还探讨了与肿瘤发生发展息息相关的分子机制和最新实验疗法。我们希望通过这些深入的探讨与研究成果的分享，为临床实践提供指导，帮助医生在复杂的治疗决策中做出更为精准和有效的选择。

此外，本书特别强调了人工智能等在乳腺癌早期诊断中的应用潜力，这一领域的进展将极大提升患者的预后效果。随着技术的不断革新，我们认识到，未来的乳腺癌诊疗不仅需要传统的医学知识，更需要融合现代科技的智慧，进而实现个体化治疗和精准化治疗。

对于读者而言，本书不仅是一部关于药物研发与治疗方法的专著，更是一扇了解三阴性乳腺癌前沿动态的窗口。通过深入的理论分析与丰富的循证数据，我们希望能够激发读者对这一领域的兴趣和探索欲，推动更多科研人员、临床医生与患者共同参与到治疗三阴性乳腺癌的战斗中。

在此，我们衷心希望本书能为广大读者提供启发，帮助他们更好地理解三阴性乳腺癌的复杂性，提高诊疗水平，最终为患者带来希望并提高生活质量。愿我们的努力能为战斗在医疗一线的每一位医生和每一位患者带来积极的影响，为打败这一疾病贡献力量。

王晓稼

译者前言

作为本书的主译，我怀着极大的责任与热忱，将这部聚焦三阴性乳腺癌（triple negative breast cancer，TNBC）前沿研究的学术著作呈现给国内读者。乳腺癌，尤其是三阴性乳腺癌，因其高侵袭性、易转移性和治疗手段的局限性，始终是当前医学界亟待攻克的难题。本书集结了全球多学科专家的智慧，系统梳理了从基础研究到临床转化的最新突破，更以创新视角探讨了人工智能、分子诊断与新型疗法的融合应用。希望本书能为国内科研人员、临床医生及关注癌症领域的读者提供切实参考，推动本土研究与国际前沿接轨。

三阴性乳腺癌占乳腺癌病例的15%～20%，其雌激素受体（estrogen receptor，ER）、孕激素受体（progesterone receptor，PR）和人类表皮生长因子受体 2（human epidermal growth factor receptor 2，HER2）均呈阴性，这些表现导致传统内分泌治疗与靶向治疗收效甚微。患者往往面临化疗耐药、复发率高、预后差的困境。本书的核心目标正是通过多学科协作，为这一亚型乳腺癌的诊断与治疗寻找新的突破口。

著者先从癌症生物学基础切入，详解了三阴性乳腺癌的分子特征、增殖机制及转移路径，并结合 MTT 比色法、流式细胞术等经典技术的创新应用，揭示了癌细胞凋亡与耐药性产生的关键节点。同时，著者并未止步于基础研究，而是将目光投向临床转化的各个环节，从早期筛查、精准诊断，到制订个体化治疗方案，均提供了扎实的理论框架与实践指南。

在诊断领域，本书着重呈现了两大趋势：一是人工智能（artificial intelligence，AI）与深度学习对传统影像技术的赋能。例如，通过机器学习优化乳房 X 线摄影的敏感性与特异性，开发基于病理图像的自动分型系统，显著提升早期病变的识别效率。二是人工生物标志物与新型分子标志的探索。针对三阴性乳腺癌缺乏特异性靶点的难题，书中详述了外泌体检测、循环肿瘤 DNA（circulating tumor DNA，ctDNA）分析等液体活检技术的应用潜力，为无创诊断与疗效监测提供了新思路。

治疗层面，本书不仅涵盖了化疗方案优化、药物递送系统改进等传统领域的进展，还重点剖析了杂环化合物、表观遗传调控剂等新药研发的前沿方向。尤其值得关注的是，书中通过大量体外模型与动物实验数据，验证了多种新型分子在抑制肿瘤生长、逆转耐药性中的独特作用，为后续临床研究奠定了坚实基础。

本书的独特价值在于其“立体化”视角。每章均邀请相应领域的权威专家执笔，体现了现代癌症研究从单点突破向系统整合的范式转变。既有肿瘤学家从临床角度分析现有疗法的利弊，也有生物信息学家解读 AI 模型的构建逻辑；既有药物化学专家阐述分子设计的关键技术，也有公共卫生学者探讨诊疗成本与医疗资源的均衡配置。

翻译此书的过程，亦是深入学习与反思的过程。三阴性乳腺癌的研究进展日新月异，但语言壁垒往往导致信息传递滞后。本书原著涉及大量跨学科术语与复杂技术描述，为确保译文的准确性与可读性，译者团队反复核对专业表述，并邀请国内肿瘤学、生物信息学专家参与审校。例如，书中“人工生物标志物”与“合成生物标志物”的概念辨析、“化疗增敏”与“耐药逆转”的机制差异，均在译者注中进行了本土化阐释。

我们始终坚信，科学知识唯有被准确传播，才能真正服务于人类健康。希望这部译著能让读者更便捷地获取全球最新成果，同时激发国内学者在 AI 辅助诊断、分子靶点挖掘等领域的原创性探索。毕竟，抗击癌症的征程中，没有旁观者，只有同行者。

谨以此书献给所有奋战在癌症研究与临床一线的同行，以及每一位在黑暗中寻找光明的患者与家属。

胡桂女

原书前言

本书主题独特、新颖，涵盖了癌症检测、治疗及应用等最新进展，还描述了癌症治疗中使用的各种工具，如人工智能、深度学习和乳房 X 线摄影机器学习等。书中还描述了三阴性乳腺癌早期诊断中人工生物标志物和复杂技术的应用，以及新药的研究和开发。此外，还阐述了癌症特别是乳腺癌方面的基本原理、MTT 比色法研究、流式细胞技术研究、新型标志和生物标志物的使用、化疗方法及其进展，以及在癌症体内外治疗中有效使用不同和新型效力的杂环分子。本书主要阐述了三阴性乳腺癌研究的新进展，包括初步诊断工具的使用、诊断过程中的创新、治疗程序及现今癌症治疗方法的优缺点等。同时还收录了来自癌症领域工作多年的杰出医生、院士、研究人员和科学家撰写的章节，这些章节详细介绍了他们的经验和治疗过程创新方面的贡献，特别强调了人工智能的使用、深度学习方法、食物毒性的原因及乳腺癌检测方法的各种进展。对读者来说，了解与癌症诊断、治疗和检测应用相关的所有参数非常重要。

Pravin Kendrekar
University of Central Lancashire
Preston, United Kingdom

Vinayak Adimule
Angadi Institute of Technology and Management
Karnataka, India

Tara Hurst
University of Oxford, Oxford, United Kingdom

目　录

第一篇　乳腺癌历史

第二篇　新药研发进展

第三篇　乳腺癌治疗的先进技术

第1章　乳腺癌的早期诊断及改进方法
Early-Stage Diagnosis of Breast Cancer: Amelioration in Approaches

Nidhi Manhas　Lalita S. Kumar　Vinayak Adimule　著
汪　江　译

乳腺癌（breast cancer，BC）已成为女性中最常见的恶性肿瘤，并且其发病率正在以惊人的速度增加。根据人口学家预测，到2050年，每年全球将有约320万新病例[1]。不仅如此，BC患者的数量正在全球范围内上升，而且患者年龄趋于年轻[2]。许多因素导致了这些情况，包括年龄、家族史、生活方式、环境等[1, 3, 4]。尽管BC的相对风险是不可避免的，但有可能减少BC的死亡率。其生存率在很大程度上取决于女性及时获得有效和负担得起的检测与治疗[5]。世界卫生组织（World Health Organization，WHO）也描述了减少BC的两种不同但相关的方法，即早期诊断（识别早期症状性癌症）和筛查（在目标人群中识别无症状疾病）[6]。在许多发展中国家，女性对BC缺乏了解，因此晚期才被检测出来[7]。然而，许多医学组织正在致力于增强意识并促进女性进行乳房自检。这些努力将促进早期发现并有助于降低BC的死亡率。

以往的研究表明，如果早期BC检测与适当的治疗相结合，可以长期显著降低BC的死亡率。因此，在早期阶段检测BC是至关重要的。当前，用于诊断BC的主要技术包括乳腺X线摄影（mammography，MG）、乳腺超声（ultrasonography，US）和乳腺MRI[8, 9]。这些程序需要专业设备、熟练的从业人员和专家分析，但检测成本相当高。相比之下，生物传感器检测更为可靠和负担得起[10]。Weaver和Leung总结了生物标志物在BC成像中的各种定义和应用[11]。一方面，乳房肿瘤标志物在BC早期检测、分子亚群的特征描述、治疗方案的选择、生存期的评估中起着至关重要的作用[12–14]。另一方面，生物传感器与标准的肿瘤标志物检测方法相比，在特异度、灵敏度、速度和检测成本方面都有很大优势[15, 16]，如化学发光免疫测定[17]、酶联免疫吸附测定[18]、蛋白质组学[17]、分子生物学方法和液体活检。在过去的10年中，已经开发出几种具有更高敏感性、选择性、稳定性和低成本的生物传感器[19]。

在本章中，将讨论许多诊断方法，如MG、乳腺US、乳腺MRI、微波BC检测技术和各种生物传感器。我们将讨论它们的最新进展及其优缺点。这将帮助研究人员和那些从事BC诊断工作的人选择适当的方法来正确诊断。

一、影像学技术

使用成像技术可以揭示恶性细胞的解剖结构和位置，为临床医生提供宝贵的临床信息。遗憾的是，造影过程中使用对比剂和高能射线时，可能会对患者造成伤害。因此，我们应讨论各种成像方式，并决定哪种方式最适合BC患者。这些成像方式主要包括MG、US、MRI、正电子发射计算机体层扫描（positron emission tomography，PET）、CT和单光子发射计算机断层成像（single-photon emission computed tomography，SPECT）。表1–1列出了这些成像技术的优缺点。由于PET、CT和SPECT成本高昂、实用性有限且存在辐射损伤，因此不建议用于BC患者诊断[20]。然而，在某些情况下，如筛查转移性 BC 及出现骨和淋巴结转移时，这些技术可作为诊断 BC 的附加程序。因此，我们只讨论 MG、US 和 MRI，它们是检测 BC 的主要方式。我们将对这些常见的成像方法进行总结和评估，以帮助临床医生更好地服务患者。

（一）乳腺 X 线摄影

MG 是筛查和诊断 BC 的主要方法，可帮助临床医生收集 BC 患者的临床数据。这种方法尤其适合 40—74 岁的女性。根据一项早期研究，早期 MG 筛查可将 BC 患者的死亡率降低 30%～40%[21]。然而，MG 有很高的假阳性率和假阴性率，尤其是在乳房致密的人群中（40 岁以下的受试者）[22, 23]。但随着时间的推移，MG 正在不断进步，并在诊断准确性、灵敏度和分辨率方面显示出良好的结果。目前，两种关键的诊断方法正在实践中应用，即对比增强乳腺 X 线摄影（contrast-enhanced mammography，CEM）和数字乳腺断层合成（digital breast tomosynthesis，DBT）[24, 25]。研究发现，就诊断准确性和疾病范围评估而言，CEM 优于全数字化乳腺 X 线摄影（full-field digital mammography，FFDM），其效率也与 MRI 和 US 相当[26–28]。与 FFDM 相比，DBT 在特异度方面也有很好的表现（96.4%，57229/59381 vs. 97.5%，23427/24020，$P<0.001$）[29]。计算机辅助检测（computer-aided detection，CAD）是一种人工智能（artificial intelligence，AI）技术，它提高了仪器的灵敏度，减少了检测中的人为错误及假阳性和假阴性结果[30]。CAD 与 CEM 和 DBT 的结合可以显著提高这些成像技术的性能[31, 32]。对于无 BC 迹象或

表 1-1　成像技术的优点和缺点

成像技术	优　点	缺　点
MG	• BC 患者的诊断标准 • 适合作为 BC 的筛查方法 • 能发现乳腺钙化	• 不适合 40 岁以下的人 • 不适合乳腺密度高的人 • 1 年不能超过 2 次
US	• 年轻女性的筛查 • 无创的诊断方法 • 能发现乳腺的炎症征象	• 不擅长寻找小病灶和非典型组织 • 受检查医生的主观影响 • 清晰度和分辨率不够高
MRI	• 对侵袭性 BC 具有高敏感性和特异性 • BC 家族史等高危人群的筛查 • 评估接受保乳手术的患者	• 并不适合所有人，如幽闭恐惧症患者 • 不适合大规模筛查 • 不适于 BC 分期
PET	• 对 BC 复发和转移高度敏感 • 有助于 BC 的分期 • 对乳腺小肿瘤高度敏感	• 费用高，不建议常规筛查 • 不适于对对比剂过敏的患者
CT	BC 的补充诊断方法，如鉴别有无肺内转移的 BC	• 不是诊断 BC 的首选 • 存在辐射损伤 • 空间分辨率差，需要经验丰富的医生
SPECT	• 高分辨率、小视野 • 怀疑转移时推荐使用	• 获取的诊断信息有限 • 不适于患有炎性骨病变和骨增殖代谢异常或变异的患者

CT. 计算机断层扫描；MRI. 磁共振成像；PET. 正电子发射计算机体层扫描；SPECT. 单光子发射计算机断层成像；US. 超声检查；MG. 乳腺 X 线摄影

症状的个体，可利用 3D MG 来检测疾病（图 1-1）。研究表明，结合 3D 和传统 MG 可以最大限度地减少额外成像需求，并将改良 VGG 卷积神经网络模型（modified visual geometry group，MVGG）的准确性提高至 94.3%[34]。已经提出了各种算法来增强 MG 图像。经过多次实验并选择合适的设置后，Montaha 等提出了基于微调 VGG16 的 BreastNet18 模型。该算法的准确率达到了所提出模型的 98.02%[35]。此类研究将有助于医生高效且准确地诊断 BC。

从以上讨论中我们可以得出结论，MG 是 BC 患者早期诊断的重要组成部分，因为它具有筛查快速、准确率高、成本低、适合推广使用等优点。尽管有这些好处，MG 并不适合所有人。它需要"危险"的对比剂和 X 线来进行成像，不能在短时间内频繁使用，并且不建议 40 岁以下的人使用[36]。但在未来几年，随着高分辨率等的重大发展，MG 将相当安全。此外，AI 技术的进步使得 BC 检测和分析变得简单。

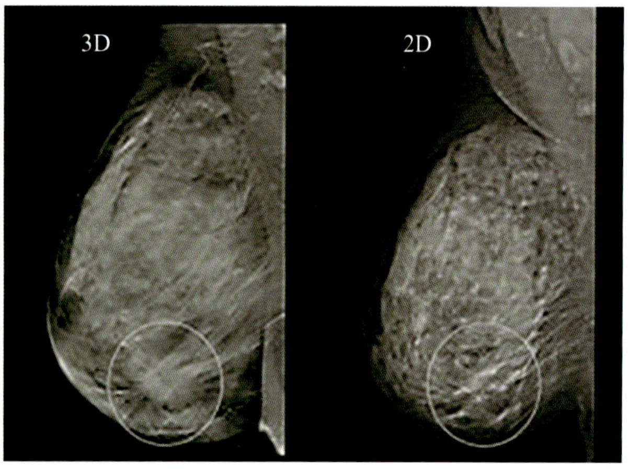

▲ 图 1-1 3D 对比 2D 乳腺 X 线摄影
经 Springer Nature 许可转载，引自 Andersson et al[33]

（二）超声检查

超声是一种评估肿瘤组织的形态和状态及正确定位病灶的技术。早期的灰度超声仅显示检测点是否存在肿瘤，由于其分辨率不够，难以区分良性和恶性肿瘤[37, 38]。显示正常、良性和恶性 BC 的 US 图像见图 1-2。

肿瘤的二维（2D）超声成像可能会影响医生评估。因此，引入了三维（3D）超声技术，以便对确诊患者的肿瘤解剖结构和血管分布进行 3D 成像[40]。彩色多普勒技术（可结合 3D 超声），可以生动地显示肿瘤和血流信息，为临床医生提供更多有用的信息，使他们能够区分恶性肿瘤和良性肿瘤[41]。Krouskop 发现了不同组织的弹性差异，为构建弹性超声奠定了理论基础[42]。此外，一些研究表明，采用弹性超声筛查可疑病变组织可显著提高诊断 BC 的准确性[43, 44]。弹性超声与 3D 超声配合使用，可以诊断腋窝淋巴结肿大，并对患者的肿瘤状态进行分类[45]。虽然 MG 是检测 BC 钙化的最佳工具，但当钙化太细小时，很难被 MG 或传统 US 鉴别。因此，一种新的图像处理方法 MicroPure 被开发出来[46]。通过分析多维阵列和频

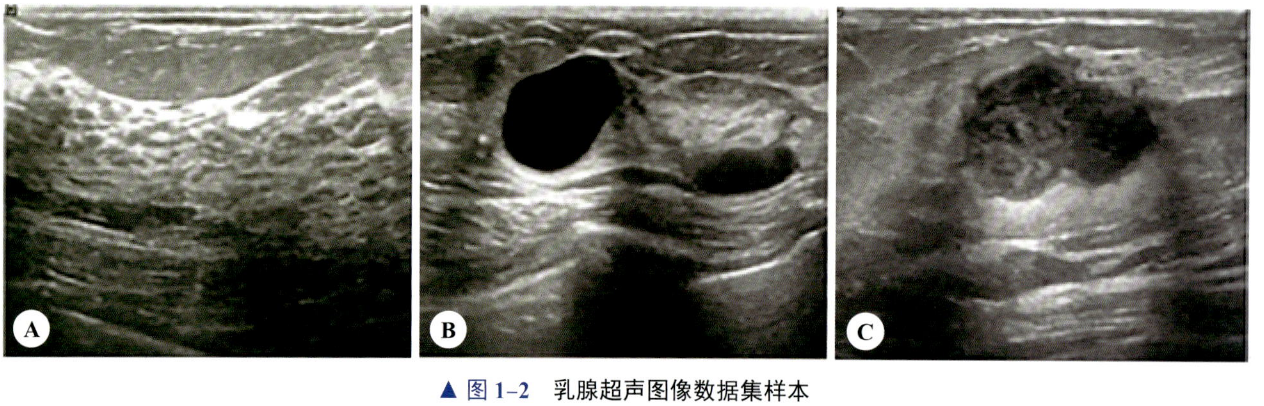

▲ 图 1-2 乳腺超声图像数据集样本
A. 正常；B. 良性；C. 恶性（经 Elsevier/CC BY 4.0 许可转载，引自 Dhabyani et al[39]）

率图像，该方法可以减少随机噪声并产生高分辨率图像和组织均匀性[47]。Machado 等用 MicroPure 检查离体的手术乳腺标本，发现 MicroPure 对 BC 微钙化具有很高的检出率，而传统 US 无法检测到[48]。

US 技术具有显著优点，包括使用较少的对比剂、无须高能射线及适合所有年龄段人群。对于 BC 高危女性、孕妇和无法接受 MG 检查的女性，US 被建议作为 MG 的补充[49]。此外，它还需要放射科医生的熟练操作，这对敏感性和特异性有重大影响。乳腺 US 检查具有很高的假阳性率，同时也经常被证明可以检测 MG 忽视的恶性肿瘤。然而，使用 AI 后，放射科医生能够将假阳性率降低 37.3%，并降低 27.8% 的活检率，同时保持相同的灵敏度水平［受试者工作特征曲线下面积（area under the receiver operating characteristic curve，AUROC）：0.962 AI，0.924 ± 0.02 放射科医生］[50]。AI 有潜力在未来提高乳腺 US 诊断的准确性、一致性和效率，这将有助于医生通过减少非专业判断造成的错误来获得更准确的诊断结果。

（三）磁共振检查

MRI 能够实现 BC 的早期诊断，并且不受患者年龄、乳腺密度或风险状态的影响[51]。乳腺成像的常用方法是动态增强磁共振成像（dynamic contrast-enhanced magnetic resonance imaging，DCE-MRI），其重点是引入对比剂并显示乳腺恶性肿瘤的血管分布、解剖结构和肿瘤动力学[52]。DCE-MRI 已被证明是一种针对具有各种风险水平女性的筛查技术，灵敏度为 81%～100%[53]。专家称，DCE-MRI 的阳性预测值为 98%，特异度为 97%，高于普通 MRI 的阳性预测值 77%[54]。最近开发的另一种具有出色空间分辨率和时间分辨率的方法是超快速 DCE-MRI，其中应用了并行成像和压缩感知等各种放大技术，并且其表征 BC 侵袭性和肿瘤亚型的能力已被证明[55]。还有另一种技术称为磁共振扩散加权（magnetic resonance diffusion weighted，MRDW）。它用于 BC 诊断，可以清晰显示体内水分子的运动，因为不同组织存在不同的水弥散系数。研究人员可以利用 MRDW 评估肿瘤的表观扩散系数（apparent diffusion coefficient，ADC）值（反映扩散限制效应）来检测乳腺肿瘤的良恶性：正常乳腺组织＞良性乳腺组织＞恶性乳腺组织[56, 57]。DWI 的优势在于它是一种非造影技术，扫描时间快[58]。此外，在一组无症状女性样本中检测癌症时，DWI 被发现比 MG 更准确[59]。

磁共振波谱（magnetic resonance spectroscopy，MRS）是一种重要的方法，可用于描述恶性乳腺组织、良性乳腺组织和正常乳腺组织的功能状态，包括体内、离体和体外三种方式。表 1–2 比较了体外、离体和体内 MRS 和 MRI 技术在 BC 诊断中的研究[60]。MRS 是一种无创技术，可通过评估 BC 风险来提高 BC 诊断率，并可指导其治疗[61, 62]。在一些研究中，还采用了固态 MRS 检查完整活检组织的方法，即高分辨率魔角旋转（high-resolution magic angle spinning，HRMAS）技术，以监测代谢物水平，用于乳腺肿瘤的诊断 / 预后[63–68]。乳腺内 MRS 实验发现大量含胆碱代谢物（tCho），表明恶性肿瘤的快速增殖[69–76]。超极化 ^{13}C MRI（hyperpolarized，HP ^{13}C MRI）最近已被用于研究肿瘤的异常代谢[77]。

磁共振弹性成像（magnetic resonance elastography，MRE）是一种磁共振技术，利用组织中机械波的传输来提供有关组织弹性的信息。MRE 的未来趋势是识别术前肿瘤并预测原发肿瘤的治疗反应和转移潜能[78]。PET/MRI 或 PET 和 MRI 可以显示乳房和胸壁的软组织结构。PET 可以提供体内分子水平的信息，PET/MRI 在评估 BC 转移方面具有很高的价值，可以提高患者的阳性预测率[6, 79, 80]。此外，^{18}F-FDG PET/MRI 的 AI 增强模型已经准确显示了乳腺良性病变和恶性病变的差异[81]。

MRI 是诊断 BC 的一种补充方法，似乎具有许多优点。不幸的是，许多因素影响了 MRI 的广泛使用，如成像时间长、价格昂贵，以及如果患者体内含有金属材料则无法进行 MRI。因此，未

表 1–2　体外、离体和体内 MRS 和 MRI 技术的比较

特　性	MRS			MRI
	体　外	离　体	体　内	
信息	生化成分（代谢物检测）	生化成分（代谢物检测）	生化成分（代谢物检测）	解剖（结构和形态）、功能
标本 / 对象	组织提取液、生物液、细胞系、抽吸液	切除组织 / 活组织检查	活的，人 / 生物体	活的，人 / 生物体
设备	磁共振谱仪	带有 HRMAS 附件的磁共振谱仪	人体磁共振扫描仪	人体磁共振扫描仪
场强	高场强 9.4～21.1T	高场强 9.4～18.8T	1.5～7T	1.5～7T
相关的核素	^{1}H、^{13}C、^{31}P、^{23}Na、^{19}F	^{1}H、^{13}C	^{1}H、^{31}P、^{23}Na、^{19}F、^{13}C 超极化	^{1}H 来自脂肪和水
数据参数	1D/2D 光谱	1D/2D 光谱	SVS-1D、SVS-2D、CSI（磁共振光谱成像）	常规 T_1、T_2 加权，DCE-MRI，弥散加权，灌注加权，磁共振弹性成像，fMRI
优点	高灵敏度和分辨率，检测大量代谢物，易于定量，易于实验	高灵敏度和分辨率，检测大量代谢物，定量不易，特殊实验	器官特异性代谢物组成，纵向研究	可以进行特定器官的结构和功能研究、纵向研究
局限性	组织切除是有创的	组织切除是有创的	灵敏度和分辨率低，检测代谢物少，幽闭恐惧症患者	幽闭恐惧症患者，在一些研究中需要对比剂
再现能力	小于体内	小于体内	高	高

1D. 一维；2D. 二维；HRMAS. 高分辨率魔角旋转；SVS. 单体素光谱；CSI. 化学位移成像；DCE-MRI. 动态对比增强 MRI

来的研究应侧重降低 MRI 检查的成本并减少对对比剂的需求，以便它们可以在 BC 的早期阶段应用。放射组学是一个快速发展的领域，它使用 AI 算法对医学影像扫描进行数字化分析，从而呈现全面的肿瘤表征 [82–84]。因此，应深入研究放射组学的应用，提高放射科医生对基本原理的掌握，并开发标准化与可重复的方法和数据交换，以供临床应用。

二、乳腺微波成像方法

在过去的 20 年里，人们对 300MHz 和 300GHz 之间的微波区域的关注较少，但却引发了他们对医学成像的极大兴趣。在这种情况下，电磁信号与物质的相互作用是由物质的介电性质决定的，即介电常数和导电性 [85]。微波成像（microwave imaging，MWI）已经发展成为一种创建各种身体部位电介质图的技术。基本上，MWI 系统包括天线阵列，微波信号发射器和接收器，以及用于在阵列多个部分之间切换的射频开关 [86]。MWI 在脑卒中检测 [87]、四肢成像 [88, 89]、肺癌检测 [90] 等有一些应用。然而，在本章中，我们主要讨论它在 BC 检测中的应用。与正常细胞相比，肿瘤的含水量很高。这是由于肿瘤细胞的生物学特性，它比正常细胞保留更多的液体。这种额外的液体（以结合水的形式存在）改变了乳腺组织的介电特性。通过 MWI，利用正常乳腺组织和恶性乳腺组织之间介电特性变化产生的散射波或反射波来诊断肿瘤 [91–93]。表 1–3 显示了 3.2GHz 下女性乳腺组织介电特性的差异 [94]。

MWI 技术可分为两类：主动 MWI 和被动 MWI。主动 MWI 技术进一步细分为微波断层扫描（microwave tomography，MWT）和无线电 MWI。主动 MWI 检查健康组织和恶性组织之间介电特性的差异，被动 MWI 使用辐射测量法测量健康组织和恶性组织之间的温度 [95]。这两种方法之间的主要区别在于，在被动 MWI 中测量活组织释放的自然电磁辐射，而在主动 MWI 中，来自源的电磁信号入射到组织上并测量反射信号（图 1–3）[85]。

（一）微波断层扫描

MWT 是一种利用电磁场变化来获取样品介电特性的 2D 切片或图片的技术。通常，MWT 设置包括成像室，其中充满匹配介质，为了提高该系统匹配介质的性能，需仔细选择匹配介质，使得大多数微波电磁信号可以与乳房组织耦合。成像室还具有围绕样品的天线阵列，每根天线发射单频或多频电磁信号的连续波（continuous wave，CW）。通过非发射天线测量由于介电特性差异而被匹配介质和样品散射的电磁信号。利用算法分析数据，创建介电特性的 2D 图像。因此，我们可以说创建图像基本上分为三个步骤，即采集微波断层图、数据分析、使用 MWT 显示图像 [85]。

关于这种方法在诊断 BC 中的应用，已经进行了一些理论和实验研究 [96–100]。Meaney 等 [99] 做了一系列实验来提高该技术的性能。第一个用于乳腺成像的多频 MWT 原型是由 16 根单极天线组成的圆柱形阵列，工作频率为 300～1000MHz [96]。这项研究揭示了乳腺介电常数与放射学乳腺密度

表 1–3　女性乳腺组织在 3.2GHz 下的介电特性

组织类型	相对介电常数	电导率（mS · cm）	含水量
脂肪组织	2.8～7.6	0.5～2.9	11%～31%
正常组织	9.8～46	3.7～34	41%～76%
良性组织	15～67	7～49	62%～84%
恶性组织	9～59	2～34	66%～79%

改编自 Campbell and Land [94]

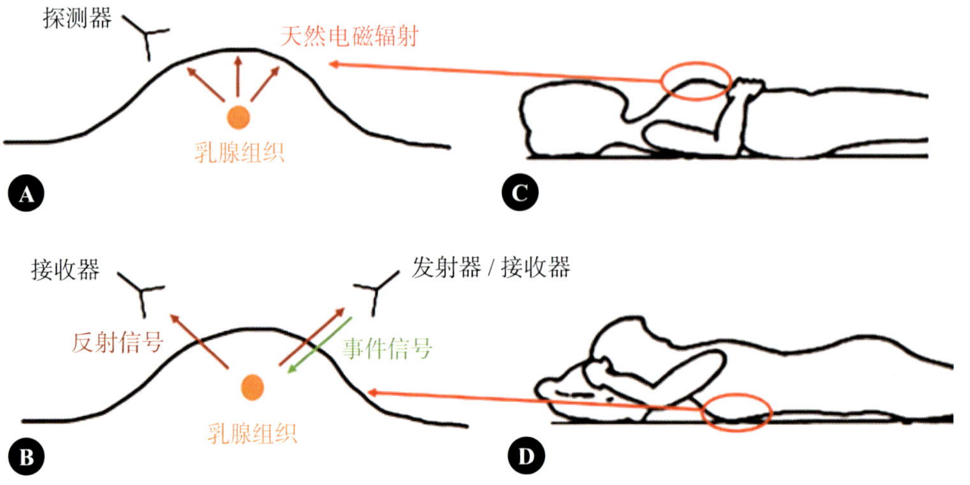

▲ 图 1-3　乳腺微波成像方法

左边的数字显示了（A）被动 MWI 和（B）主动 MWI。右图显示了（C）平面系统（仰卧位）和（D）圆柱形系统（俯卧位）患者的体位（引自 AlSawaftah et al[85]，©MDPI/Public Domain CC BY 4.0）

之间的关系。另一项实验以甘油和水的混合物为匹配介质进行，发现它有助于减少阵列元件之间的耦合噪声。这些临床研究结果表明，小到直径 1cm 的肿瘤都可以被诊断出来，MWT 具有检测早期 BC 的能力[101-103]。

在最近的研究中，磁性纳米粒子和压缩传感（compressive sensing，CS）技术被用作对比剂，以提高 MWT 在 BC 检测中的准确性、灵敏度和特异度[104, 105]。结果表明，CS 的 12 根天线 MWT 和 CS 的 70 根天线 MWT 可以获得相同质量的乳房图像。因此，我们可以得出结论，CS MWT 技术显著降低了操作成本和数据收集时间。

（二）无线电微波成像

在 BC 检测过程中，无线电 MWI 技术利用正常和恶性肿瘤细胞之间介电特性差异引起的反射波，并提供有关肿瘤细胞的位置、大小和特征的有价值信息。Bridge[106] 提出了第一个基于无线电的微波系统。在 Bridge 的方法中，微波频率为 1～10GHz 的超宽带（ultrawideband，UWB）通过放置在乳房周围不同位置的天线阵列，用于照射 BC 组织[107, 108]。与 MWT 相比，无线电 MW 具有更多优势，如计算成本更低、分辨率更高、特异性更好[108, 109]。

根据基于无线电的微波的发展，它分为 5 组[95]。

1. 共焦微波成像（confocal microwave imaging，CMI）

Hagness 等首先提出了这种方法，并使用带有时间门控的脉冲共焦技术来提高肿瘤识别率，同时减少组织不对称性和吸收效应[110]。他们的工作涉及时域有限差分（finite-difference time-domain，FDTD），其结果表明，二维 CMI 可以检测到直径为 2mm 的癌细胞。Hagness 等通过利用电阻式蝶型天线和 3D-FDTD 仿真改进了先前的设计[111]。该技术有潜力产生高分辨率图像，但其局限性在于无法区分错误和噪声。

2. 多静态自适应（multi-static adaptive，MSA）系统

开发了基于高冲击力的无线电 MWI 系统，其中使用 UWM 天线的实孔径阵列。它由位于半球部分的 16 根 UWB 孔径耦合堆叠贴片天线组成，这些天线的排列方式旨在改善与乳房曲线的贴合度[112-114]。临床试验结果表明，该系统成功检测出直径 4～6mm 的癌细胞[113]。英国布里斯托尔乳腺护理中心于 2010 年对该小组的 31 元件原型无线电系统进行了大规模初步试验。尽管这项技术产生了良好的结果，但临床试验结果却喜忧参半。当由不同的临床医生执行时，结果是不可重复的。这是由于在 90s 扫描过程中患者会有轻微移动，以

及血流和温度变化也会导致一定的模糊性。为了解决这些缺陷，该团队开发了 60 根天线阵列系统，以提高系统的抗杂波能力，并将扫描时间缩短至 10s。结果表明，所获得图像的准确性有所提高，同时还为患者提供了更方便和接受度更高的临床体验[85]。

3. 组织传感自适应无线电（tissue-sensing adaptive radar，TSAR）

Fear 等研究了 TSAR 在 BC 成像中的应用[115, 116]。该系统需要对每个乳房进行两次扫描。第一次扫描指定了第一次反射后在天线处获得相对于罐（包含耦合流体和天线）的乳房体积的基本位置。第二次扫描是在矢状方向上进行的，从乳头到胸壁，为肿瘤检测算法提供数据[116]。这些临床试验的结果表明，TSAR 具有检测和定位直径超过 4mm 肿瘤的潜力[117]。然而，皮肤产生的巨大反射、需要构建合适的天线、对开发用于实时摄影的高速电子设备的迫切愿望都为该系统带来了挑战。开发适当的传感器、研究实际实施的挑战、增强成像算法、测试乳房模型都是 TSAR 当前工作的一部分[95, 118]。

4. 时空波束形成微波成像（microwave imaging via space-time，MIST）

这种技术涉及使用放置在乳房表面附近的天线连续传输 UWB 信号，并且使用时空波束形成器对接收到的反射信号进行空间聚焦。由于正常组织和恶性组织的介电特性存在显著差异，重建图像中会出现高反向散射能量的离散区域，这些区域对应恶性肿瘤[119]。首个 MIST 系统是由 Bond 等引入的[119]，成功检测和定位了嵌入乳房模型中非常小的合成肿瘤[119]。Bond 等还开发了一个 MIST 系统，该系统采用了一个包含 16 根喇叭天线的平面阵列，这些天线从靠近乳房表面的地方发射 UWB 微波信号[119]。这显著提高了基于 UWB 微波成像方法的性能。然而，进一步的改进使得该系统能够定位、识别和解析多个肿瘤[118, 119]。

5. 全息微波成像（holographic microwave imaging，HMI）

HMI 能够以比其他无线电 MWI 方法便宜得多的成本提供实时图像，因为它不需要昂贵的超高速电子设备。在这种方法中，MWI 分两个阶段进行：首先记录采样的强度模式，然后进行图像重建[120]。Smith 等提出了一种近场间接 HMI 方法，该方法涉及捕获乳腺组织的强度分布并根据该数据重建图像[120, 121]。然而，在该技术进入临床环境中使用之前，还需要进一步验证。

Wang 等提出了一种远场全息微波成像技术，该技术通过使用在不同垂直位置获得的 2D HMI 图像（单频率为 12.6GHz）重建 3D HMI 图像，以便早期检测 BC[122]。该系统包括一个发射器和一个由 15 个接收器组成的阵列，该阵列放置在乳房体模下，在该系统中，天线和乳房模型之间不需要匹配的溶液介质和空气。实验结果表明，所提出的 2D HMIA 方法可以成功检测不同位置直径小于 5mm 的微小肿瘤[122]。另一项实验是将上述方法与 CS 相结合进行的，结果表明 CS-HMIA 能够使用较少数量的传感器和更短的扫描时间，检测随机分布的各种形状和尺寸的肿瘤[123]。在最近的开发中，Wang（2019）开发了一种多频率 HMI 系统，检查了所提出的乳腺成像算法的可行性和有效性[124]。研究表明，多频 HMI 系统具有作为微波诊断技术应用的能力。

为了充分利用这项技术的潜力，还有大量的研究和开发工作要做。未来的研究应集中于改善 MWI 在医学应用中的效果，包括更好的硬件设计、信号处理方法及图像重建算法。

三、用于癌症检测的生物标志物和生物传感器

分子生物技术研究旨在分析患者的特定生物标志物，如核酸、蛋白质、细胞和组织，这些研究比上述成像技术或程序更有助于早期发现 BC[20]。然而，这些技术不能取代影像学技术，但可以作为诊断 BC 的辅助方法。这些检查可以帮助临床医生利用这些生物标志物和生物传感器从核酸、蛋白质和细胞水平分析 BC。首先，我们将讨论生物标志物，然后讨论生物传感器。

（一）生物标志物

1. 核酸

有不同的核酸肿瘤标志物，即 BRCA1、BRCA2、miRNA、循环肿瘤 DNA（circulating tumor DNA，ctDNA）、循环游离 DNA（circulating cell-free DNA，ccfDNA）、循环 RNA（circulating RNA，circRNA）、长非编码 RNA（long noncoding RNA，lncRNA）等[125]。miRNA 是一种单链非编码 RNA，已发展成为 BC 发展、预后和治疗反应的重要调节因子[126]。研究表明，miRNA 与患者的临床和生物学特征有关，并且它可以针对不同基因并改变不同的信号通路。lncRNA 是一种长度大于 200 个核苷酸的非编码 RNA，由 RNAP Ⅱ产生。lncRNA 在 BC 的起始、发展和转移中的作用变得越来越清晰，它们可能代表新的 BC 诊断标志物和治疗靶点[127]。circRNA 是一种双链闭合 RNA，对 RNA 核酸外切酶具有抵抗力，表达稳定，并且难以分解。根据研究结果，circRNA 表达与肿瘤细胞增殖、迁移、侵袭和治疗耐药有关[128, 129]。因此，它可以作为一种诊断方法进行探索。ccfDNA 是存在于血浆或血清中的细胞外 DNA，而 ctDNA 是肿瘤细胞释放入血的 ccfDNA[130, 131]。研究表明，原发肿瘤细胞、循环肿瘤细胞、隐匿和显性转移肿瘤细胞释放的 DNA 量均高于正常细胞，并且 ctDNA 包含母体肿瘤独有的突变[132]。因此，ctDNA 有潜力用作 BC 预测、诊断和预后的肿瘤标志物[131, 133]。然而，将其应用于临床诊断和治疗还需要进一步的研究[133]。

2. 蛋白

CD24、CD44 和 MUC1 蛋白质肿瘤生物标志物中的类型。CD24 是一种糖基磷脂酰肌醇结合糖蛋白[12, 134]，已被发现是一种抗吞噬信号，可保护癌细胞免受表达 Siglec-10 的巨噬细胞的攻击。CD24 的表达也与 BC 分级和分期有关[135]。因此，CD24 阻断疗法可以显著改善 CD24 阳性恶性肿瘤的治疗效果[134]。另外，CD44 是一种复杂的跨膜结合糖蛋白，与患者预后不良有关。它参与许多关键信号传导通路的调节，包括肿瘤生长、侵袭、转移和治疗耐药性[135–137]。

MUC1（CA15-3）是一种跨膜黏蛋白糖蛋白，存在于大多数上皮组织中[138]。研究表明，90% 的 BC 病例显示其具有异常特征和糖基化[139]。MUC1 也是追踪转移性 BC 进展的标志物[140]。此外，血清肿瘤标志物（如 CEA、CA19-9、CA125、CA15-3 和 TPS）在 BC 的诊断和治疗中发挥着重要作用[141]。

3. 肿瘤细胞

“循环肿瘤细胞”（circulating tumor cell，CTC）是指那些从肿瘤中脱落并进入血液循环的 BC 细胞。CTC 具有再生肿瘤组织的能力，因此这类肿瘤细胞本身就是肿瘤标志物[141]。通过测量 CTC 的数量，转移性乳腺癌患者可以进行分层和分级，以获得个性化治疗方案[142]。CTC 细胞还可以用于评估乳腺癌患者的预后，并确定他们是否适合在术后接受进一步放疗[132, 143]。

除了核酸、蛋白质和肿瘤细胞外，外泌体（膜封闭的磷脂细胞外囊泡）由于其在癌细胞表面的高分泌性，也可用于癌症的诊断和治疗[144]。研究结果表明，肿瘤细胞比正常细胞释放更多的外泌体，并且外泌体中的 miRNA-21 和 miRNA-1246 在患者血浆中表达上调[9]。因此，外泌体因其巨大的诊断潜力成为近年来的研究热点。除外泌体外，雌激素受体（estrogen receptor，ER）[145]、孕激素受体（progesterone receptor，PR）[146] 和 HER2[147] 是乳腺癌早期诊断和治疗中应用最广泛的肿瘤标志物。使用具有高特异度和灵敏度的肿瘤标志物进行乳腺癌的诊断还有待更多的研究。

（二）生物传感器

生物传感器是一种独立的微型分析仪器，它将特定的生物系统与理化传感器相结合，通过将识别信号转换为可检测的输出信号来检测目标分子[148–152]。与传统的肿瘤标志物检测方法相比，生物传感器在检测的特异度、灵敏度、速度和成本方面具有显著优势[15, 16]。根据检测原理和信号的不同，生物传感器可分为电化学生物传感器、光学生物传感器和其他类型[19, 151–154]。

1. 电化学生物传感器

当抗体 – 抗原复合物在电极表面形成时，电化学生物传感器监测介电特性、尺寸、形状和电荷分布的变化。通过感测电极表面的电化学反应，定量检测分析物和电化学反应信号，这取决于分析物的浓度[155–157]。这些生物传感器旨在检测各种生物分子，包括蛋白质、抗原、DNA、抗体和重金属离子等。研究表明，电化学传感器在缓冲液和血清样本中具有很高的灵敏度和特异度[158]。图 1–4 展示了用于检测 MCF-7 细胞的电化学生物传感器[160]。将针对 MCF-7 细胞表面蛋白的抗体被固定在纳米粒子组装电极上，以在电极表面捕获 MCF-7 细胞，从而增加界面电阻，从而扩大奈奎斯特图的半圆，或者也可以固定与 miRNA 互补的 cDNA，以捕获从 MCF-7 细胞提取物中释放的目标 miRNA[95]。

电化学反应检测的方法有循环伏安法（cyclic voltammetry，CV）、差分脉冲伏安法（differential pulse voltammetry，DPV）、方波伏安法（square wave voltammetry，SWV）、线性扫描伏安法（linear sweep voltammetry，LSV）、电化学阻抗谱（electrochemical impedance spectroscopy，EIS）、场效应晶体管（field-effect transistor，FET）及其他方法[19, 148, 149]（表 1–4）。电化学纳米生物传感器的最新发展降低成本，简化技术，提高灵敏度和特异度，提高可靠性，并为 BC 检测提供快速响应[178, 179]。进一步的研究将有助于早期检测乳腺癌。

2. 光学生物传感器

光学生物传感器检测目标传感层表面的光学变化。每个光学生物传感器检测不同的光信号，如折射率、共振、波长和强度[16, 180, 181]。如图 1–5 所示，BC 细胞（MCF-7）的诊断是使用量子点光学生物传感器完成的。在图 1–5 中，量子点用针对 MCF-7 细胞表面蛋白的一抗进行标记，并置于含有 MCF-7 细胞的样品中。添加二抗标记的磁珠使传感器能够进行磁分离以获得荧光发射光谱[95]。已开发出不同类型的光学生物传感器，包括光纤、荧光、谐振镜光学、干涉测量和表面等离子体共振（表 1–5）。最近，这些传感器已经使用表面化学和纳米技术进行开发[194]。

除了电化学和光学生物传感器外，还有其他两种类型的传感器，即石英晶体微天平（quartz crystal microbalance，QCM）生物传感器（检测目标的质量变化）和光电化学（photoelectochemical，PEC）生物传感器（检测目标对光电效应的影响）。

(1) QCM 生物传感器：目标对压电石英晶体中产生的体声波频率的影响是 QCM 传感机制的基础。为了实现目标的浓度检测，将声波的频率变化与芯片表面的质量变化联系起来。QCM 可以检测纳克级芯片表面的质量变化[195]。

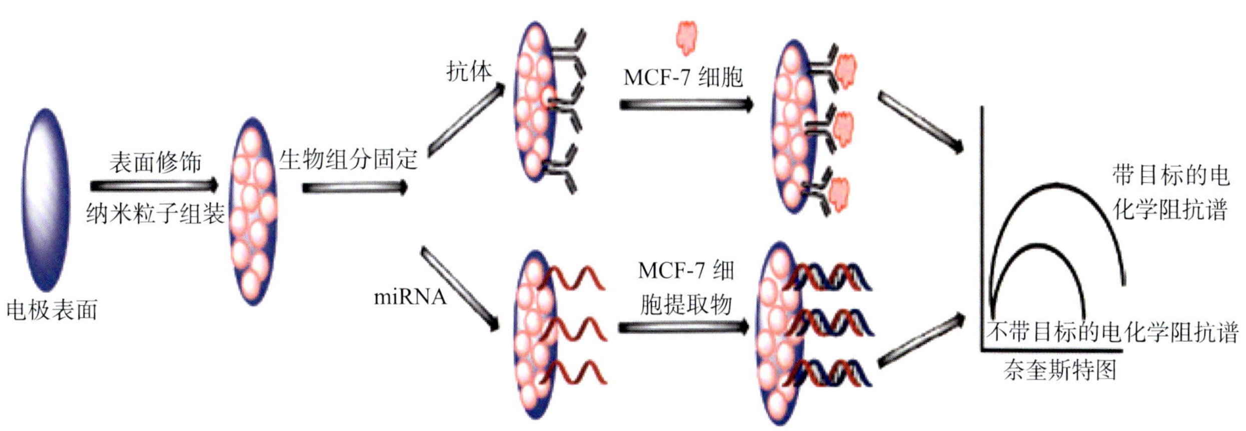

▲ 图 1–4 电化学生物传感器检测 MCF-7 细胞

经 Elsevier 许可转载，引自 Mittal et al[159]

表 1-4　电化学生物传感器的发展

电化学生物传感器	目　标	检测限	线性范围	参考文献
CV	CA15	30.64U/ml	2.0～240U/ml	[161]
	EGFR	1pg/ml	1pg/ml～100ng/ml	[162]
	miRNA	155.2×10^{-20}mol	$(2\times10^{-20})\sim(2\times10^{-12})$ mol	[163]
DPV	BRCA1 CA15-3	0.0034pmol	0.01pmol～1nmol	[164]
	BRCA1	3.34mU/ml	0.01～1000U/ml	[165]
	miRNA	3.01×10^{-16}mol	$(1.0\times10^{-15})\sim(1.0\times10^{-7})$ mol	[166]
		3.6fmol	0.01～10pmol	[167]
		8.2fmol（miRNA-21）	0.02～10pmol（miRNA-21）	
SWV	MUC1	0.33pmol	1.0pmol～10μmol	[168]
	miRNA-21	18.9amol（miRNA-21）	—	—
	miRNA-155	39.6amol（miRNA-155）	0.1fmol～10nmol	[169]
LSV	HER2-ECD	4.4ng/ml	15～100ng/ml	[170]
	HER2	0.16ng/ml	7.5～50ng/ml	[171]
	CD44	2.17pg/ml	0.01～100ng/ml	—
	CD44 阳性细胞	8/ml	$10\sim10^{6}$/ml	[172]
EIS	HER2	19fg/ml	0.001～10ng/ml	[173]
	MCF-7 细胞 MUC1	23/ml	$(1\times10^{2})\sim(1\times10^{5})$/ml	[174]
	BRCA1	2.7nmol	5～115nmol	[175]
		3fmol	10fmol～0.1μmol	
FET	miRNA-155	0.03fmol	0.1fmol～10nmol	[176]
	CEA	10pg/ml	0.1～100ng/ml	[177]

改编自 Hong et al [141]

(2) PEC 生物传感器：PEC 传感器中的光电活性材料在光照射下被激发，产生光电流或光电压。光电传感器是光电活性材料表面的识别传感器，它捕获目标物，导致光电流或光电压发生变化。当目标浓度发生变化时，光电信号也会发生变化。从而建立光电信号与浓度的关系，已报道了几种 PEC 对肿瘤标志物的检测能力[141]。

这两种传感器都能够检测所有类型的肿瘤标志物。然而，它们难以同时识别多个目标，但可以使用信号放大技术来提高其检测单个目标的检测限制。生物传感器所遇到的障碍大多源于两个因素：检测方法和检测设备。这些问题可以通过分子印迹聚合物（molecularly imprinted polymer，MIP）和微流控芯片与生物传感器的组合来克服，未来这些类型的生物传感器的商业化可以改变目前的诊断趋势[196, 197]。

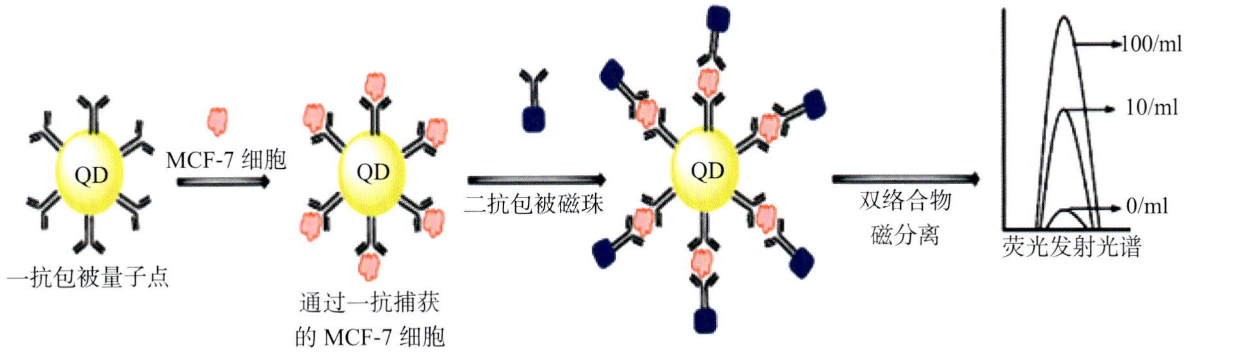

▲ 图 1-5　用于检测 MCF-7 细胞的基于量子点的光学生物传感器

QD. 量子点（经 Elsevier 许可转载，引自 Mittal et al [159]）

表 1-5　光学生物传感器的发展

光学生物传感器	目　标	检测限	线性范围	参考文献
荧光生物传感器	CEA	7.9pg/ml（在水中）	0.03～6ng/ml（在水中）	[182]
		10.7pg/ml（在人类血清样本中）	0.03～6ng/ml（在人类血清样本中）	
	miRNA-21	0.03fmol	0.1～125fmol	[183]
颜色比色生物传感器	BRCA1	10^{-18}mol	10^{-12}～10^{-18}mol	[184]
	BRCA1	0.34fmol	1fM～100pmol	[185]
表面等离子共振成像技术	CEA	0.12ng/ml	0.40～20ng/ml	[186]
	HER2 阳性 EXO	8280 个外泌体 /μl	8280～33100 个外泌体 /μl	[187]
	EXO	5000 个外泌体 /ml	—	[188]
表面增强拉曼散射技术	miR-K12-5-5p	884pmol	—	[189]
	Micro RNA	—	—	[190]
电化学发光技术	BRCA1	0.71fmol	1.0fM～0.1nmol	[191]
	EXO	7.41×10^4 个外泌体 /ml	3.4×10^5～1.7×10^8 个外泌体 /ml	[192]
	miRNA-21	3.2fmol	0.01～10000fmol	[193]

改编自 Hong et al [141]

结论

本章主要介绍了诊断乳腺癌的常用方法，随着研究人员对成像技术的深入研究，他们知道单一的成像方法已经不足以满足准确诊断乳腺癌的要求。因此，结合多种成像模式对于新兴方法将具有重要意义 [107, 198, 199]。此外，基于 AI 模型的开发将有助于提高 BC 的阳性诊断率并降低阴性诊断率。此外，生物传感器的发展将导致各种 BC 生物标志物的形成，成像传感器与生物传感器的结合可以得到意想不到的结果。然而，由于影像仪器可广泛应用，因此在未来数年内，影像仪器仍会是筛查 BC 的常规方法。新的 BC 标志物将使这些技术实现更高的效率、速度、灵敏度和特异度。随着这些方法的发展和应用，研究人员不仅可以从多个角度诊断 BC，还可以监测 BC 治疗的有效性。

参考文献

[1] Tao, Z.Q., Shi, A., Lu, C. et al. (2015). Breast cancer: epidemiology and etiology. *Cell Biochem. Biophys.* 72 (2): 333–338.

[2] DeSantis, C.E., Ma, J., and Jemal, A. (2019). Trends in stage at diagnosis for young breast cancer patients in the United States. *Breast Cancer Res. Treat.* 173 (3): 743–747.

[3] McPherson, K., Steel, C.M., and Dixon, J.M. (2000). ABC of breast diseases: breast cancer-epidemiology, risk factors, and genetics. *BMJ* 321 (7261): 624–628.

[4] Zografos, G.C., Panou, M., and Panou, N. (2004). Common risk factors of breast and ovarian cancer: recent view. *Int. J. Gynecol. Cancer* 14 (5): 721–740.

[5] Ginsburg, O., Yip, C.H., Brooks, A. et al. (2020). Breast cancer early detection: a phased approach to implementation. *Cancer* 126: 2379–2393.

[6] World Health Organization (WHO) (2017). WHO guide to cancer early diagnosis. WHO. http://www.who.int/iris/handle/10665/254500 (accessed 12 April 2020).

[7] Yip, C.H. (2016). Challenges in the early detection of breast cancer in resource-poor settings. *Breast Cancer Manag.* 5: 161–169.

[8] Pace, L.E. and Keating, N.L. (2014). A systematic assessment of benefits and risks to guide breast cancer screening decisions. *JAMA* 311: 1327–1335.

[9] Jafari, S.H., Saadatpour, Z., Salmaninejad, A. et al. (2018). Breast cancer diagnosis: imaging techniques and biochemical markers. *J. Cell. Physiol.* 233 (7): 5200–5213.

[10] Panesar, S. and Neethirajan, S. (2016). Microfluidics: rapid diagnosis for breast cancer. *Nanomicro Lett.* 8: 204–220.

[11] Weaver, O. and Leung, J.W.T. (2018). Biomarkers and imaging of breast cancer. *Am. J. Roentgenol.* 210 (2): 271–278.

[12] Misek, D.E. and Kim, E.H. (2011). Protein biomarkers for the early detection of breast cancer. *Int. J. Proteomics* 2011: 343582. https://doi .org/10.1155/2011/343582.

[13] Harbeck, N. and Gnant, M. (2017). Breast cancer. *Lancet* 389: 1134–1150.

[14] Li, G., Hu, J., and Hu, G. (2017). Biomarker studies in early detection and prognosis of breast cancer. *Adv. Exp. Med. Biol.* 1026: 27–39.

[15] Jayanthi, V., Das, A.B., and Saxena, U. (2017). Recent advances in biosensor development for the detection of cancer biomarkers. *Biosens. Bioelectron.* 91: 15–23.

[16] Tothill, I.E. (2009). Biosensors for cancer markers diagnosis. *Semin. Cell Dev. Biol.* 20: 55–62.

[17] Chang, Y., Xu, J., and Zhang, Q. (2017). Microplate magnetic chemiluminescence immunoassay for detecting urinary survivin in bladder cancer. *Oncol. Lett.* 14: 4043–4052.

[18] Lakshmipriya, T., Gopinath, S.C.B., Hashim, U., and Murugaiyah, V. (2017). Multi-analyte validation in heterogeneous solution by ELISA. *Int. J. Biol. Macromol.* 105: 796–800.

[19] Yang, G., Xiao, Z., Tang, C. et al. (2019). Recent advances in biosensor for detection of lung cancer biomarkers. *Biosens. Bioelectron.* 141: 111416. https://doi .org/10.1016/j.bios.2019.111416.

[20] He, Z., Chen, Z., Tan, M. et al. (2020). A review on methods for diagnosis of breast cancer cells and tissues. *Cell Proliferation* 53: e12822. https://doi.org/10.1111/ cpr.12822.

[21] Ayer, T. (2015). Inverse optimization for assessing emerging technologies in breast cancer screening. *Ann. Oper. Res.* 230 (1): 57–85.

[22] Nelson, H.D., Tyne, K., Naik, A. et al., U.S. Preventive Services Task Force(2009). Screening for breast cancer: an update for the U.S. Preventive Services Task Force. *Ann. Intern. Med.* 151: 727–737.

[23] Pisano, E.D., Gatsonis, C., Hendrick, E. et al. (2005). Diagnostic performance of digital versus film mammography for breast-cancer screening. *N. Engl. J. Med.* 353: 1773–1783.

[24] Covington, M.F., Pizzitola, V.J., Lorans, R. et al. (2018). The future of contrastenhanced mammography. *Am. J. Roentgenol.* 210 (2): 292–300.

[25] Chong, A., Weinstein, S.P., McDonald, E.S., and Conant, E.F. (2019). Digital breast tomosynthesis: concepts and clinical practice. *Radiology* 292 (1): 1–14.

[26] Fallenberg, E.M., Schmitzberger, F.F., Amer, H. et al. (2017). Contrast enhanced spectral mammography vs. mammography and MRI – clinical performance in a multi-reader evaluation. *Eur. Radiol.* 27 (7): 2752–2764.

[27] Sorin, V., Yagil, Y., Yosepovich, A. et al. (2018). Contrast-enhanced spectral mammography in women with intermediate breast cancer risk and dense breasts. *Am. J. Roentgenol.* 211 (5): 267–274.

[28] Lu, Z., Hao, C., Pan, Y. et al. (2020). Contrast-Enhanced Spectral Mammography Versus Ultrasonography: Diagnostic Performance in Symptomatic Patients with Dense Breasts. *Korean J. Radiol.* 21 (4): 442–449. https://doi.org/10.3348/ kjr.2019.0393.

[29] Skaane, P., Sebuodegard, S., Bandos, A.I. et al. (2018). Performance of breast cancer screening using digital breast tomosynthesis: results from the prospective population-based Oslo Tomosynthesis Screening Trial. *Breast Cancer Res. Treat.* 169 (3): 489–496.

[30] Katzen, J. and Dodelzon, K. (2018). A review of computer aided detection in mammography. *Clin Imaging.* 52: 305–309.

[31] Danala, G., Patel, B., Aghaei, F. et al. (2018). Classification of breast masses using a computer-aided diagnosis scheme of contrast enhanced digital mammograms. *Ann. Biomed. Eng.* 46 (9): 1419–1431.

[32] Benedikt, R.A., Boatsman, J.E., Swann, C.A. et al. (2018). Concurrent computeraided detection improves reading time of digital breast tomosynthesis and maintains interpretation performance in a multireader multicase study. *Am. J. Roentgenol.* 210 (3): 685–694.

[33] Andersson, I., Ikeda, D.M., Zackrisson, S. et al. (2008). Breast tomosynthesis and digital mammography: a comparison of breast cancer visibility and BIRADS classification in a population of cancers with subtle mammographic findings. *Eur. Radiol. 18*: 2817–2825. (copyright taken, License no.- 5493691267918).

[34] Khamparia, A., Bharati, S., Podder, P. et al. (2021). Diagnosis of breast cancer based on modern mammography using hybrid transfer learning. *Multidimension. Syst. Signal Process.* 32: 747–765. https:// doi.org/10.1007/s11045-02000756-713.

[35] Montaha, S., Azam, S., Rafid, A.K.M.R.H. et al. (2021). BreastNet18: a high accuracy fine-tuned VGG16 model evaluated using ablation study for diagnosing breast cancer from enhanced mammography images. *Biology* 10: 1347.

[36] Monticciolo, D.L., Newell, M.S., Hendrick, R.E. et al. (2017). Breast cancer screening for average-risk women: recommendations from the ACR commission on breast imaging. *J. Am. Coll. Radiol.* 14 (9): 1137–1143.

[37] Ha, R., Kim, H., Mango, V. et al. (2014). Ultrasonographic features and clinical implications of benign palpable breast lesions in young women. *Ultrasonography* 34 (1): 66–70.

[38] Zhang, H., Shi, Q., Gu, J. et al. (2014). Combined value of virtual touch tissue quantification and conventional sonographic features for differentiating benign and malignant thyroid nodules smaller than 10 mm. *J. Ultrasound Med.* 33 (2): 257–264.

[39] Dhabyani, W.A., Gomaa, M., Khaled, H., and Fahmy, A. (2020). Dataset of breast ultrasound images. *Data Brief* 28: 104863. https://

doi.org/10.1016/j .dib.2019.104863.

[40] Helal, M.H., Mansour, S.M., Salaleldin, L.A. et al. (2018). The impact of contrastenhanced spectral mammogram (CESM) and three-dimensional breast ultrasound (3DUS) on the characterization of the disease extend in cancer patients. *Br. J. Radiol.* 91 (1087): 20170977.

[41] Yang, G.C.H. and Fried, K.O. (2017). Most thyroid cancers detected by sonography lack intranodular vascularity on color doppler imaging: review of the literature and sonographic-pathologic correlations for 698 thyroid neoplasms. *J. Ultrasound Med.* 36 (1): 89–94.

[42] Krouskop, T.A., Wheeler, T.M., Kallel, F. et al. (1998). Elastic moduli of breast and prostate tissues under compression. *Ultrason Imaging* 20 (4): 260–274.

[43] Adimule, V., Yallur, B.C., Pai, M.M. et al. (2022). Biogenic synthesis of magnetic palladium nanoparticles decorated over reduced graphene oxide using *Piper betle* Petiole extract (Pd-rGO@Fe_3O_4 NPs) as heterogeneous hybrid nanocatalyst for applications in Suzuki-Miyaura coupling reactions of biphenyl compounds. *Top. Catal.* https://doi.org/10.1007/s11244-022-01672-9.

[44] Signore, G., Nifosì, R., Albertazzi, L. et al. (2010). Polarity sensitive coumarins tailored to live cell imaging. *J. Am. Chem. Soc.* 132 (4): 1276–1288.

[45] Mohan Gift, M.D., Pattnaik, B., Nandi, S.S. et al. (2022). Determination of prohibition mechanism of cationic polymer/SiO2 composite as inhibitor in water using drilling fluid. *Mater. Today Proc.* https://doi.org/10.1016/j .matpr.2022.08.171.

[46] Park, A.Y., Seo, B.K., Cha, S.H. et al. (2016). An innovative ultrasound technique for evaluation of tumor vascularity in breast cancers: superb micro-vascular imaging. *J. Breast Cancer* 19 (2): 210.

[47] Machado, P., Eisenbrey, J.R., Stanczak, M. et al. (2019). Characterization of breast microcalcifications using a new ultrasound image-processing technique. *J. Ultrasound Med.* 38 (7): 1733–1738.

[48] Machado, P., Eisenbrey, J.R., Stanczak, M. et al. (2018). Ultrasound detection of microcalcifications in surgical breast specimens. *Ultrasound Med Biol.* 44 (6): 1286–1290.

[49] Hooley, R.J., Scoutt, L.M., and Philpotts, L.E. (2013). Breast ultrasonography: State of the art. *Radiology.* 268: 642–659.

[50] Shen, Y., Shamout, F.E., Oliver, J.R. et al. (2021). Artificial intelligence system reduces false-positive findings in the interpretation of breast ultrasound exams. *Nat. Commun.* 12: 5645. https://doi.org/10.1038/s41467-021-26023-2.

[51] Riedl, C.C., Luft, N., Bernhart, C. et al. (2015). Triple-modality screening trial for familial breast cancer underlines the importance of magnetic resonance imaging and questions the role of mammography and ultrasound regardless of patient mutation status, age, and breast density. *J. Clin. Oncol.* 33 (10): 1128–1135.

[52] Kuhl, C. (2007). The current status of breast MR imaging. Part I. Choice of technique, image interpretation, diagnostic accuracy, and transfer to clinical practice. *Radiology* 244: 356–378.

[53] Mann, R.M., Kuhl, C.K., and Moy, L. (2019). Contrast-enhanced MRI for breast cancer screening. *J. Magn. Reson. Imaging.* 50: 377–390.

[54] Moy, L., Noz, M.E., Maguire, G.Q. Jr. et al. (2010). Role of fusion of prone FDGPET and magnetic resonance imaging of the breasts in the evaluation of breast cancer. *Breast J.* 16 (4): 369–376.

[55] Onishi, N., Sadinski, M., Hughes, M.C. et al. (2020). Ultrafast dynamic contrastenhanced breast MRI may generate prognostic imaging markers of breast cancer. *Breast Cancer Res.* 22: 58.

[56] Orguc, S., Basara, I., and Coskun, T. (2012). Diffusion-weighted MR imaging of the breast: comparison of apparent diffusion coefficient values of normal breast tissue with benign and malignant breast lesions. *Singapore Med. J.* 53 (11): 737–743.

[57] Bougias, H., Ghiatas, A., Priovolos, D. et al. (2016). Whole-lesion apparent diffusion coefficient (ADC) metrics as a marker of breast tumour characterization – comparison between ADC value and ADC entropy. *Br. J. Radiol.* 89 (1068): 20160304.

[58] Rahbar, H. and Partridge, S.C. (2016). Multiparametric MR imaging of breast cancer. *Magn. Reson. Imaging Clin. N. Am.* 24: 223–238.

[59] Yabuuchi, H., Matsuo, Y., Sunami, S. et al. (2011). Detection of non-palpable breast cancer in asymptomatic women by using unenhanced diffusion-weighted and T2-weighted MR imaging: comparison with mammography and dynamic contrast-enhanced MR imaging. *Eur. Radiol.* 21: 11–17.

[60] Sharma, U. and Jagannathan, N.R. (2022). Magnetic resonance imaging (MRI) and MR spectroscopic methods in understanding breast cancer biology and metabolism. *Metabolites* 12: 295. https://doi.org/10.3390/metabo12040295.

[61] Clauser, P., Marcon, M., Dietzel, M. et al. (2017). A new method to reduce false positive results in breast MRI by evaluation of multiple spectral regions in proton MR-spectroscopy. *Eur. J. Radiol.* 92: 51–57.

[62] He, D., Mustafi, D., Fan, X. et al. (2018). Magnetic resonance spectroscopy detects differential lipid composition in mammary glands on low fat, high animal fat versus high fructose diets. *PLoS One* 13 (1): e0190929.

[63] Cheng, L.L., Chang, I.W., Smith, B.L., and Gonzalez, R.G. (1998). Evaluating human breast ductal carcinomas with high-resolution magic-angle spinning proton magnetic resonance spectroscopy. *J. Magn. Reson.* 135: 194–202.

[64] Sitter, B., Lundgren, S., Bathen, T.F. et al. (2006). Comparison of HR-MAS MR spectroscopic profiles of breast cancer tissue with clinical parameters. *NMR Biomed.* 19: 30–40.

[65] Sitter, B., Sonnewald, U., Spraul, M. et al. (2002). High-resolution magic angle spinning MRS of breast cancer tissue. *NMR Biomed.* 15: 327–337.

[66] Choi, J., Baek, H.M., Kim, S. et al. (2012). HR-MAS MR spectroscopy of breast cancer tissue obtained with core needle biopsy: correlation with prognostic factors. *PLoS One* 7: e51712.

[67] Maria, R.M., Altei, W.F., Selistre-de-Araujo, H.S., and Colnago, L.A. (2017). Impact of chemotherapy on metabolic reprogramming: characterization of the metabolic profile of breast cancer MDA-MB-231 cells using 1H HR-MAS NMR spectroscopy. *J. Pharm. Biomed. Anal.* 146: 324–328.

[68] Fuss, T.L. and Cheng, L.L. (2016). Evaluation of cancer metabolomics using ex vivo high resolution magic angle spinning (HRMAS) magnetic resonance spectroscopy (MRS). *Metabolites* 6: 11.

[69] Jagannathan, N.R., Kumar, M., Seenu, V. et al. (2001). Evaluation of total choline from in vivo volume localized proton MR spectroscopy and its response to neoadjuvant chemotherapy in locally advanced breast cancer. *Br. J. Cancer* 84: 1016–1022.

[70] Sah, R.G., Sharma, U., Parshad, R. et al. (2012). Association of estrogen receptor, progesterone receptor, and human epidermal growth factor receptor 2 status with total choline concentration and tumor volume in breast cancer patients: an MRI and in vivo proton MRS study. *Magn. Reson. Med.* 68: 1039–1047.

[71] Katz-Brull, R., Lavin, P.T., and Lenkinski, R.E. (2002). Clinical utility of proton magnetic resonance spectroscopy in characterizing breast lesions. *J. Natl. Cancer Inst.* 94: 1197–1203.

[72] Keri, R.S., Adimule, V., Kendrekar, P. et al. (2022). The nano-based catalyst for the synthesis of benzimidazoles. *Top. Catal.* 64: 1–21.

[73] Baltzer, P.A. and Dietzel, M. (2013). Breast lesions: diagnosis by using proton MR spectroscopy at 1.5 and 3.0 T – systematic review and meta-analysis. *Radiology* 267: 735–746.

[74] Adimule, V., Nandi, S.S., Yallur, B.C., and Shaikh, N. (2021). CNT/grapheneassisted flexible thin-film preparation for stretchable electronics and superconductors. In: *Sensors for Stretchable Electronics in Nanotechnology* (ed. K. Pal), 89–103. CRC Press.

[75] Wang, X., Wang, X.J., Song, H.S., and Chen, L.H. (2015). 1H-MRS evaluation of breast lesions by using total choline signal-to-noise ratio

as an indicator of malignancy: a meta-analysis. *Med. Oncol.* 32: 160.

[76] Adimule, V., Yallur, B.C., Batakurki, S., and Nandi, S.S. (2022). Synthesis, morphology and enhanced optical properties of novel Gd*x*Co3O4 nanostructures. *Adv. Mater. Res.* 1173: 71–82. Trans Tech Publications, Ltd.

[77] Gallagher, F.A., Woitek, R., McLean, M.A. et al. (2020). Imaging breast cancer using hyperpolarized carbon-13 MRI. *Proc. Natl. Acad. Sci. U.S.A.* 117: 2092–2098.

[78] Bohte, A.E., Nelissen, J.L., Runge, J.H. et al. (2018). Breast magnetic resonance elastography: a review of clinical work and future perspectives. *NMR Biomed.* 31 (10): e3932.

[79] Adimule, V., Medapa, S., Rao, P.K., and Kumar, L.S. (2014). Synthesis of Schiff bases of 5-[5-(4-fluorophenyl)thiophen-2-yl]-1,3,4-thiadiazol-2-amine and its anticancer activity. *Int. J. Adv. Pharm. Sci.* 5 (1): 1761–1768.

[80] Albano, D., Bosio, G., Orlando, E. et al. (2017). Role of fluorine-18-fluorodeoxyglucose positron emission tomography/computed tomography in evaluating breast mucosa-associated lymphoid tissue lymphoma: a case series. *Hematol. Oncol.* 35 (4): 884–889.

[81] Romeo, V., Clauser, P., Rasul, S. et al. (2022). AI-enhanced simultaneous multiparametric 18F-FDG PET/MRI for accurate breast cancer diagnosis. *Eur. J. Nucl. Med. Mol. Imaging* 49: 596–608.

[82] Tagliafico, A.S., Piana, M., Schenone, D. et al. (2020). Overview of radiomics in breast cancer diagnosis and prognostication. *Breast* 49: 74–80.

[83] Adimule, V., Yallur, B., and Gowda, A. (2022). Crystal structure, morphology, optical and super-capacitor properties of Sr*x*: α-Sb_2O_4 nanostructures. *Anal. Bioanal. Electrochem.* 14 (1): 1–17.

[84] Crivelli, P., Ledda, R.E., Parascandolo, N. et al. (2018). A new challenge for radiologists: radiomics in breast cancer. *BioMed. Res. Int.* 2018: 6120703.

[85] AlSawaftah, N., El-Abed, S., Dhou, S., and Zakaria, A. (2022). Microwave imaging for early breast cancer detection: current state, challenges, and future directions. *J. Imaging* 8: 123. https://doi.org/10.3390/jimaging8050123.

[86] Batakurki, S.R., Adimule, V., Pai, M.M. et al. (2022). Synthesis of Cs-Ag/Fe2O3 nanoparticles using *Vitis labrusca* Rachis extract as green hybrid nanocatalyst for the reduction of arylnitro compounds. *Top. Catal.* https://doi.org/10.1007/ s11244-022-01593-7.

[87] Hamidipour, A., Henriksson, T., Hopfer, M. et al. (2018). Electromagnetic tomography for brain imaging and stroke diagnostics: progress towards clinical application. In: *Emerging Electromagnetic Technologies for Brain Diseases Diagnostics, Monitoring and Therapy* (ed. L. Crocco, I. Karanasiou, M.L. James, and R.C. Conceição), 59–86. Springer.

[88] Semenov, S., Kellam, J., Sizov, Y. et al. (2011). Microwave tomography of extremities: 1. Dedicated 2D system and physiological signatures. *Phys. Med. Biol.* 56: 2005.

[89] Meaney, P.M., Goodwin, D., Golnabi, A.H. et al. (2012). Clinical microwave tomographic imaging of the calcaneus: a first-in-human case study of two subjects. *IEEE Trans. Biomed. Eng.* 59: 3304–3313.

[90] Zamani, A., Rezaeieh, S.A., Bialkowski, K.S., and Abbosh, A.M. (2017). Boundary estimation of imaged object in microwave medical imaging using antenna resonant frequency shift. *IEEE Trans. Antennas Propag.* 66: 927–936.

[91] Adimule, V., Bhat, V.S., Yallur, B.C. et al. (2022). Facile synthesis of novel $SrO_{0.5}$:$MnO_{0.5}$ bimetallic oxide nanostructure as a high-performance electrode material for supercapacitors. *Nanomater. Nanotechnol.* 12: 1–14. https://doi .org/10.1177/18479804211064028.

[92] Grzegorczyk, T.M., Meaney, P.M., Kaufman, P.A., and Paulsen, K.D. (2012). Fast 3-D tomographic microwave imaging for breast cancer detection. *IEEE Trans. Med. Imaging* 31: 1584–1592.

[93] Modiri, A., Goudreau, S., Rahimi, A., and Kiasaleh, K. (2017). Review of breast screening: toward clinical realization of microwave imaging. *Med. Phys.* 44: e446–e458.

[94] Campbell, A. and Land, D. (1992). Dielectric properties of female human breast tissue measured in vitro at 3.2 GHz. *Phys. Med. Biol.* 37: 193.

[95] Shaikh, N.M., Bagihalli, G.B., Adimule, V. et al. (2022). A novel silica immobilized acidic ionic liquid [BMIM][AlCl4] as an effective catalyst for biscoumarine synthesis. *Top. Catal.* https://doi.org/10.1007/ s11244-022-01591-9.

[96] Meaney, P.M., Fanning, M.W., di Florio-Alexander, R.M. et al. (2010). Microwave tomography in the context of complex breast cancer imaging. In: *Proceedings of the 2010 Annual International Conference of the IEEE Engineering in Medicine and Biology Society (EMBC)*, Buenos Aires, Argentina (31 August-4 September 2010), 3398–3401. http://doi.org/10.1109/IEMBS.2010.5627932.

[97] Adimule, V., Nandi, S.S., and Yallur, B.C. (2022). Devices and sensors based on additively manufactured shape-memory of hybrid nanocomposites. In: *Shape Memory Composites Based on Polymers and Metals for 4D Printing* (ed. M.R. Maurya, K.K. Sadasivuni, J.J. Cabibihan, et al.), 341–359. Cham: Springer. https://doi.org/10.1007/978-3-030-94114-7_ 15.

[98] Li, D., Meaney, P.M., Raynolds, T. et al. (2004). Parallel-detection microwave spectroscopy system for breast imaging. *Rev. Sci. Instrum.* 75: 2305–2313.

[99] Meaney, P.M., Paulsen, K.D., Hartov, A., and Crane, R.K. (1995). An active microwave imaging system for reconstruction of 2-D electrical property distributions. *IEEE Trans. Biomed. Eng.* 42: 1017–1026.

[100] Bulyshev, A.E., Semenov, S.Y., Souvorov, A.E. et al. (2001). Computational modeling of three-dimensional microwave tomography of breast cancer. *IEEE Trans. Biomed. Eng.* 48: 1053–1056.

[101] Meaney, P.M., Fanning, M.W., Li, D. et al. (2000). A clinical prototype for active microwave imaging of the breast. *IEEE Trans. Microwave Theory Tech.* 48: 1841–1853.

[102] Meaney, P.M., Fanning, M.W., Raynolds, T. et al. (2007). Initial clinical experience with microwave breast imaging in women with normal mammography. *Acad. Radiol.* 14: 207–218.

[103] Adimule, V., Yallur, B.C., and Gowda, A.H.J. (2022). Advanced sensors based on carbon nanomaterials. In: *Carbon Nanomaterials-Based Sensors* (ed. J.G. Manjunatha and C.M. Hussain), 259–268. Elsevier. https://doi.org/10.1016/ B978-0-323-91174-0.00004-4.

[104] Zhu, X., Zhao, Z., Wang, J. et al. (2013). Microwave-induced thermal acoustic tomography for breast tumor based on compressive sensing. *IEEE Trans. Biomed. Eng.* 60: 1298–1307.

[105] Bevacqua, M.T. and Scapaticci, R. (2016). A compressive sensing approach for 3D breast cancer microwave imaging with magnetic nanoparticles as contrast agent. *IEEE Trans. Med. Imaging* 35: 665–673.

[106] Bridges, J.E. (1998). Non-invasive system for breast cancer detection. US Patent 5704355A.

[107] Nandi, S.S., Suryavanshi, A., Adimule, V., and Yallur, B.C. (2020). Super capacitor characteristics of novel rare earth perovskite nanomaterials of Sr0.5, Cu0.4, Y0.1. *AIP Conf. Proc.* 2274: 020007. https://doi.org/10.1063/5.0022454.

[108] Fear, E.C. (2005). Microwave imaging of the breast. *Technol. Cancer Res. Treat.* 4: 69–82.

[109] Bidhendi, H.K., Jafari, H.M., and Genov, R. (2014). Ultra-wideband imaging systems for breast cancer detection. In: *Ultra-Wideband and 60 GHz Communications for Biomedical Applications* (ed. M.R. Yuce), 83–103. Boston, MA: Springer.

[110] Hagness, S.C., Taflove, A., and Bridges, J.E. (1998). Two-dimensional FDTD analysis of a pulsed microwave confocal system for breast cancer detection: fixed-focus and antenna-array sensors.

IEEE Trans. Biomed. Eng. 45: 1470–1479.

[111] Hagness, S.C., Taflove, A., and Bridges, J.E. (1999). Three-dimensional FDTD analysis of a pulsed microwave confocal system for breast cancer detection: Design of an antenna-array element. *IEEE Trans. Antennas Propag.* 47: 783–791.

[112] Klemm, M., Craddock, I., Leendertz, J. et al. (2008). Experimental and clinical results of breast cancer detection using UWB microwave radar. In: *Proceedings of the 2008 IEEE Antennas and Propagation Society International Symposium*, San Diego, CA, USA (5–12 July 2008), 1–4. IEEE.

[113] Klemm, M., Craddock, I.J., Leendertz, J.A. et al. (2009). Radar-based breast cancer detection using a hemispherical antenna array – experimental results. *IEEE Trans. Antennas Propag.* 57: 1692–1704.

[114] Henriksson, T., Klemm, M., Gibbins, D. et al. (2011). Clinical trials of a multistatic UWB radar for breast imaging. In: *Proceedings of the 2011 Loughborough Antennas & Propagation Conference*, Loughborough, UK (14–15 November 2011) (ed. Z. Shen), 1–4. IEEE.

[115] Fear, E. and Sill, J. (2003). Preliminary investigations of tissue sensing adaptive radar for breast tumor detection. In: *Proceedings of the 25th Annual International Conference of the IEEE Engineering in Medicine and Biology Society*, Cancun, Mexico (17–21 September 2003), vol. 4, 3787–3790. IEEE (IEEE Cat. No. 03CH37439).

[116] Williams, T.C., Fear, E.C., and Westwick, D.T. (2006). Tissue sensing adaptive radar for breast cancer detection – investigations of an improved skin-sensing method. *IEEE Trans. Microwave Theory Tech.* 54: 1308–1314.

[117] Adimule, V., Suryavanshi, A., and Nandi, S. (2020). Synthesis, characterization and impedance studies of novel nanocomposites of gadolinium titanate. *IOP Conf. Ser.: Mater. Sci. Eng.* 872: 012099. https://iopscience.iop.org/article/10.1088/ 1757–899X/872/1/012099/meta.

[118] Guang-dong, L. and Ye-rong, Z. (2010). An overview of active microwave imaging for early breast cancer detection. *J. Nanjing Univ. Posts Telecommun.* 30: 64–70.

[119] Bond, E.J., Li, X., Hagness, S.C., and Van Veen, B.D. (2003). Microwave imaging via space-time beamforming for early detection of breast cancer. *IEEE Trans. Antennas Propag.* 51: 1690–1705.

[120] Elsdon, M., Leach, M., Skobelev, S., and Smith, D. (2007). Microwave holographic imaging of breast cancer. In: *Proceedings of the 2007 International Symposium on Microwave, Antenna, Propagation and EMC Technologies for Wireless Communications*. Hangzhou, China (16–17 August 2007) (ed. G.E. Ponchak), 966–969. IEEE.

[121] Adimule, V., Vageesha, P., Bagihalli, G. et al. (2019). Synthesis, characterization of hybrid nanomaterials of strontium, yttrium, copper doped with indole Schiff base derivatives possessing dielectric and semiconductor properties. In: *Emerging Research in Electronics, Computer Science and Technology*, Lecture Notes in Electrical Engineering, vol. 545 (ed. V. Sridhar, M. Padma, and K. Rao). Singapore: Springer. https://doi.org/10.1007/978–981–13–5802–9_ 97.

[122] Wang, L., Simpkin, R., and Al-Jumaily, A. (2013). Holographic microwave imaging array: experimental investigation of breast tumour detection. In: ##Proceedings of the 2013 IEEE International Workshop on Electromagnetics, Applications and Student Innovation Competition##, Hong Kong, China (1–3 August 2013) (ed. K.K. So and C.K. Leung), 61–64. IEEE.

[123] Wang, L. and Fatemi, M. (2018). Compressive sensing holographic microwave random array imaging of dielectric inclusion. *IEEE Access* 6: 56477–56487.

[124] Adimule, V., Yallur, B.C., Challa, M., and Joshi, R.S. (2021). Synthesis of hierarchical structured Gd doped α-Sb_2O_4 as an advanced nanomaterial for high performance energy storage devices. *Heliyon* 7 (12): e08541. https://doi .org/10.1016/j.heliyon.2021.e08541.

[125] Zhang, T., Hu, H., Yan, G. et al. (2019). Long non-coding RNA and breast cancer. *Technol. Cancer Res. Treat.* 18: 1533033819843889.

[126] Wang, H., Peng, R., Wang, J. et al. (2018). Circulating microRNAs as potential cancer biomarkers: the advantage and disadvantage. *Clin. Epigenet.* 10: 59.

[127] Liang, D., Liu, H., Yang, Q. et al. (2020). Long noncoding RNA RHPN1-AS1, induced by KDM5B, is involved in breast cancer via sponging miR-6884-5p. *J. Cell. Biochem.* https://doi.org/10.1002/jcb.29645.

[128] Jahani, S., Nazeri, E., Majidzadeh, A.K. et al. (2020). Circular RNA; a new biomarker for breast cancer: a systematic review. *J. Cell. Physiol.* 235: 5501–5510.

[129] Zhao, Q., Yang, Y., Ren, G. et al. (2019). Integrating bipartite network projection and KATZ measure to identify novel circRNA-disease associations. *IEEE Trans. Nanobiosci.* 18: 578–584.

[130] Ye, Z., Wang, C., Wan, S. et al. (2019). Association of clinical outcomes in metastatic breast cancer patients with circulating tumour cell and circulating cell-free DNA. *Eur. J. Cancer* 106: 133–143.

[131] Openshaw, M.R., Page, K., Fernandez-Garcia, D. et al. (2016). The role of ctDNA detection and the potential of the liquid biopsy for breast cancer monitoring. *Expert Rev. Mol. Diagn.* 16: 751–755.

[132] Tellez-Gabriel, M., Knutsen, E., and Perander, M. (2020). Current status of circulating tumor cells, circulating tumor DNA, and exosomes in breast cancer liquid biopsies. *Int. J. Mol. Sci.* 21: 9457.

[133] Adimule, V., Bowmik, D., and Adarsha, H.J. (2020). A facile synthesis of Cr doped WO3 nanocomposites and its effect in enhanced current-voltage and impedance characteristics of thin films. *Lett. Mater.* 10 (4): 481–485.

[134] Barkal, A.A., Brewer, R.E., Markovic, M. et al. CD24 signalling through macrophage Siglec-10 is a target for cancer immunotherapy. *Nature* 572: 392–396.

[135] Wang, Z., Wang, Q., Wang, Q. et al. (2017). Prognostic significance of CD24 and CD44 in breast cancer: a meta-analysis. *Int. J. Biol. Markers* 32: e75–e82.

[136] Adimule, V., Nandi, S.S., and Jagadeesha Gowda, A.H. (2021). Enhanced power conversion efficiency of the P3BT (poly-3-butyl thiophene) doped nanocomposites of Gd-TiO3 as working electrode. In: *Techno-Societal 2020* (ed. P.M. Pawar, R. Balasubramaniam, B.P. Ronge, et al.). Cham: Springer. https://doi .org/10.1007/978–3–030–69925–3_ 6.

[137] Senbanjo, L.T. and Chellaiah, M.A. (2017). CD44: a multifunctional cell surface adhesion receptor is a regulator of progression and metastasis of cancer cells. *Front. Cell Dev. Biol.* 5: 18.

[138] Adimule, V., Suryavanshi, A., Yallur, B.C., and Nandi, S.S. (2020). A facile synthesis of poly(3-octyl thiophene):Ni0.4Sr0.6TiO3 hybrid nanocomposites for solar cell applications. *Macromol. Symp.* 392: 2000001.

[139] Zhou, R., Yazdanifar, M., Roy, L.D. et al. (2019). CAR T-cells targeting the tumor MUC1 glycoprotein reduce triple-negative breast cancer growth. *Front. Immunol.* 10: –1149.

[140] Diaconu, I., Cristea, C., Harceaga, V. et al. (2013). Electrochemical immunosensors in breast and ovarian cancer. *Clin. Chim. Acta* 425: 128–138.

[141] Hong, R., Sun, H., Li, D. et al. (2022). A review of biosensors for detecting tumor markers in breast cancer. *Life* 12: 342. https://doi.org/10.3390/life12030342.

[142] Cristofanilli, M., Pierga, J.Y., Reuben, J. et al. (2019). The clinical use of circulating tumor cells (CTCs) enumeration for staging of metastatic breast cancer (MBC): international expert consensus paper. *Crit. Rev. Oncol. Hematol.* 134: 39–45.

[143] Adimule, V., Yallur, B.C., and Sharma, K. (2022). Studies on crystal

structure, morphology, optical and photoluminescence properties of flake-like Sb doped Y2O3 nanostructures. *J. Opt.* 51: 173–183. https://doi.org/10.1007/ s12596-021-00746-3.

[144] Zhou, Y.U., Xu, H., Wang, H. et al. (2020). Detection of breast cancer-derived exosomes using the horseradish peroxidase-mimicking DNAzyme as an aptasensor. *Analyst* 145 (1): 107–114.

[145] Nicolini, A., Ferrari, P., and Duffy, M.J. (2018). Prognostic and predictive biomarkers in breast cancer: past, present and future. *Semin. Cancer Biol.* 52: 56–73.

[146] Suryavanshi, A., Adimule, V., and Nandi, S.S. (2020). Synthesis, impedance, and current-voltage characteristics of strontium-manganese titanate hybrid nanoparticles. *Macromol. Symp.* 392: 2000002.

[147] Adimule, V., Yallur, B.C., Bhowmik, D. et al. (2021). Morphology, structural and photoluminescence properties of shaping triple semiconductor $Y_xCoO{:}ZrO_2$ nanostructures. *J. Mater. Sci. - Mater. Electron.* 32: 12164–12181. https://doi .org/10.1007/s10854-021-05845-2.

[148] Roointan, A., Ahmad, M.T., Ibrahim, W.S. et al. (2019). Early detection of lung cancer biomarkers through biosensor technology: a review. *J. Pharm. Biomed. Anal.* 164: 93–103.

[149] Ranjan, P., Parihar, A., Jain, S. et al. (2020). Biosensor-based diagnostic approaches for various cellular biomarkers of breast cancer: a comprehensive review. *Anal. Biochem.* 610: 113996.

[150] Kal-Koshvandi, A.T. (2020). Recent advances in optical biosensors for the detection of cancer biomarker α-fetoprotein (AFP). *TrAC, Trends Anal. Chem.* 128: 115920.

[151] Piroozmand, F., Mohammadipanah, F., and Faridbod, F. (2020). Emerging biosensors in detection of natural products. *Synth. Syst. Biotechnol.* 5: 293–303.

[152] Adimule, V., Revaigh, M.G., and Adarsha, H.J. (2020). Synthesis and fabrication of Y-doped ZnO nanoparticles and their application as a gas sensor for the detection of ammonia. *J. Mater. Eng. Perform.* 29: 4586–4596. https://doi.org/10.1007/ s11665-020-04979-4.

[153] Ouyang, M., Tu, D., Tong, L. et al. (2021). A review of biosensor technologies for blood biomarkers toward monitoring cardiovascular diseases at the point-of-care. *Biosens. Bioelectron.* 171: 112621.

[154] Xu, L., Shoaie, N., Jahanpeyma, F. et al. (2020). Optical, electrochemical and electrical (nano)biosensors for detection of exosomes: a comprehensive overview. *Biosens. Bioelectron.* 161: 112222.

[155] Sadighbayan, D., Sadighbayan, K., Khosroushahi, A.Y., and Hasanzadeh, M. (2019). Recent advances on the DNA-based electrochemical biosensing of cancer biomarkers: analytical approach. *TrAC, Trends Anal. Chem.* 119: 115609.

[156] Sharifi, M., Avadi, M.R., Attar, F. et al. (2019). Cancer diagnosis using nanomaterials based electrochemical nanobiosensors. *Biosens. Bioelectron.* 126: 773–784.

[157] Adimule, V., Kerur, S.S., Chinnam, S. et al. (2022). Guar gum and its nanocomposites as prospective materials for miscellaneous applications: a short review. *Top. Catal.* https://doi.org/10.1007/ s11244-022-01587-5.

[158] Nandi, S.S., Suryavanshi, A., Adimule, V., and Maradur, S.R. (2020). Semiconductor current-voltage characteristics of some novel perovskite ionic nanocomposites of Sr0.5, Cu0.4, Y0.1 and Sr0.5, Mn0.5 and their electronic sensor applications. *AIP Conf. Proc.* 2274: 020006: https://doi.org/10.1063/5.0022453.

[159] Mittal, S., Kaur, H., Gautam, N., and Mantha, A.K. (2017). Biosensors for breast cancer diagnosis: a review of bioreceptors, biotransducers and signal amplification strategies. *Biosens. Bioelectron.* 88: 217–231.

[160] Arya, S.K., Wang, K.Y., Wong, C.C., and Rahman, A.R. (2013). Anti-EpCAM modified LC-SPDP monolayer on gold microelectrode based electrochemical biosensor for MCF-7 cells detection. *Biosens. Bioelectron.* 41: 446.

[161] Hong, C., Yuan, R., Chai, Y., and Zhuo, Y. (2019). Ferrocenyl-doped silica nanoparticles as an immobilized affinity support for electrochemical immunoassay of cancer antigen 15-3. *Anal. Chim. Acta* 633: 244–249.

[162] Vasudev, A., Kaushik, A., and Bhansali, S. (2013). Electrochemical immunosensor for label free epidermal growth factor receptor (EGFR) detection. *Biosens. Bioelectron.* 39: 300–305.

[163] Hakimian, F. and Ghourchian, H. (2020). Ultrasensitive electrochemical biosensor for detection of microRNA-155 as a breast cancer risk factor. *Anal. Chim. Acta* 1136: 1–8.

[164] Wang, J., Wang, D., and Hui, N. (2020). A low fouling electrochemical biosensor based on the zwitterionic polypeptide doped conducting polymer PEDOT for breast cancer marker BRCA1 detection. *Bioelectrochemistry* 136: 107595.

[165] Han, R., Wang, G., Xu, Z. et al. (2020). Designed antifouling peptides planted in conducting polymers through controlled partial doping for electrochemical detection of biomarkers in human serum. *Biosens. Bioelectron.* 164: 112317.

[166] Xia, Y.M., Li, M.Y., Chen, C.L. et al. (2020). Employing label-free electrochemical biosensor based on 3D-reduced graphene oxide and polyaniline nanofibers for ultrasensitive detection of breast cancer BRCA1 biomarker. *Electroanalysis* 32: 2045–2055.

[167] Chang, J., Wang, X., Wang, J. et al. (2019). Nucleic acid-functionalized metalorganic framework-based homogeneous electrochemical biosensor for simultaneous detection of multiple tumor biomarkers. *Anal. Chem.* 91: 3604–3610.

[168] Wang, H., Sun, J., Lu, L. et al. (2020). Competitive electrochemical aptasensor based on a cDNA ferrocene/MXene probe for detection of breast cancer marker Mucin1. *Anal. Chim. Acta* 1094: 18–25.

[169] Xu, S., Chang, Y., Wu, Z. et al. (2020). One DNA circle capture probe with multiple target recognition domains for simultaneous electrochemical detection of miRNA-21 and miRNA-155. *Biosens. Bioelectron.* 149: 111848.

[170] Marques, R.C., Viswanathan, S., Nouws, H.P. et al. (2014). Electrochemical immunosensor for the analysis of the breast cancer biomarker HER2 ECD. *Talanta* 129: 594–599.

[171] Freitas, M., Nouws, H.P.A., and Delerue-Matos, C. (2019). Electrochemical sensing platforms for HER2-ECD breast cancer biomarker detection. *Electroanalysis* 31: 121–128.

[172] Zhao, J., Tang, Y., Cao, Y. et al. (2018). Amplified electrochemical detection of surface biomarker in breast cancer stem cell using self-assembled supramolecular nanocomposites. *Electrochim. Acta* 283: 1072–1078.

[173] Gu, C., Guo, C., Li, Z. et al. (2019). Bimetallic ZrHf-based metal-organic framework embedded with carbon dots: ultra-sensitive platform for early diagnosis of HER2 and HER2-overexpressed living cancer cells. *Biosens. Bioelectron.* 134: 8–15.

[174] Paimard, G., Shahlaei, M., Moradipour, P. et al. (2019). Impedimetric aptamer based determination of the tumor marker MUC1 by using electrospun core-shell nanofibers. *Mikrochim. Acta* 187: 5.

[175] Shahrokhian, S. and Salimian, R. (2018). Ultrasensitive detection of cancer biomarkers using conducting polymer/electrochemically reduced graphene oxidebased biosensor: application toward BRCA1 sensing. *Sens. Actuators, B* 266: 160–169.

[176] Majd, S.M., Salimi, A., and Ghasemi, F. (2018). An ultrasensitive detection of miRNA-155 in breast cancer via direct hybridization assay using two-dimensional molybdenum disulfide field-effect transistor biosensor. *Biosens. Bioelectron.* 105: 6–13.

[177] Bao, Z., Sun, J., Zhao, X. et al. (2017). Top-down nanofabrication of silicon nanoribbon field effect transistor (Si-NR FET) for carcinoembryonic antigen detection. *Int. J. Nanomed.* 12: 4623–4631.

[178] Mostafa, A., Mahdi, R., Navid, N. et al. (2016). An electrochemical nanobiosensor for plasma miRNA-155, based on graphene oxide and gold nanorod, for early detection of breast cancer. *Biosens. Bioelectron.* 77: 99–106.

[179] Wang, K., He, M.Q., Zhai, F.H. et al. (2017). A novel electrochemical biosensor based on polyadenine modified aptamer for label-free and ultrasensitive detection of human breast cancer cells. *Talanta* 166: 87–92.

[180] Chen, C. and Wang, J. (2020). Optical biosensors: an exhaustive and comprehensive review. *Analyst* 145: 1605–1628.

[181] Maya Pai, M., Yallur, B.C., Batakurki, S.R. et al. (2022). Synthesis and catalytic activity of heterogenous hybrid nanocatalyst of copper/palladium MOF, RIT 62-Cu/Pd for Stille polycondensation of thieno[2,3-*b*]pyrrol-5-one derivatives. *Top. Catal.* https://doi.org/10.1007/s11244-022-01618-1.

[182] Wang, Y., Wei, Z., Luo, X. et al. (2019). An ultrasensitive homogeneous aptasensor for carcinoembryonic antigen based on upconversion fluorescence resonance energy transfer. *Talanta* 195: 33–39.

[183] Mohammadi, S., Mohammadi, S., and Salimi, A. (2021). A 3D hydrogel based on chitosan and carbon dots for sensitive fluorescence detection of microRNA-21 in breast cancer cells. *Talanta* 224: 121895.

[184] Bai, Y., Li, H., Xu, J. et al. (2020). Ultrasensitive colorimetric biosensor for BRCA1 mutation based on multiple signal amplification strategy. *Biosens. Bioelectron.* 166: 112424.

[185] Choi, J.H., Lim, J., Shin, M. et al. (2021). CRISPR-Cas12a-based nucleic acid amplification-free DNA biosensor via Au nanoparticle-assisted metal-enhanced fluorescence and colorimetric analysis. *Nano Lett.* 21: 693–699.

[186] Szymanska, B., Lukaszewski, Z., Hermanowicz-Szamatowicz, K., and Gorodkiewicz, E. (2020). An immunosensor for the determination of carcinoembryonic antigen by surface plasmon resonance imaging. *Anal. Biochem.* 609: 113964.

[187] Sina, A.A., Vaidyanathan, R., Wuethrich, A. et al. (2019). Label-free detection of exosomes using a surface plasmon resonance biosensor. *Anal. Bioanal.Chem.* 411: 1311–1318.

[188] Wang, Q., Zou, L., Yang, X. et al. (2019). Direct quantification of cancerous exosomes via surface plasmon resonance with dual gold nanoparticle-assisted signal amplification. *Biosens. Bioelectron.* 135: 129–136.

[189] Han, Y., Qiang, L., Gao, Y. et al. (2021). Large-area surface-enhanced Raman spectroscopy substrate by hybrid porous GaN with Au/Ag for breast cancer miRNA detection. *Appl. Surf. Sci.* 541: 148456.

[190] Wang, H.N., Crawford, B.M., Norton, S.J., and Vo-Dinh, T. (2019). Direct and label-free detection of microRNA cancer biomarkers using SERS-based plasmonic coupling interference (PCI) nanoprobes. *J. Phys. Chem. B* 123: 10245–10251.

[191] Wang, H.-M., Wang, A.J., Yuan, P.X., and Feng, J.J. (2020). Flower-like metalorganic framework microsphere as a novel enhanced ECL luminophore to construct the coreactant-free biosensor for ultrasensitive detection of breast cancer 1 gene. *Sens. Actuators, B* 320: 128395.

[192] Vinayak, A., Sudha, M., Jagadeesha, A.H. et al. (2014). Synthesis, characterization of some novel 1,3,4-oxadiazole compounds containing 8-hydroxy quinolone moiety as potential antibacterial and anticancer agents. *Int. J. Pharm. Res. 4* (4): 180–185.

[193] Cui, A., Zhang, J., Bai, W. et al. (2019). Signal-on electrogenerated chemiluminescence biosensor for ultrasensitive detection of microRNA-21 based on isothermal strand-displacement polymerase reaction and bridge DNA-gold nanoparticles. *Biosens. Bioelectron.* 144: 111664.

[194] Adimule, V., Batakurki, S., Yallur, B.C. et al. (2022). Samarium-decorated ZrO2 @SnO_2 nanostructures, their electrical, optical and enhanced photoluminescence properties. *J. Mater. Sci. - Mater. Electron.* 33: 18699–18715. https://doi .org/10.1007/s10854–022–08718–4.

[195] Hartz, J.S.R., Emanetoglu, N.W., Howell, C., and Vetelino, J.F. (2020). Lateral field excited quartz crystal microbalances for biosensing applications. *Biointerphases* 15: 030801.

[196] Ramanavicius, S., Jagminas, A., and Ramanavicius, A. (2021). Advances in molecularly imprinted polymers based affinity sensors (review). *Polymers* 13: 974.

[197] Gao, Y., Huo, W., Zhang, L. et al. (2019). Multiplex measurement of twelve tumor markers using a GMR multi-biomarker immunoassay biosensor. *Biosens. Bioelectron.* 123: 204–210.

[198] Borin, T.F., Arbab, A.S., Gelaleti, G.B. et al. (2016). Melatonin decreases breast cancer metastasis by modulating Rho-associated kinase protein-1 expression. *J. Pineal Res.* 60 (1): 3–15.

[199] Li, T., Yang, J., Ali, Z. et al. (2017). Synthesis of aptamer-functionalized Ag nanoclusters for MCF-7 breast cancer cells imaging. *Sci. China Chem.* 60 (3): 370–376.

断裂（double-strand break，DSB）激活，这可确保染色体分离前的遗传完整性[26]。Mec1（ATR）、CHK2/Rad53 和 Tel1（ATM）是检查点激活中出现的第一批蛋白激酶，它们以损伤依赖性和损伤独立性的方式调节复制选择和时间[7, 27]。S 期检查点基因失活会导致包括哺乳动物在内的生物体基因组不稳定[28–31]，以及各种易患癌症的遗传性疾病。S 期检查点功能失调会危及复制体完整性，从而导致病变[32, 33]。在人类细胞中，ATM 缺陷会促进 L1 因子逆转座，而无须内切酶活性，并且依赖于自发 DSB[34]。因此，来自不寻常结构和生物体的证据表明，复制和 S 期检查点可保护复制叉平衡并防止 DSB 的产生[10]。

(2) 纺锤体组装检查点（spindle assembly checkpoint，SAC）：每一个姐妹染色单体都有一个叫作着丝点的多层蛋白质结构。其中一个染色单体的着丝点附着在纺锤体的一端，而其他染色单体的着丝点附着在纺锤体的另一端，在相反两极上的张力将姐妹着丝点分离。这个电压对于末端的过渡（即与更极端的微管结合）和完成 SAC 是必要的，这使得细胞进入分裂后期[35]。错误连接的着丝点的检测和纠正是通过 Aurora B 依赖的错误纠正途径完成的，许多激酶位于着丝点和着丝点区域[36]，调节它们对下游靶标（如 Ndc80 和 Dsn1）的活性，从而促进错误连接的微管脱离。没有与合适的激酶结合的着丝点招募激酶 Mps1，通过招募有丝分裂检查点复合体（mitotic checkpoint complex，MCC）将错误纠正连接到 SAC，如 Mad2 和 BubR1[37]。SAC 识别和应对有丝分裂中 DNA 损伤 / 复制压力的能力似乎取决于压力的严重程度[38]。

上述检查点高度依赖微管动力学，研究表明微管稳定性受损和（或）可能的转换导致着丝粒 – 微管错误连接[39]。微管的稳定性受转录后调控，并取决于 mRNA 的稳定性，以确保微管能够快速响应各种缺陷[40]。微管蛋白单体的可用性取决于这种负向调节成熟剪接 mRNA 的机制[41]。微管的动态不稳定性可能会迅速适应这些变化，这可能与有丝分裂中 DNA 损伤的水平有关。当这个适应被破坏，就像在微管蛋白突变体中一样，生存能力会受到影响[42]。据观察，DNA 修复因子可以整合到有丝分裂纺锤体[43–45]或微管的主要组织中心（着丝粒）中[43, 46–51]。着丝粒是细胞中微管的成核中心，它们会招募 DNA 修复因子，从而影响微管成核率。基于蛋白质跟踪，Bastian 的实验室发现染色体不稳定（CIN+）结肠癌（colon cancer，CRC）细胞比非肿瘤 RPE1 和 CIN CRC 细胞产生更多的错误微管。EB3 微管在空间和时间端失效。对于微管组装，CIN+CRC 细胞中的主要调节因子已确定为 Aurora A 和 CHK2。Aurora A 中心体池受到中心体上 BRCA1 的 CHK2 依赖性磷酸化限制，这与中心体产生的微管组装的标准速率相对应。CHK2 丢失或 Aurora A 过表达导致 Aurora A 在中心体中高度积累和微管组装速率升高[52]，这意味着 CHK2–BRCA1 轴抑制中心体中的 Aurora A 活性以避免染色体错误分离[38, 53]。

(3) 中心体和核小体：中心体的复制是一个半保守过程，必须与 DNA 复制密切同步，才能进入含有两个中心体的有丝分裂，每个中心体有两个中心粒[54]。最近有研究表明，这个脆弱的过程在癌前病变中已经异常或调节不良，许多癌细胞表现出中心体过度扩增[55]。因为多个中心体可以破坏正常的分离，细胞通过在分裂后期之前将多余的中心体聚集在一起来避免这个问题[56, 57]。G_1 期中的每个中心体都包含一个中心粒。前中心粒的出现始于 G_1/S 期，其延伸和与母体中心粒的分离发生在 S 期、G_2 期和有丝分裂期[58]。被迫进入有丝分裂的 BRCA1 缺陷细胞，首先表现出适当的纺锤体双极确立，伴随着有丝分裂后期的分离失败，导致四倍体细胞的中心体数量增加 1 倍。因此，在接下来的有丝分裂中，这些四倍体细胞无法形成双极纺锤体或以有效的方式组装它们的中心体。因为在大量修复 / 复制蛋白耗尽后观察到中心体分裂或过度复制等失败，因此复制 / 修复受损与中心体完整性受阻之间的关系可能是间接的。一些实验提供了直接证据，表明在 RAD51 或 BRCA2 缺陷的细胞中，纺锤体的多极性被简单通过这些细胞内在复制率缺陷而阻止[59, 60]。研究发现，低剂量 APH 会导致中心粒脱离[38, 61]。

DNA 被包裹在染色质中，核小体是最基本的组成部分。已经发现基因组动力学的许多属性依赖于核小体重塑，而核小体重塑是由组蛋白修饰引导的。因此，新形成的组蛋白 H3 的 Lys56 被乙酰化[62]，使其通过组蛋白乙酰转移酶 Rtt109 和伴侣 Asf1、CAFI 和 Rtt106 的协作整合到核小体中。复制和检查点缺陷是由核小体组装失调引起的，导致重组 DSB 和 ssDNA 间隙[63]和过度重组[64]。我们知道染色质在 DNA 修复中的额外作用，在某些情况下，与核小体组装中断相关的基因组不稳定是由 DSB 修复的缺陷引起[10, 65]。

（二）转录诱导的应激

复制后修复失败

DSB 是在复制过程中产生的，HR 是其修复的主要途径。需要重新启动断裂的复制分叉。如果没有复制后修复，它将作为一种替代机制绕过阻止 DNA 合成的损伤。一旦姐妹染色单体交叉可行，HR 就会在 S 期和 G_2 期活跃[66]。当 HR 失败时，DSB 可能会导致各种类型的基因组不稳定性，具体取决于用于修复的系统和模板[10]。正如在细菌、酵母和哺乳动物中所证明的，转录机制是复制叉前进的内在障碍，两者之间的碰撞是复制应激和基因组不稳定性的主要因素[67]。仅复制的细胞经历转录相关的重组，当复制叉前进停滞时，转录抑制剂可以降低细胞中观察到的高重组率[68]。此外，在人类细胞中，转录抑制会减轻由细胞周期蛋白 E 诱导的主要复制压力[69]。除了导致复制进程缓慢外，反向复制叉还可能成为核酸酶和其他可能促进基因组不稳定性的酶的靶标。此外，在人类细胞中，转录过程中新形成的 RNA 可以与互补 DNA 链杂交，形成 RNA-DNA 杂交体和移位的 ssDNA，称为 Rloop，其积累会导致复制叉进展受阻和 DNA 断裂[30, 70, 71]。虽然肿瘤发生与转录介导的复制应激之间的相关性尚未得到充分研究，但最近的报道显示 *BRCA2* 突变与 Rloop 相关基因组不稳定性之间的关联与这种可能性是一致的[16, 72]。

（三）基因组畸变和不稳定性

1. 特定区域热点

GI 并非随机出现在基因组中，而是更常出现在某些被称为热点的区域。了解 GI 需要弄清这些热点的性质和表达。DNA 重复序列，包括短散在核元件（short interspersed nuclear element，SINE）、长末端重复序列（long terminal repeat，LTR）、长散在核元件（long interspersed nuclear element，LINE）、三核苷酸重复序列（trinucleo tide repeat，TNR）和反转录转座子，是最不稳定的天然原件。

重复扩增可能是由复制滑动、MMR 或 BER[73, 74]引起的，也可能是由复制缺陷造成的 DSB 或 ssDNA 间隙[75-77]引起的，而重复序列能够形成 non-B DNA 结构[74]。这些压缩和（或）扩展可以通过模板转换（FoSTeS）和复制叉停滞发生，其中新形成的 3′ 末端链使用另一个重复序列（如模板）来合成更多的 DNA[78]，或者如果复制叉有缺陷，则通过不同的 SCE 修复。它不一定具有特定的序列，但通常脆性位点由富 AT 重复序列的柔性 DNA 螺旋组成，而极少数脆性位点含有由 CGG 重复序列或富 AT 小卫星组成的 DNA 重复序列的延伸区域[79, 80]。脆性位点（包括 SCE、易位、缺失和致癌病毒的包涵体位点）占早期肿瘤或癌前细胞中 GCR 断点的 80%[81, 82]。当 DSB 修复因子，即 RAD51、DNA-PKcs、连接酶Ⅳ和 BRCA1 耗尽时，就会出现脆弱性[83, 84]。一旦 Calyculin A 过早诱导染色体凝聚，脆弱位点的稳定性也会受到损害，这表明这些位点可能在 S 期后期包含部分重复的序列[85]，使这些位点成为复制应激和 S 期检查点失活下染色体断裂和 GCR 断点的关键点[10]。

2. 基因组扩增

DNA 扩增的假设机制是附加体形成（基因组整合到染色体上）[86]和断裂–融合–桥接（breakage-fusion-bridge，BFB）循环，由 McClintock[87]在玉米中首次定义。BFB 循环是由于压力、端粒丢失或双着丝粒染色体形成而启动的。由于细胞染色体末端受损，扩增技术可能会在下一次细胞分裂中重复。染色体脆弱部位可能会发生初步损伤[88, 89]。在早期乳腺癌中，已发现后期桥接（形成双着丝粒染色体）[90, 91]。

3. 不适当代谢条件下的复制

为了避免复制分支速度放缓，需要足够的 DNA 复制资源（即 dNTP）。

HPV16 E6/E7 蛋白表达通过 RbE2F 信号级联的缺陷刺激迫使细胞进行 DNA 复制，从而导致复制应激标记，如分叉速度变慢、染色体不稳定，这是由于缺乏 dNTP 造成的[92]。这种复制应激是由不平衡的 DNA 复制引起的，当细胞在异常代谢条件下激活复制时就会发生这种情况。同样，致癌基因细胞周期蛋白 E 的上调导致 dNTP 水平不足，从而导致复制叉减慢。核苷酸生物合成的基因，如 *c-myc*，被上调和增殖，以避免不平衡的复制。新合成的组蛋白的储备控制着哺乳动物分叉延伸的速度，推测是通过干预增殖细胞核抗原（proliferating cell nuclear antigen，PCNA）[93]。值得注意的是，在没有激活的情况下，DDR 中的 DNA 复制应激和基因组不稳定性或在新生组蛋白的短暂缺乏中触发额外的复制起点可能是因为 ATR 途径不能被激活（ssDNA 太少）。然而，分叉组蛋白沉积的扩展缺陷导致 DNA 损伤[94]。

二、基因组不稳定性的分子机制

乳腺癌细胞通常同时存在染色体数目（nCIN）和结构（sCIN）变化[95-97]（图 2-1）。sCIN 的两个最重要机制是：首先，影响 DNA 修复基因的异常会促进乳腺癌细胞中 DNA DSB 的错误修复，从而导致重复、易位和缺失（如 *BRCA1*、*BRCA2* 突变）。其次，致癌基因刺激或上调会促进与复制相关的 DNA DSB，这被称为“致癌基因诱导的 DNA 复制应激”[3, 98-100]。负责细胞正常功能的基因有时会遵循非正常机制，因此会导致细胞中的复制压力，从而导致乳腺癌（图 2-2）。

（一）DNA 损伤修复过程中面临的问题

DDR 通路精准地监测基因组的完整性和稳定性，用于细胞稳态[7]。DDR 信号，如检查点激活，细胞周期停滞，转录和转录后元件的抑制或启动，以及在极少数情况下，细胞凋亡被激活以应对 DNA 损伤。细胞含有过多的 DNA 修复信号网络，提供几乎多余的能力来恢复所有类型的 DNA 损伤，包括 MMR、NHEJ、SSBR、BER、NER 和 HR[101]。无法恢复断裂的 DNA 对基因组组成有重大影响，这与可怕的癌症诊断和治疗有关[102-104]。在家族性乳腺癌中，胚系突变或关键管家基因（如 *TP53*、*ATM* 和 *CHEK2*）和 DNA 损伤修复基因（如 *BRCA1*、*BRCA2*、*RAD51C*、*BRIP1* 和 *PALB2*）的缺乏，使发生乳腺癌的机会显著增加[105, 106]。癌前细胞中的 DNA 损伤和 DDR 缺陷可由用于 DNA 损伤识别和修复的肿瘤抑制途径的初始畸形引起[3, 100]。然而，一项研究发现，DDR 缺陷不再是促进散发性癌症中 GI 的头号因素[107]。另一项研究表明，在散发性癌症中，DNA 修复异常的重要作用是通过 DNA 修复基因的表观遗传失调促进 GI[108, 109]。

此外，DDR 基因表达的异常转录可以极大地促进乳腺癌中的 DNA 修复异常。例如，由于 CHK1 的细胞质螯合，导致泛素化和降解，PI3K/AKT 流动信号传导阻碍 HR 介导的 DNA 修复[110]。此外，转录因子 E2F1 控制 RAD51 和 RB 肿瘤抑制通路管理这项任务，并且在乳腺癌病例中观察到该机制的不稳定性[95]。尤其是通过细胞周期蛋白 D1 扩增和 CDK4 畸变导致 RB 表达降低[95]。这影响了相当多的 E2F 主要基因的失调，其中很多可能与 DNA 修复有关[111]。HER2 激活，下调 DNA 修复蛋白[112]，并共同指出 BRCA1 中的胚系突变，广义上扩大了基底样乳腺癌[113, 114]。最后，有缺陷的 p53（约 23%）通路（由 *PTEN*、*BRCA1* 和 *RPA1* 组成的基因）以多种方式影响细胞对 DNA 损伤的反应[4]。

在乳腺癌中，*CCNE1*、*E2F*、*MYC*、*AKT1*、*PIK3CA*、*ERBB2* 和 *EGFR* 等基因的超活化导致复

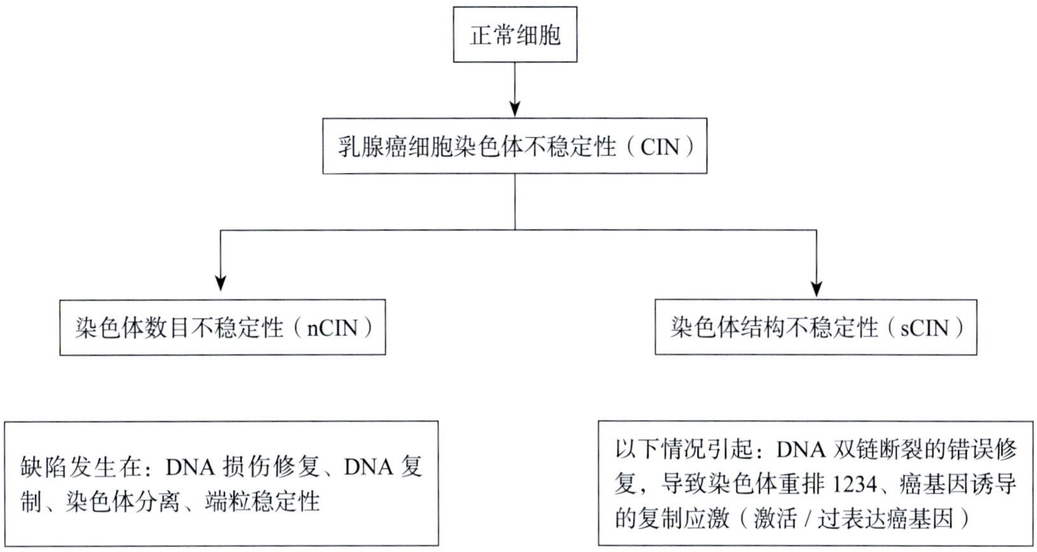

▲ 图 2–1　当 CIN 发生时，正常细胞会癌变

CIN 分为 nCIN 和 sCIN 两种类型。当染色体数量增加（非整倍体），而当染色体片段被移除 / 改变或发生多个片段（染色体碎裂）。CIN 的另一个原因是 BFB（断裂 – 融合 – 桥接），在这里，端粒的一部分断裂并与染色体结合，形成双着丝粒染色体。1. 缺失；2. 倒置；3. 易位；4. 扩增（改编自 Burrell et al[94]）

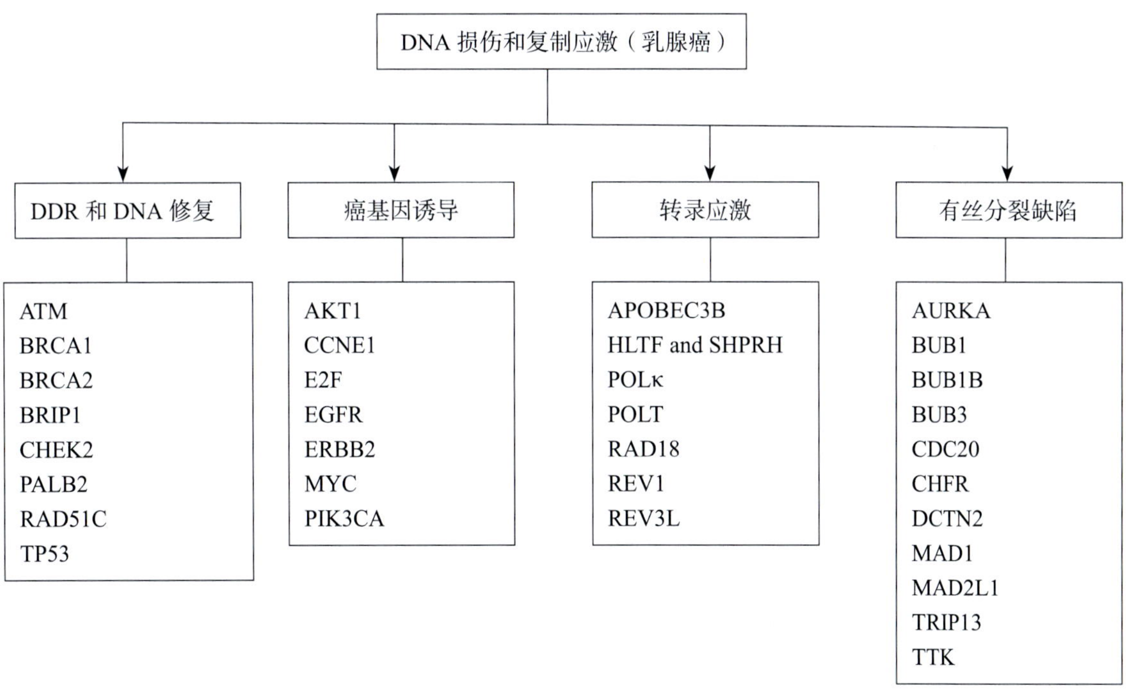

▲ 图 2–2　当正常细胞中负责 DNA 修复、转录和细胞周期调节等基因发生突变时，这些基因要么过表达，要么关闭

这会导致复制应激和基因组不稳定。以下是一些乳腺癌的标志基因，这些基因在其功能过程中发生突变，并且不执行 DNA 修复和细胞周期调节等指定机制。在这些基因中观察到的一些常见突变是 HR、GCR、CIN、SCE、TNR 和端粒融合

制应激，其通过停滞和分叉的解体产生断裂[115]。例如，CCNE1扩增立即对CDK产生影响，并通过阻碍复制前复合物的结合来诱导应激[116]。这还促进了中心体过度复制，这是大多数癌细胞中nCIN的一个不太常见的目的[117]。同样，RAS途径的刺激通过增加CDK工作减少复制叉进展，这导致基础激发扩大和核苷酸库耗尽[118, 119]。调节不良的TSG也可导致应激，例如，在p53的一个子集中发现的基因*p21WAF1/CIP1*的上调已被证明会留下DNA复制许可，允许应激和DNA损伤，从而导致GI、癌症和化疗耐药性[120, 121]。在具有癌基因激活的细胞和癌前细胞中，当癌基因引起DNA应激时，DDR途径得到实质性的进展[3, 4]。

（二）转录压力

在乳腺癌中，科学家已观察到雌激素反应基因启动子位点的过量DSB[122]和胞苷脱氨酶APOBEC3B（AID/APOBEC或A3B），它参与通过将胞苷脱氨为尿苷来突变RNA或DNA[123, 124]。A3B催化的脱氧胞苷到脱氧尿苷（C-to-U）脱氨作用对于ER基因是必需的，必须修复该过程以避免有害突变的累积。UNG（尿嘧啶DNA糖基化酶）可擦除dU并将其归因于ER结合位点[122, 125]。UNG结构的dU切除会导致短暂的DNA DSB，而这些DSB可通过NHEJ直接修复。另外，基因组不稳定性直接阻碍转录，具体是通过形成RNA-DNA杂交体（通常称为R环）来实现的[126]。它们是转录激活、类别转移重组和终止等过程中的常见转录中间体[126]，它们可以作为DSB和应激的前体，与ER+乳腺癌基因组的不稳定性有关[127]。最近的几项研究证明BRCAless乳腺癌的基因组不稳定性与R环的异常韧性有关[72, 128, 129]。BRCA1与STEX形成一个复杂的结构（一种与R环相关的解旋酶），并通过参与调节转录终止来抑制R环丰度[128]。BRCA1或SETX负责和修复转录终止位点（主要在滞后链中）的ssDNA断裂。BRCA2缺陷会导致非计划的R环积累，从而导致染色体结构畸变[72, 129]。BRCA1和BRCA2对R环的操作不同。观察到BRCA2与RNAPⅡ相互作用[129]，并且RNAPⅡ从PPP位点的受控启动需要募集PAF1，这通过泛素化Lys-120上的H2B使核小体解体变得复杂，但它对于RNAPⅡ下游的转录延长非常必要[130–134]。BRCA2缺失导致PAF1募集受损，并降低组蛋白H2B在赖氨酸120上的泛素化，一次导致延长停止。在缺乏BRCA2的细胞中，无法募集PAF1，因此RNAPⅡ沉积在PPP位点，导致位点特定Rloop的积累，从而导致DNA断裂[4]。

（三）CIN：有丝分裂缺陷的结果

在有丝分裂期间，重复的姐妹染色单体通过粘连蛋白连接。SAC可确保重复的染色体不会分离，直到纺锤体纤维附着在动粒的两端，确保这一点之后，粘连蛋白的裂解可使姐妹染色单体在后期分裂[135]。有丝分裂检查点非常重要，并且被认为具有未突变的检查点基因[136–138]。相反，有丝分裂检查点基因（如*MAD1*、*MAD2L1*、*BUB1*、*BUB1B*、*TRIP13*、*TTK*和*CDC20*）在乳腺癌和其他不同癌症中经常过表达，这导致检查点过度激活和有丝分裂延长[136, 138–140]。它还可能导致“有丝分裂滑移”（也称为核内有丝分裂），细胞变成多倍体（nCIN病症）[53, 138, 141–143]。CHFR曾被证实在乳腺癌中高甲基化[144]，它与G_2–M检查点引起的有丝分裂应激有关，与大多数癌症表型相对应，包括高生长潜力、侵袭性增强、有丝分裂细胞更好、运动能力增强、非整倍体。

BRCA2、CEP55、AURKA、AURKB等蛋白质可指导细胞进行胞质分裂，但在乳腺癌和其他癌症中通常会发生突变和过度表达[53, 142, 145, 146]。胞质分裂失败会导致癌细胞通过核内重复或核内有丝分裂变成四倍体[143, 147]。虽然乳腺癌中这些多倍体途径的特征频率尚不清楚，但四倍体（基因组加倍）是乳腺癌发展中非整倍体的首要中间步骤[96]。同样，四倍体由于四个着丝粒的存在和单链微管附着体的形成而促进nCIN，这是有道理的[148, 149]。RB通路（包括pRB、p130和p170等蛋白质）起着关键作用，其破坏会导致胃肠道和乳腺癌。这些蛋白质抑制负责细胞周期进展的 E2F 转录因子。据观察，p53 通路不会促进 CIN，但也抑制非整倍体细胞增殖[4, 126, 150, 151]。

在人类癌症中，极高的不稳定性水平被称为染色体碎裂，但这可能与特定类型的细胞阶段或分化有关。这是一种灾难性事件，可能更经常发生在癌症和老年细胞中，其中染色体会经历多次染色体碎裂和重新连接，特别是通过 NHEJ，这会导致多次 GCR[152, 153]。人们提出了其他机制，包括由于有丝分裂错误导致微核中发生复制和修复缺陷而导致的染色体粉碎[154]。然而，现在要了解这一事件的原因还为时过早。了解染色体碎裂及其分子基础将真正帮助我们了解 GI 及其后果[10]。

三、复制应激对细胞及其命运的影响

尽管也发现了没有额外 ssDNA 的 DNA 复制受损，但复制应激的指标是 ssDNA 在复制叉处的积累[1, 155]。由于复制解旋酶的作用打开了 DNA 的螺旋，复制叉处的 ssDNA 长度暴露出来。除了解旋酶和聚合酶之间的解耦联外，ssDNA 积累的另一个原因是通过核酸酶和 DNA 解旋酶的联合作用降解新合成的 DNA[17, 156–158]。ATR 通过磷酸化控制起源、复制叉、mRNA 代谢和细胞周期稳定性的多个靶标来协调基因组不稳定性和细胞对复制压力的反应[27]。ATR 有两个主要特征：①细胞周期停滞和晚期起源抑制（整体效应）；②停滞的复制叉稳定（邻近效应）[24]。

（一）停滞的复制叉的保存

肿瘤易感 FA 和遗传性乳腺癌和卵巢癌综合征为复制压力导致复制叉稳定性降低提供了强有力的证据，这与 *BRCA1* 和 *BRCA2* 突变有关。缺乏 FA、*BRCA1* 或 *BRCA2* 基因的细胞极其敏感，这意味着在 ICL 诱导的阻塞后无法恢复复制叉的发育。ICL 损伤的消除可以通过 HR 修复，其中 BRCA1 募集泛素化的 FANCD2 到停滞的复制叉[159]，而 FANCD2 募集 BRCA2（也称为 FANCD1）和 RAD51[160, 161]。在紫外线照射下，BRCA1 抑制跨损伤 DNA 合成，倾向于 S 期检查点激活，帮助 RFC 重新定位在停滞的复制叉上[162]，而 BRCA2 通过在停滞的复制叉上稳定 DNA 来阻止 DSB[163]。RAD51 似乎还可以启动复制叉重启，这比其在 HR 修复中的通常功能更进一步[164]。同样，FANCD2、BRCA1 和 BRCA2 蛋白可保护停滞的复制叉免遭内切酶依赖性降解[158, 165]，而 FANCD2 与 MCM2–7 解旋酶的结合可使复制减慢以阻止 DNA 损伤[160]。最近的研究表明，在 FANCD2 缺陷细胞中，积累的 RAD51 水平或稳定的 RAD51 细丝可保护复制叉，这也是这种过表达效应背后的原因[165]，因为它可能使肿瘤细胞具有更高的增殖能力和 DNA 损伤抗性[16]。

TLS 是哺乳动物细胞通过 DNA 损伤进行复制的主要途径[166]。尽管 TLS 聚合酶具有致癌性，但它可抑制肿瘤形成，这一点从在不同类型的癌症中观察到的 TLS 聚合酶 polη、polι、polκ 和 polζ 的下调可以看出[167]。因此，Polη 与肿瘤抑制因子 BRCA2 共定位，并与 BRCA2 的定位子（PALB2）在受阻的复制叉处结合[168]。POLH 突变患者的 DNA 修复机制无法替代胸腺嘧啶二聚体，因此由紫外线引起的突变的发生率较高[169]，并且染色体断裂和脆性位点表达常见（CFS）的发生率较高[170]。Polζ 缺陷细胞会积聚复制依赖性 DSB 和染色体异常[171]，成年小鼠中 Rev3l（编码 Polζ）的缺失会增加肿瘤发病率，而在 p53 缺陷环境中肿瘤发病率会升高。在基因毒性剂停止复制后，Rad5、HLTF 和 SHPRH（E3 泛素蛋白连接酶）的人类同源物减少会降低染色质结合 PCNA 的多泛素化[172]。奇怪的是，在大量结肠、胃和子宫肿瘤中，高甲基化会使 HLTF 失活，这意味着其沉默可作为肿瘤抑制因子[16, 173]。

（二）通过 HR 修复检查染色体分离缺陷

复制应激通过形成后期桥对区域染色体分离产生影响。除了这种局部效应之外，低复制应激

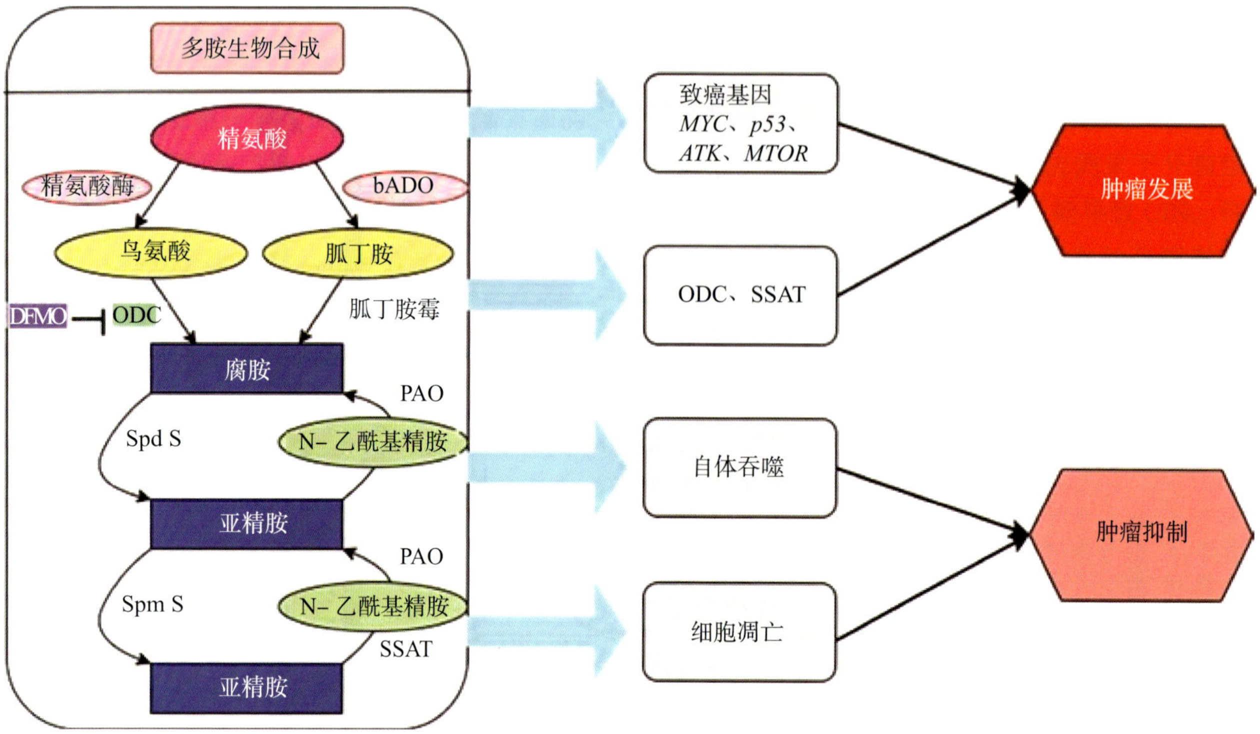

▲ 图 2-4　多胺在细胞中按照此途径合成

它是正常细胞过程所必需的阳离子分子。*MYC* 等致癌基因水平高通常会导致高风险疾病。它会上调 ODC 和多胺水平，增加患乳腺癌风险。多胺上调会使 *p53* 等抑癌基因不稳定，从而导致过度增殖。研究已经发现了利用多胺对癌细胞的影响作为可用药物靶点的替代方法。亚精胺和普雷西尼等多胺可以调节氧化应激并启动癌细胞的自噬

缩略语		
ATM	ataxia telangiectasia mutated	毛细血管扩张性共济失调症突变
ATR	ataxia telangiectasia and Rad3-related	毛细血管扩张性共济失调和 Rad3 相关
BER	base excision repair	碱基切除修复
BFB	breakage-fusion-bridge	断裂融合桥
BRCA1	BRest CAncer gene 1	BRest 癌症基因 1
BRCA2	BRest CAncer gene 2	BRest 癌症基因 2
CDK	cyclin-dependent kinase	细胞周期蛋白依赖性激酶
CIN	chromosomal instability	染色体不稳定性
CRC	colon cancer	结肠癌
DSB	double-strand break	双链断裂
ER	estrogen receptor	雌激素受体
GCR	gross-chromosomal rearrangement	大范围染色体重排
GI	genome instability	基因组不稳定性

HER2	human epidermal growth factor receptor 2	人类表皮生长因子受体 2
HR	homologous recombination	同源重组
ICL	interstrand DNA crosslink	DNA 链间交联
IRTK	insulin receptor tyrosine kinase	胰岛素受体酪氨酸激酶
LINE	long interspersed nuclear element	长散在核因子
LOH	loss of heterozygosity	杂合性缺失
LTR	long terminal repeat	长末端重复序列
MCC	mitotic checkpoint	有丝分裂检查点
MMR	DNA mismatch repair	DNA 错配修复
nCIN	numerical chromosomal instability	染色体数值不稳定性
NER	nucleotide excision repair	核苷酸切除修复
NHEJ	non-homologous end joining	非同源末端连接
ODC	ornithine decarboxylase	鸟氨酸脱羧酶
OIS	oncogene-induced senescence	致癌基因诱导的衰老
PARP	poly ADP-ribose polymerase	聚腺苷二磷酸核糖聚合酶
PCNA	proliferating cell nuclear antigen	增殖细胞核抗原
PR	progesterone receptor	孕激素受体
RB	retinoblastoma	视网膜母细胞瘤
RFB	replication fork barriers	复制叉障碍
SAC	spindle assembly checkpoint	纺锤体组装检查点
SCE	sister chromatid exchange	姐妹染色单体交换
sCIN	structural chromosomal instability	染色体结构不稳定性
SINE	short interspersed nuclear element	短分布的核元素
SSBR	single strand break repair	单链断裂修复
TLS	trans-lesions synthesis	跨损伤合成
TNBC	triple-negative breast cancer	三阴性乳腺癌
TNR	trinucleotide repeat expansions and contraction	三核苷酸重复膨胀和收缩
UNG	uracil DNA glycosylase	尿嘧啶 DNA 糖基化酶

参考文献

[1] Zeman, M.K. and Cimprich, K.A. (2014). Causes and consequences of replication stress. *Nat. Cell Biol.* 16: 2–9.

[2] Mazouzi, A., Velimezi, G., and Loizou, J.I. (2014). DNA replication stress: causes, resolution, and disease. *Exp. Cell. Res.* 329: 85–93.

[3] (a)Gift, M.D.M., Pattnaik, B., Nandi, S.S. et al. (2022). Determination of prohibition mechanism of cationic polymer/SiO_2 composite as inhibitor in water using drilling fluid. *Mater. Today Proc.* 69: 1080–1086.(b) Duijf, P.H.G., Nanayakkara, D., Nones, K. et al. (2019). Mechanisms of genomic instability in breast cancer. *Mol. Med.* 25 (7): 595–611.

[4] Audeh, M.W., Carmichael, J., Penson, R.T. et al. (2010). Oral poly(ADP-ribose) polymerase inhibitor olaparib in patients with BRCA1 or BRCA2 mutations and recurrent ovarian cancer: a proof-of-concept trial. *Lancet* 376: 245–251.

[5] Tutt, A., Robson, M., Garber, J.E. et al. (2010). Oral poly(ADP-ribose) polymerase inhibitor olaparib in patients with BRCA1 or BRCA2 mutations and advanced breast cancer: a proof-of-concept trial. *Lancet* 376: 235–244.

[6] Batakurki, S.R., Adimule, V., Pai, M.M. et al. (2022). Synthesis of Cs-Ag/Fe_2O_3 nanoparticles using *Vitis labrusca* Rachis extract as green hybrid nanocatalyst for the reduction of aryl nitro compounds. *Top. Catal.* https://doi.org/10.1007/ s11244-022-01593-7.

[7] Nandi, S.S., Adimule, V., and Yallur, B.C. (2022). Synthesis, structural and optical properties of Co doped Sm_2O_3 nanostructures. *Adv. Mater. Res.* 1173: 59–69. Trans Tech Publications, Ltd.

[8] Ibarra, A., Schwob, E., and M'endez J. (2008). Excess MCM proteins protect human cells from replicative stress by licensing backup origins of replication. *Proc. Natl. Acad. Sci. U.S.A.* 105 (26): 8956–8961.

[9] Adimule, V., Yallur, B.C., Pai, M.M. et al. (2022). Biogenic synthesis of magnetic palladium nanoparticles decorated over reduced graphene oxide using *Piper betle* Petiole extract (Pd-rGO@Fe_3O_4 NPs) as heterogeneous hybrid nanocatalyst for applications in Suzuki-Miyaura coupling reactions of biphenyl compounds. *Top. Catal.* https://doi.org/10.1007/s11244-022-01672-9.

[10] Adimule, V., Jagadeesha Gowda, A.H., Nandi, S.S., and Bowmik, D. (2022). Antimalarial activity of novel class of 1,3-benzoxaborole derivatives containing 1,3,4-oxadiazole moiety. In: *Drug Development for Malaria* (ed. P. Kendrekar), 285–302. Wiley-VCH GmbH.

[11] Tanaka, S. and Araki, H. (2011). Multiple regulatory mechanisms to inhibit untimely initiation of DNA replication are important for stable genome maintenance. *PLos Genet.* 7 (6): e1002136.

[12] Dominguez-Sola, D., Ying, C.Y., Grandori, C. et al. (2007). Non-transcriptional control of DNA replication by *c-Myc*. *Nature* 448 (7152): 445–451.

[13] Adimule, V., Bhat, V.S., Yallur, B.C. et al. (2022). Facile synthesis of novel $SrO_{0.5}$:$MnO_{0.5}$ bimetallic oxide nanostructure as a high-performance electrode material for supercapacitors. *Nanomater. Nanotechnol.* 12: 1–14. https://doi .org/10.1177/18479804211064028.

[14] Srinivasan, S.V., Dominguez-Sola, D., Wang, L.C. et al. (2013). Cdc45 is a critical effector of myc-dependent DNA replication stress. *Cell Rep.* 3: 1629–1639.

[15] Zhu, D., Zhao, Z., Cui, G. et al. (2018). Single-cell transcriptome analysis reveals estrogen signaling coordinately augments one-carbon, polyamine, and purine synthesis in breast cancer. *Cell Rep.* 25: 2285–2298. https://doi.org/10.1016/j .celrep.2018.10.093, e2284.

[16] Singh, R., Avliyakulov, N.K., Braga, M. et al. (2013). Proteomic identification of mitochondrial targets of arginase in human breast cancer. *PLoS One* 8: e79242, https://doi.org/10.1371/journal.pone.0079242.

[17] Kadapure, S.A., Kadapure, P., Nandi, S., and Shet, A. (2022). Overview on catalyst and co-solvents for sustainable biodiesel production. *Proc. Inst. Civ. Eng. Energy* https://doi.org/10.1680/jener.21.00092.

[18] Adimule, V., Yallur, B.C., Batakurki, S., and Nandi, S.S. (2022). Synthesis, morphology and enhanced optical properties of novel $Gd_xCo_3O_4$ nanostructures. *Adv. Mater. Res.* 1173: 71–82. Trans Tech Publications, Ltd.

[19] Adimule, V., Batakurki, S., Yallur, B.C. et al. (2022). Enhanced photoluminescence, optical, structural properties of ZrO_2-incorporated Sm_2O_3:Co_3O_4 nanocomposite and their applications in photocatalytic degradation of methylene blue. *J. Mater. Res.* 37: 2396–2405.

[20] Rozenzhak, S., Mejia-Ramirez, E., Williams, J.S. et al. (2010). Rad3 decorates critical chromosomal domains with gammaH2A to protect genome integrity during S-phase in fission yeast. *PLos Genet.* 6: e1001032.

[21] Mechali, M. (2010). Eukaryotic DNA replication origins: many choices for appropriate answers. *Nat. Rev. Mol. Cell Biol.* 11: 728–738.

[22] Sale, J.E., Lehmann, A.R., and Woodgate, R. (2012). Y-family DNA polymerases and their role in tolerance of cellular DNA damage. *Nat. Rev. Mol. Cell Biol.* 13: 141–152.

[23] Magdalou, I., Lopez, B.S., Pasero, P., and Lambert, S.A.E. (2014). The causes of replication stress and their consequences on genome stability and cell fate. *Semin. Cell Dev. Biol.* 30 (2014): 154–164.

[24] Pagès, V. and Fuchs, R.P. (2003). Uncoupling of leading- and lagging-strand DNA replication during lesion bypass in vivo. *Science* 300 (5623): 1300–1303.

[25] Bartek, J., Lukas, C., and Lukas, J. (2004). Checking on DNA damage in S phase. *Nat. Rev. Mol. Cell Biol.* 5 (10): 792–804.

[26] Ciccia, A. and Elledge, S.J. (2010). The DNA damage response: making it safe to play with knives. *Mol. Cell* 40: 179–204.

[27] Alvaro, D., Lisby, M., and Rothstein, R. (2007). Genome-wide analysis of Rad52 foci reveals diverse mechanisms impacting recombination. *PLos Genet.* 3 (12): e228.

[28] Myung, K., Datta, A., and Kolodner, R.D. (2001). Suppression of spontaneous chromosomal rearrangements by S phase checkpoint functions in *Saccharomyces cerevisiae*. *Cell* 104 (3): 397–408.

[29] Paulsen, R.D., Soni, D.V., Wollman, R. et al. (2009). A genome-wide siRNA screen reveals diverse cellular processes and pathways that mediate genome stability. *Mol. Cell* 35 (2): 228–239.

[30] Syljuåsen, R.G., Sørensen, C.S., Hansen, L.T. et al. (2005). Inhibition of human Chk1 causes increased initiation of DNA replication, phosphorylation of ATR targets, and DNA breakage. *Mol. Cell. Biol.* 25 (9): 3553–3562.

[31] Casper, A.M., Nghiem, P., Arlt, M.F., and Glover, T.W. (2002). ATR regulates fragile site stability. *Cell* 111 (6): 779–789.

[32] Cha, R.S. and Kleckner, N. (2002). ATR homolog Mec1 promotes fork progression, thus averting breaks in replication slow zones. *Science* 297 (5581): 602–606.

[33] Coufal, N.G., Garcia-Perez, J.L., Peng, G.E. et al. (2011). Ataxia telangiectasia mutated (ATM) modulates long interspersed element-1 (L1) retrotransposition in human neural stem cells. *Proc. Natl. Acad. Sci. U.S.A.* 108 (51): 20382–20387.

[34] Musacchio, A. (2015). The molecular biology of spindle assembly checkpoint signaling dynamics. *Curr. Biol. 25*: R1002–R1018.

[35] Broad, A.J., DeLuca, K.F., and DeLuca, J.G. (2020). Aurora B kinase is recruited to multiple discrete kinetochore and centromere regions in human cells. *J. Cell Biol. 219*: e201905144.

[36] Pachis, S.T.; Kops, G.J.P.L. Leader of the SAC: molecular mechanisms of Mps1/TTK regulation in mitosis. *Open Biol.* 2018, *8*. https://doi.org/10.1098/rsob.180109

[37] Wilhelm, T., Said, M., and Naim, V. (2020). DNA replication stress and chromosomal instability: dangerous liaisons. *Genes 11*: 642. https://doi .org/10.3390/genes11060642.

[38] Shaikh, N.M., Bagihalli, G.B., Adimule, V. et al. (2022). A novel silica immobilised acidic ionic liquid [BMIM][AlCl4] as an effective catalyst for biscoumarine synthesis. *Top. Catal.* https://doi.org/10.1007/ s11244-022-01591-9.

[39] Gasic, I., Boswell, S.A., and Mitchison, T.J. (2019). Tubulin mRNA stability is sensitive to change in microtubule dynamics caused by multiple physiological and toxic cues. *PLoS Biol. 17*: e3000225.

[40] Yen, T.J., Machlin, P.S., and Cleveland, D.W. (1988). Autoregulated instability of β-tubulin mRNAs by recognition of the nascent amino terminus of β-tubulin. *Nature 334*: 580–585.

[41] Laflflamme, G., Sim, S., Leary, A. et al. (2019). Interphase microtubules safeguard mitotic progression by suppressing an aurora B-dependent arrest induced by DNA replication stress. *Cell Rep. 26*: 2875–2889.e3.

[42] Nalepa, G., Enzor, R., Sun, Z. et al. (2013). Fanconi anemia signaling network regulates the spindle assembly checkpoint. *J. Clin. Investig. 123*: 3839–3847.

[43] Zhou, J., Chan, J., Lambelé, M. et al. (2017). NEIL3 repairs telomere damage during S phase to secure chromosome segregation at mitosis. *Cell Rep. 20*: 2044–2056.

[44] Xu, R., Xu, Y., Huo, W. et al. (2018). Mitosis-specific MRN complex promotes a mitotic signaling cascade to regulate spindle dynamics and chromosome segregation. *Proc. Natl. Acad. Sci. U.S.A. 115*: E10079–E10088.

[45] Zhang, S., Hemmerich, P., and Grosse, F. (2007). Centrosomal localization of DNA damage checkpoint proteins. *J. Cell. Biochem. 101*: 451–465.

[46] Abdul-Sater, Z., Cerabona, D., Potchanant, E.S. et al. (2015). FANCA safeguards interphase and mitosis during hematopoiesis in vivo. *Exp. Hematol. 43*: 1031– 1046.e12.

[47] Tsvetkov, L., Xu, X., Li, J., and Stern, D.F. (2003). Polo-like kinase 1 and Chk2 interact and co-localize to centrosomes and the midbody. *J. Biol. Chem. 278*: 8468–8475.

[48] Wang, C.-Y., Huang, E.Y.-H., Huang, S.-C., and Chung, B.-C. (2015). DNA-PK/ Chk2 induces centrosome amplification during prolonged replication stress. *Oncogene 34*: 1263–1269.

[49] Krämer, A., Mailand, N., Lukas, C. et al. (2004). Centrosome-associated Chk1 prevents premature activation of cyclin-B-Cdk1 kinase. *Nat. Cell Biol. 6*: 884–891.

[50] Adimule, V., Kendrekar, P., and Batakurki, S. (2022). Synthesis, characterization and antimicrobial properties of novel benzimidazole amide derivatives bearing thiophene moiety. In: *Benzimidazole* (ed. P. Kendrekar and V. Adimule). London: IntechOpen https://doi. org/10.5772/intechopen.104908.

[51] Jaiswal, R.K., Kumar, P., and Yadava, P.K. (2013). Telomerase and its extracurricular activities. *Cell. Mol. Biol. Lett.* 18 (4): 538–554. https:// doi.org/10.2478/ s11658-013-0105-0.

[52] Ertych, N., Stolz, A., Valerius, O. et al. (2016). CHK2-BRCA1 tumor-suppressor axis restrains oncogenic Aurora-A kinase to ensure proper mitotic microtubule assembly. *Proc. Natl. Acad. Sci. U.S.A. 113*: 1817–1822.

[53] Adimule, V., Suryavanshi, A., and Nandi, S. (2020). Synthesis, characterization and impedance studies of novel nanocomposites of gadolinium titanate. *IOP Conf. Ser.: Mater. Sci. Eng.* 872: 012099.

[54] Lopes, C.A.M., Mesquita, M., Cunha, A.I. et al. (2018). Centrosome amplification arises before neoplasia and increases upon p53 loss in tumorigenesis. *J. Cell Biol. 217*: 2353–2363.

[55] Adimule, V., Nandi, S.S., and Yallur, B.C. (2022). Devices and sensors based on additively manufactured shape-memory of hybrid nanocomposites. In: *Shape Memory Composites Based on Polymers and Metals for 4D Printing* (ed. M.R. Maurya, K.K. Sadasivuni, J.J. Cabibihan, et al.). Cham: Springer. https://doi .org/10.1007/978-3-030-94114-7_ 15.

[56] Jaiswal, R.K. and Yadava, P.K. (2019). TGF-β-mediated regulation of plasminogen activators is human telomerase reverse transcriptase dependent in cancer cells. *BioFactors* 45 (5): https://doi.org/10.1002/ biof.1543.

[57] Adimule, V., Yallur, B.C., and Gowda, A.H.J. (2022). Advanced sensors based on carbon nanomaterials. In: *Carbon Nanomaterials-Based Sensors* (Chapter 14) (ed. J.G. Manjunatha and C.M. Hussain), 259–268. Elsevier https://doi.org/10.1016 /B978-0-323-91174-0.00004-4.

[58] Wilhelm, T., Magdalou, I., Barascu, A. et al. (2014). Spontaneous slow replication fork progression elicits mitosis alterations in homologous recombination-deficient mammalian cells. *Proc. Natl. Acad. Sci. U.S.A. 111*: 763.

[59] Wilhelm, T., Ragu, S., Magdalou, I. et al. (2016). Slow replication fork velocity of homologous recombination-defective cells results from endogenous oxidative stress. *PLos Genet. 12*: e1006007.

[60] Wilhelm, T., Olziersky, A.-M., Harry, D. et al. (2019). Mild replication stress causes chromosome mis-segregation via premature centriole disengagement. *Nat. Commun. 10*: 3585.

[61] Suryavanshi, A., Adimule, V., and Nandi, S.S. (2020). Synthesis, impedance, and current-voltage characteristics of strontium-manganese titanate hybrid nanoparticles. *Macromol. Symp.* 392: 2000002. https:// doi.org/10.1002/ masy.202000002.

[62] Ye, X., Franco, A.A., Santos, H. et al. (2003). Defective S phase chromatin assembly causes DNA damage, activation of the S phase checkpoint, and S phase arrest. *Mol. Cell* 11 (2): 341–351.

[63] Adimule, V., Nandi, S.S., and Jagadeesha Gowda, A.H. (2021, 2020). A facile synthesis of gadolinium titanate ($GdTiO_3$) nanomaterial and its effect in enhanced current-voltage characteristics of thin films. In: *Techno-Societal* (ed. P.M. Pawar, R. Balasubramaniam, B.P. Ronge, et al.), 69–78. Springer.

[64] Alabert, C. and Groth, A. (2012). Chromatin replication and epigenome maintenance. *Nat. Rev. Mol. Cell Biol.* 13 (3): 153–167.

[65] Heyer, W.D., Ehmsen, K.T., and Liu, J. (2010). Regulation of homologous recombination in eukaryotes. *Annu. Rev. Genet.* 44: 113–139.

[66] Gaillard, H., Herrera-Moyano, E., and Aguilera, A. (2013). Transcription-associated genome instability. *Chem. Rev.* 113: 8638–8661.

[67] Gottipati, P., Cassel, T.N., Savolainen, L., and Helleday, T. (2008). Transcriptionassociated recombination is dependent on replication in mammalian cells. *Mol. Cell. Biol.* 28: 154–164.

[68] Jones, R.M., Mortusewicz, O., Afzal, I. et al. (2013). Increased replication initiation and conflicts with transcription underlie Cyclin E-induced replication stress. *Oncogene* 32: 3744–3753.

[69] Tuduri, S., Crabbé, L., Conti, C. et al. (2009). Topoisomerase I suppresses genomic instability by preventing interference between replication and transcription. *Nat. Cell Biol.* 11: 1315–1324.

[70] Dominguez-Sanchez, M.S., Barroso, S., Gomez-Gonzalez, B. et al. (2011). Genome instability and transcription elongation impairment in human cells depleted of THO/TREX. *PLos Genet.* 7: e1002386.

[71] Bhatia, V., Barroso, S.I., García-Rubio, M.L. et al. (2014). BRCA2 prevents R-loop accumulation and associates with TREX-2 mRNA export factor PCID2. *Nature* 511: 362–365. This work shows that BRCA2-depleted or BRCA2-deficient cancer cells accumulate R-loops and DNA damage, and that genome instability generated in such cells is partially dependent on R-loops. This work provides a novel role for BRCA2 in preventing or helping to remove R-loops and proposes that these R-loops are a major source of replication stress in cancer cells.

[72] McMurray, C.T. (2010). Mechanisms of trinucleotide repeat instability

during human development. *Nat. Rev. Genet.* 11 (11): 786–799.

[73] Pearson, C.E., Nichol Edamura, K., and Cleary, J.D. (2005). Repeat instability: mechanisms of dynamic mutations. *Nat. Rev. Genet.* 6 (10): 729–742.

[74] Ireland, M.J., Reinke, S.S., and Livingston, D.M. (2000). The impact of lagging strand replication mutations on the stability of CAG repeat tracts in yeast. *Genetics* 155(4): 1657–1665.

[75] Schweitzer, J.K. and Livingston, D.M. (1998). Expansions of CAG repeat tracts are frequent in a yeast mutant defective in Okazaki fragment maturation. *Hum. Mol. Genet.* 7 (1): 69–74.

[76] Shishkin, A.A., Voineagu, I., Matera, R. et al. (2009). Large-scale expansions of Friedreich's ataxia GAA repeats in yeast. *Mol. Cell* 35 (1): 82–92.

[77] Adimule, V., Yallur, B., and Gowda, A. (2022). Crystal structure, morphology, optical and super-capacitor properties of Srx: α-Sb_2O_4 nanostructures. *Anal. Bioanal. Electrochem.* 14 (1): 1–17.

[78] Gacy, A.M., Goellner, G., Juranić, N. et al. (1995). Trinucleotide repeats that expand in human disease form hairpin structures in vitro. *Cell* 81 (4): 533–540.

[79] Adimule, V., Sudha, M., Jagadesha, A.H. et al. (2014). Synthesis, characterization and in vitro anticancer properties of 1-{5-aryl-2-[5-(4-fluoro-phenyl)-thiophen-2-yl]- [1,3,4]oxadiazol-3-yl}-ethanone. *Int. J. Pharm. Res. Rev.* 3 (12): 20–25.

[80] Bartkova, J., Rezaei, N., Liontos, M. et al. (2006). Oncogene-induced senescence is part of the tumorigenesis barrier imposed by DNA damage checkpoints. *Nature* 444 (7119): 633–637.

[81] Ozeri-Galai, E., Lebofsky, R., Rahat, A. et al. (2011). Failure of origin activation in response to fork stalling leads to chromosomal instability at fragile sites. *Mol. Cell*[43] (1): 122–131.

[82] Arlt, M.F., Xu, B., Durkin, S.G. et al. (2004). BRCA1 is required for commonfragilesite stability via its G2/M checkpoint function. *Mol. Cell. Biol.* 24 (15): 6701–6709.

[83] Schwartz, M., Zlotorynski, E., Goldberg, M. et al. (2005). Homologous recombination and nonhomologous end-joining repair pathways regulate fragile site stability. *Genes Dev.* 19 (22): 2715–2726.

[84] El Achkar, E., Gerbault-Seureau, M., Muleris, M. et al. (2005). Premature condensation induces breaks at the interface of early and late replicating chromosome bands bearing common fragile sites. *Proc. Natl. Acad. Sci. U.S.A.* 102 (50): 18069–18074.

[85] Savelyeva, L. and Schwab, M. (2001). Amplification of oncogenes revisited: from expression profiling to clinical application. *Cancer Lett.* 167: 115–123.

[86] Coquelle, A., Pipiras, E., Toledo, F. et al. (1997). Expression of fragile sites triggers intrachromosomal mammalian gene amplification and sets boundaries to early amplicons. *Cell* 89: 215–225.

[87] McClintock, B. (1941). The stability of broken ends of chromosomes in zea mays. *Genetics* 26 (2): 234–282. https://doi.org/10.1093/genetics/26.2.234.

[88] Hellman, A., Zlotorynski, E., Scherer, S.W. et al. (2002). A role for common fragile site induction in amplification of human oncogenes. *Cancer Cell* 1: 89–97.

[89] Chin, K., de Solorzano, C.O., Knowles, D. et al. (2004). In situ analyses of genome instability in breast cancer. *Nat. Genet.* 36: 984–988.

[90] Kwei, K.A., Kung, Y., Salari, K. et al. (2010). Genomic instability in breast cancer: pathogenesis and clinical implications. https://doi.org/10.1016/j .molonc.2010.04.001. *Mol. Oncol.* 4: 255–266.

[91] Bester, A.C., Roniger, M., Oren, Y.S. et al. (2011). Nucleotide deficiency promotes genomic instability in early stages of cancer development. *Cell* 145: 435–446.

[92] Mejlvang, J., Feng, Y., Alabert, C. et al. (2014). New histone supply regulates replication fork speed and PCNA unloading. *J. Cell Biol.* 204: 29–43.

[93] Cancer Genome Atlas Network (2012). Comprehensive molecular portraits of human breast tumours. *Nature* 490: 61–70.

[94] Burrell, R.A., McClelland, S.E., Endesfelder, D. et al. (2013). Replication stress links structural and numerical cancer chromosomal instability. *Nature* 494: 492–496.

[95] Zack, T.I., Schumacher, S.E., Carter, S.L. et al. (2013). Pan-cancer patterns of somatic copy number alteration. *Nat. Genet.* 45: 1134–1140.

[96] Duijf, P.H., Schultz, N., and Benezra, R. (2013). Cancer cells preferentially lose small chromosomes. *Int. J. Cancer* 132: 2316–2326.

[97] Adimule, V., Batakurki, S., Yallur, B.C. et al. (2022). Samarium-decorated ZrO_2 @SnO_2 nanostructures, their electrical, optical and enhanced photoluminescence properties. *J. Mater. Sci. - Mater. Electron.* 33: 18699–18715.

[98] Dereli-Öz, A., Versini, G., and Halazonetis, T.D. (2011). Studies of genomic copy number changes in human cancers reveal signatures of DNA replication stress. *Mol. Oncol.* 5: 308–314.

[99] Halazonetis, T.D., Gorgoulis, V.G., and Bartek, J. (2008). An oncogene-induced DNA damage model for cancer development. *Science* 319: 1352–1355.

[100] Mani, R.S. and Chinnaiyan, A.M. (2010). Triggers for genomic rearrangements: insights into genomic, cellular and environmental influences. *Nat. Rev. Genet.* 11: 819–829.

[101] Nik-Zainal, S., Davies, H., Staaf, J. et al. (2016). Landscape of somatic mutations in 560 breast cancer whole-genome sequences. *Nature* 534: 47–54.

[102] Adimule, V., Vageesha, P., Bagihalli, G. et al. (2019). Synthesis, characterization of hybrid nanomaterials of strontium, yttrium, copper doped with indole schiff base derivatives possessing dielectric and semiconductor properties. In: *Emerging Research in Electronics, Computer Science and Technology*, Lecture Notes in Electrical Engineering, vol. 545 (ed. V. Sridhar, M. Padma, and K. Rao). Singapore: Springer. https://doi.org/10.1007/978–981–13–5802–9–97.

[103] Thomas, A., Routh, E.D., Pullikuth, A. et al. (2018). Tumor mutational burden is a determinant of immune-mediated survival in breast cancer. *Onco immunology* 7: e1490854.

[104] Adimule, V., Yallur, B.C., Challa, M., and Joshi, R.S. (2021). Synthesis of hierarchical structured Gd doped α-Sb_2O_4 as an advanced nanomaterial for high performance energy storage devices. *Heliyon* 7 (12): e08541. https://doi.org /10.1016/j.heliyon.2021.e08541.

[105] Lhota, F., Zemankova, P., Kleiblova, P. et al. (2016). Hereditary truncating mutations of DNA repair and other genes in BRCA1/BRCA2/PALB2-negatively tested breast cancer patients. *Clin. Genet.* 90: 324–333.

[106] Kumar, M., Jaiswal, R.K., Prasad, R. et al. (2021). PARP-1 induces EMT in non-small cell lung carcinoma cells via modulating the transcription factors Smad4, p65 and ZEB1. *Life Sci.*, Elsevier 269 (15): 118994. https://doi .org/10.1016/j.lfs.2020.118994.

[107] Keri, R.S., Adimule, V., Kendrekar, P. et al. (2022). The nano-based catalyst for the synthesis of benzimidazoles. *Top. Catal.* https://doi.org/10.1007/s11244-022-01562-0.

[108] Teschendorff, A.E., Menon, U., Gentry-Maharaj, A. et al. (2010). Age-dependent DNA methylation of genes that are suppressed in stem cells is a hallmark of cancer. *Genome Res.* 20: 440–446.

[109] Adimule, V., Bowmik, D., and Adarsha, H.J. (2020). A facile synthesis of Cr doped WO_3 nanocomposites and its effect in enhanced current-voltage and impedance characteristics of thin films. *Lett. Mater.* 10 (4): 481–485. https://doi.org/10.22226/ 2410-3535-2020-4-481-485.

[110] Jaiswal, R.K., Kumar, P., Kumar, M., and Yadava, P.K. (2018). hTERT promotes tumor progression by enhancing TSPAN13 expression in osteosarcoma cells. *Mol. Carcinog.* 57 (8): 1038–1054.

https://doi.org/10.1002/mc.22824.

[111] Yaglom, J.A., McFarland, C., Mirny, L., and Sherman, M.Y. (2014). Oncogenetriggered suppression of DNA repair leads to DNA instability in cancer. *Oncotarget* 5: 8367–8378.

[112] Larsen, M.J., Kruse, T.A., Tan, Q. et al. (2013). Classifications within molecular subtypes enables identification of BRCA1/BRCA2 mutation carriers by RNA tumor profiling. *PLoS One* 8: e64268.

[113] Adimule, V., Nandi, S.S., and Jagadeesha Gowda, A.H. (2021). Enhanced power conversion efficiency of the P3BT (poly-3-butyl thiophene) doped nanocomposites of Gd-TiO_3 as working electrode. In: *Techno-Societal 2020* (ed. P.M. Pawar, R. Balasubramaniam, B.P. Ronge, et al.). Cham: Springer https://doi .org/10.1007/978-3-030-69925-3_ 6.

[114] Bartkova, J., Horejsi, Z., Koed, K. et al. (2005). DNA damage response as a candidate anti-cancer barrier in early human tumorigenesis. *Nature* 434: 864–870.

[115] Tanaka, S. and Difflfley, J.F. (2002). Interdependent nuclear accumulation of budding yeast Cdt1 and Mcm2-7 during G1 phase. *Nat. Cell Biol.* 4: 198–207.

[116] Adimule, V., Suryavanshi, A., BC, Y., and Nandi, S.S. (2020). A facile synthesis of poly(3-octyl thiophene):$Ni_{0.4}Sr_{0.6}TiO_3$ hybrid nanocomposites for solar cell applications. *Macromol. Symp.* 392: 2000001. https://doi.org/10.1002/ masy.202000001.

[117] Kotsantis, P., Silva, L.M., Irmscher, S. et al. (2016). Increased global transcription activity as a mechanism of replication stress in cancer. *Nat. Commun.* 7: 13087.

[118] Neelsen, K.J., Zanini, I.M.Y., Herrador, R., and Lopes, M. (2013). Oncogenes induce genotoxic stress by mitotic processing of unusual replication intermediates. *J. Cell Biol.* 200: 699–708.

[119] Galanos, P., Vougas, K., Walter, D. et al. (2016). Chronic p53-independent p21 expression causes genomic instability by deregulating replication licensing. *Nat. Cell Biol.* 18: 777–789.

[120] Galanos, P., Pappas, G., Polyzos, A. et al. (2018). Mutational signatures reveal the role of RAD52 in p53-independent p21-driven genomic instability. *Genome Biol.* 19: 37.

[121] Periyasamy, M., Patel, H., Lai, C.-F. et al. (2015). APOBEC3B-mediated cytidine deamination is required for estrogen receptor action in breast cancer. *Cell Rep.* 13: 108–121.

[122] Nik-Zainal, S., Alexandrov, L.B., Wedge, D.C. et al. (2012). Mutational processes molding the genomes of 21 breast cancers. *Cell* 149: 979–993.

[123] Jaiswal, R.K. and Yadava, P.K. (2020). Assessment of telomerase as drug target in breast cancer. *J. Biosci.*. http://link.springer.com/article/10.1007/ s12038-020-00045-2.

[124] Stavnezer, J. (2011). Complex regulation and function of activation-induced cytidine deaminase. *Trends Immunol.* 32: 194–201.

[125] Skourti-Stathaki, K. and Proudfoot, N.J. (2014). A doubleedged sword: R loops as threats to genome integrity and powerful regulators of gene expression. *Genes Dev.* 28: 1384–1396.

[126] Nandi, S.S., Suryavanshi, A., Adimule, V., and Yallur, B.C. (2020). Super capacitor characteristics of novel rare earth perovskite nanomaterials of $Sr_{0.5}$, $Cu_{0.4}$, $Y_{0.1}$. *AIP Conf. Proc.* 2274: 020007.

[127] Hatchi, E., Skourti-Stathaki, K., Ventz, S. et al. (2015). BRCA1 recruitment to transcriptional pause sites is required for R-loop-driven DNA damage repair. *Mol. Cell* 57: 636–647.

[128] Shivji, M.K.K., Renaudin, X., Williams, Ç.H., and Venkitaraman, A.R. (2018). BRCA2 regulates transcription elongation by RNA polymerase II to prevent R-loop accumulation. *Cell Rep.* 22: 1031–1039.

[129] Jaiswal, R.K., Varshney, A.K., and Yadava, P.K. (2018). Diversity and functional evolution of the plasminogen activator system. *Biomed. Pharmacother.* 98: 886–898. https://doi.org/10.1016/j.biopha.2018.01.029.

[130] Yu, M., Yang, W., Ni, T. et al. (2015). RNA polymerase II-associated factor 1 regulates the release and phosphorylation of paused RNA polymerase II. *Science* 350: 1383–1386.

[131] Van Oss, S.B., Shirra, M.K., Bataille, A.R. et al. (2016). The histone modification domain of Paf1 complex subunit Rtf1 directly stimulates H2B ubiquitylation through an interaction with Rad6. *Mol. Cell* 64: 815–825.

[132] Wu, L., Li, L., Zhou, B. et al. (2014). H2B ubiquitylation promotes RNA Pol II processivity via PAF1 and pTEFb. *Mol. Cell* 54: 920–931.

[133] Xiao, T., Kao, C.-F., Krogan, N.J. et al. (2005). Histone H2B ubiquitylation is associated with elongating RNA polymerase II. *Mol. Cell. Biol.* 25: 637–651.

[134] Musacchio, A. and Salmon, E.D. (2007). The spindle-assembly checkpoint in space and time. *Nat. Rev. Mol. Cell Biol.* 8: 379–393.

[135] Tighe, A., Johnson, V.L., Albertella, M., and Taylor, S.S. (2001). Aneuploid colon cancer cells have a robust spindle checkpoint. *EMBO Rep.* 2: 609–614.

[136] Perez de Castro, I., de Cárcer, G., and Malumbres, M. (2007). A census of mitotic cancer genes: new insights into tumor cell biology and cancer therapy. *Carcinogenesis* 28: 899–912.

[137] Gascoigne, K.E. and Taylor, S.S. (2008). Cancer cells display profound intra- and interline variation following prolonged exposure to antimitotic drugs. *Cancer Cell* 14: 111–122.

[138] Keri, R., Patil, M., Brahmkhatri, V.P. et al. (2022). Copper (II)-β-cyclodextrin promoted Kabachnik-Fields reaction: an efficient, one-pot synthesis of α-aminophosphonates. *Top. Catal.* https://doi.org/10.1007/s11244-021-01556-4.

[139] Sotillo, R., Hernando, E., Díaz-Rodríguez, E. et al. (2007). Mad2 overexpression promotes aneuploidy and tumorigenesis in mice. *Cancer Cell* 11: 9–23.

[140] Adimule, V., Yallur, B.C., and Sharma, K. (2022). Studies on crystal structure, morphology, optical and photoluminescence properties of flake-like Sb doped Y_2O_3 nanostructures. *J. Opt.* 51: 173–183. https://doi.org/10.1007/s12596-021-00746-3.

[141] Al-Ejeh, F., Simpson, P.T., Sanus, J.M. et al. (2014). Meta-analysis of the global gene expression profile of triple-negative breast cancer identifies genes for the prognostication and treatment of aggressive breast cancer. *Oncogenesis* 3: e124.

[142] Carter, S.L., Eklund, A.C., Kohane, I.S. et al. (2006). A signature of chromosomal instability inferred from gene expression profiles predicts clinical outcome in multiple human cancers. *Nat. Genet.* 38: 1043–1048.

[143] Privette, L.M., González, M.E., Ding, L. et al. (2007). Altered expression of the early mitotic checkpoint protein, CHFR, in breast cancers: implications for tumor suppression. *Cancer Res.* 67: 6064–6074.

[144] Jeffery, J., Sinha, D., Srihari, S. et al. (2015). Beyond cytokinesis: the emerging roles of CEP55 in tumorigenesis. *Oncogene* 35: 683–690.

[145] Daniels, M.J., Wang, Y., Lee, M., and Venkitaraman, A.R. (2004). Abnormal cytokinesis in cells deficient in the breast cancer susceptibility protein BRCA2. *Science* 306: 876–879.

[146] Adimule, V., Yallur, B.C., Bhowmik, D. et al. (2021). Morphology, structural and photoluminescence properties of shaping triple semiconductor $Y_xCoO:ZrO_2$ nanostructures. *J. Mater. Sci. - Mater. Electron.* 32: 12164–12181. https://doi .org/10.1007/s10854-021-05845-2.

[147] Adimule, V., Revaigh, M.G., and Adarsha, H.J. (2020). Synthesis and fabrication of Y-doped ZnO nanoparticles and their application as a gas sensor for the detection of ammonia. *J. Mater. Eng. Perform.* 29: 4586–4596. https://doi.org/10.1007/ s11665-020-04979-4.

[148] Davoli, T. and de Lange, T. (2011). The causes and consequences of polyploidy in normal development and cancer. *Annu. Rev. Cell Dev.*

Biol. 27: 585–610.

[149] Shaikh, N.M., Adimule, V., Bagihalli, G.B. et al. (2022). A novel mixed Ag-Pd nanoparticles supported on SBA silica through [DMAP-TMSP-DABCO]OH basic ionic liquid for Suzuki coupling reaction. *Top. Catal.* https://doi.org/10.1007/ s11244–022–01586–6.

[150] Adimule, V., Medapa, S., Rao, P.K., and Kumar, L.S. (2014). Synthesis of Schiff bases of 5-[5-(4-fluorophenyl)thiophen-2-yl]-1,3,4-thiadiazol-2-amine and its anticancer activity. *Int. J. Adv. Pharm. Sci. 5* (1): 1761–1768.

[151] Kloosterman, W.P., Tavakoli-Yaraki, M., van Roosmalen, M.J. et al. (2012). Constitutional chromothripsis rearrangements involve clustered doublestranded DNA breaks and nonhomologous repair mechanisms. *Cell Rep.* 1 (6): 648–655.

[152] Liu, P., Erez, A., Nagamani, S.C.S. et al. (2011). Chromosome catastrophes involve replication mechanisms generating complex genomic rearrangements. *Cell* 146 (6): 889–903.

[153] Crasta, K., Ganem, N.J., Dagher, R. et al. (2012). DNA breaks and chromosome pulverization from errors in mitosis. *Nature* 482 (7383): 53–58.

[154] Groth, A., Corpet, A., Cook, A.J. et al. (2007). Regulation of replication fork progression through histone supply and demand. *Science* 318: 1928–1931.

[155] Grabarz, A., Guirouilh-Barbat, J., Barascu, A. et al. (2013). A role for BLM in double-strand break repair pathway choice: prevention of CtIP/Mre11-mediated alternative nonhomologous end-joining. *Cell Rep.* 5: 21–28.

[156] Hashimoto, Y., Ray Chaudhuri, A., Lopes, M., and Costanzo, V. (2010). Rad51 protects nascent DNAfromMre11-dependent degradation and promotes continuous DNA synthesis. *Nat. Struct. Mol. Biol.* 17: 1305–1311.

[157] Schlacher, K., Christ, N., Siaud, N. et al. (2011). Double-strand break repair independent role for BRCA2 in blocking stalled replication fork degradation by MRE11. *Cell* 145: 529–542.

[158] Garcia-Higuera, I., Taniguchi, T., Ganesan, S. et al. (2001). Interaction of the Fanconi anemia proteins and BRCA1 in a common pathway. *Mol. Cell* 7: 249–262.

[159] Wang, X., Andreassen, P.R., and D'Andrea, A.D. (2004). Functional interaction of monoubiquitinated FANCD2 and BRCA2/FANCD1 in chromatin. *Mol. Cell. Biol.* 24: 5850–5862.

[160] Adimule, V., Kerur, S.S., Chinnam, S. et al. (2022). Guar gum and its nanocomposites as prospective materials for miscellaneous applications: a short review. *Top. Catal.* https://doi.org/10.1007/ s11244–022–01587–5.

[161] Pathania, S., Nguyen, J., Hill, S.J. et al. (2011). BRCA1 is required for postreplication repair after UV-induced DNA damage. *Mol. Cell* 44: 235–251.

[162] Lomonosov, M., Anand, S., Sangrithi, M. et al. (2003). Stabilization of stalled DNA replication forks by the BRCA2 breast cancer susceptibility protein. *Genes Dev.* 17: 3017–3022.

[163] Petermann, E., Orta, M.L., Issaeva, N. et al. (2010). Hydroxyurea-stalled replication forks become progressively inactivated and require two different RAD51-mediated pathways for restart and repair. *Mol. Cell* 37: 492–502.

[164] Schlacher, K., Wu, H., and Jasin, M. (2012). A distinct replication fork protection pathway connects Fanconi anemia tumor suppressors to RAD51-BRCA1/2. *Cancer Cell* 22: 106–116.

[165] Lossaint, G., Larroque, M., Ribeyre, C. et al. (2013). FANCD2 binds MCM proteins and controls replisome function upon activation of S phase checkpoint signaling. *Mol. Cell* 51: 678–690.

[166] Pan, Q., Fang, Y., Xu, Y. et al. (2005). Downregulation of DNA polymerases κ, η, ι, and ζ in human lung, stomach, and colorectal cancers. *Cancer Lett.* 217: 139–147.

[167] Buisson, R., Niraj, J., Pauty, J. et al. (2014). Breast cancer proteins PALB2 and BRCA2 stimulate polymerase η in recombination associated DNA synthesis at blocked replication forks. *Cell Rep.* 6: 553–564.

[168] Nandi, S.S., Suryavanshi, A., Adimule, V., and Maradur, S.R. (2020). Semiconductor current- voltage characteristics of some novel perovskite ionic nanocomposites of $Sr_{0.5}$, $Cu_{0.4}$, $Y_{0.1}$ and $Sr_{0.5}$, Mn0.5 and their electronic sensor applications. *AIP Conf. Proc.* 2274: 020006: https://doi.org/10.1063/5.0022453.

[169] Rey, L., Sidorova, J.M., Puget, N. et al. (2009). Human DNA polymerase η is required for common fragile site stability during unperturbed DNA replication. *Mol. Cell. Biol.* 29: 3344–3354.

[170] Shaikh, N.M., Sawant, A.D., Bagihalli, G.B. et al. (2022). Highly active mixed Au-Pd nanoparticles supported on RHA silica through immobilised ionic liquid for Suzuki coupling reaction. *Top. Catal.* https://doi.org/10.1007/ s11244–021–01547–5.

[171] Lin, J.R., Zeman, M.K., Chen, J.Y. et al. (2011). SHPRH and HLTF act in a damage specific manner to coordinate different forms of postreplication repair and prevent mutagenesis. *Mol. Cell* 42: 237–249.

[172] Moinova, H.R., Chen, W.-D., Shen, L. et al. (2002). *HLTF* gene silencing in human colon cancer. *Proc. Natl. Acad. Sci. U.S.A.* 99: 4562–4567.

[173] Hossain, M. and Stillman, B. (2012). Meier-Gorlin syndrome mutations disrupt an Orc1 CDK inhibitory domain and cause centrosome reduplication. *Genes Dev.* 26: 1797–1810.

[174] Smith, L., Plug, A., and Thayer, M. (2001). Delayed replication timing leads to delayed mitotic chromosome condensation and chromosomal instability of chromosome translocations. *Proc. Natl. Acad. Sci. U.S.A.* 98: 13300–13305.

[175] Tischkowitz, M., Xia, B., Sabbaghian, N., and Foulkes, W.D. (2007). Analysis of *PALB2/FANCN* associated breast cancer families. *Proc. Natl. Acad. Sci. U.S.A.* 104: 6788–6793.

[176] Vinayak, A., Sudha, M., Lalita, K.S., and Kumar, R.P. (2015). Synthesis, characterization and cytotoxic evaluation of novel derivatives of 1-[2-(aryl substituted)-5-(4′-fluoro-3-methyl biphenyl-4-yl)-[1,3,4]oxadiazole-3-yl]-ethanone. *Arch. Appl. Sci. Res. 7* (5): 4–8.

[177] Liu, B., Larsson, L., Caballero, A. et al. (2010). The polarisome is required for segregation and retrograde transport of protein aggregates. *Cell* 140 (2): 257–267.

[178] McMurray, M.A. and Gottschling, D.E. (2003). An age-induced switch to a hyper-recombinational state. *Science* 301 (5641): 1908–1911.

[179] Challa, M., Yallur, B.C., Ambika, M.R., and Adimule, V. (2022). Influence of nano particles on optical properties of Cu-MOFs. *Adv. Mater. Res.*. Trans Tech Publications, Ltd. https://doi.org/10.4028/ p-vn4hd4.

[180] Di Micco, R., Sulli, G., Dobreva, M. et al. (2011). Interplay between oncogeneinduced DNA damage response and heterochromatin in senescence and cancer. *Nat. Cell Biol.* 13: 292–302.

[181] Sharma, P. and Sharma, R. (2021). Impact of COVID-19 on mental health and aging. *Saudi J. Biol. Sci.* 28: 7046–7053. https://doi.org/10.1016/j .sjbs.2021.07.087.

[182] Prasanna, T., Wu, F., Khanna, K.K. et al. (2018). Optimizing poly(ADP-ribose) polymerase inhibition through combined epigenetic and immunotherapy. *Cancer Sci.* 109: 3383–3392.

[183] Batakurki, S.R., Adimule, V., Pai, M.M. et al. (2022). Synthesis of Cs-Ag/Fe_2O_3 nanoparticles using *Vitis labrusca* Rachis extract as green hybrid nanocatalyst for the reduction of arylnitro compounds. *Top. Catal.* https://doi.org/10.1007/ s11244–022–01593–7.

[184] Maya Pai, M., Yallur, B.C., Batakurki, S.R. et al. (2022). Synthesis and catalytic activity of heterogenous hybrid nanocatalyst of copper/palladium MOF, RIT 62-Cu/Pd for Stille polycondensation

of thieno[2,3-*b*]pyrrol-5-one derivatives. *Top. Catal.* https://doi.org/10.1007/s11244-022-01618-1.
[185] Liu, Z., Sun, Q., and Wang, X. (2017). PLK1, a potential target for cancer therapy. *Transl. Oncol.* 10: 22–32.
[186] Gyawali, B. and Prasad, V. (2016). Negative trials in ovarian cancer: is there such a thing as too much optimism? *ecancermedicalscience* 10: ed58.
[187] De Carcer, G., Venkateswaran, S.V., Salgueiro, L. et al. (2018). Plk1 overexpression induces chromosomal instability and suppresses tumor development. *Nat. Commun.* 9: 3012.
[188] Zeng, X., Sigoillot, F., Gaur, S. et al. (2010). Pharmacologic inhibition of the anaphasepromoting complex induces a spindle checkpoint-dependent mitotic arrest in the absence of spindle damage. *Cancer Cell* 18: 382–395.
[189] Gad, H., Koolmeister, T., Jemth, A.-S. et al. (2014). MTH1 inhibition eradicates cancer by preventing sanitation of the dNTP pool. *Nature* 508: 215–221.
[190] Huber, K.V., Salah, E., Radic, B. et al. (2014). Stereospecific targeting of MTH1 by (*S*)-crizotinib as an anticancer strategy. *Nature* 508: 222–227.
[191] Bachmann, A.S. and Geerts, D. (2018). Polyamine synthesis as a target of MYC oncogenes. *J. Biol. Chem.* 293 (48): 18757–18769.
[192] Kocaturk, N.M., Akkoc, Y., Kig, C. et al. (2019). Autophagy as a molecular target for cancer treatment. *Eur. J. Pharm. Sci.* 134: 116–137. https://doi.org/10.1016/j .ejps.2019.04.011.
[193] Konotop, G., Bausch, E., Nagai, T. et al. (2016). Pharmacological inhibition of centrosome clustering by slingshot-mediated cofilin activation and actin cortex destabilization. *Cancer Res.* 76: 6690–6700.
[194] Rebacz, B., Larsen, T.O., Clausen, M.H. et al. (2007). Identification of griseofulvin as an inhibitor of centrosomal clustering in a phenotype-based screen. *Cancer Res.* 67: 6342–6350.
[195] Karna, P., Rida, P.C.G., Pannu, V. et al. (2011). A novel microtubule-modulating noscapinoid triggers apoptosis by inducing spindle multipolarity via centrosome amplification and declustering. *Cell Death Differ.* 18: 632–644.
[196] Kawamura, E., Fielding, A.B., Kannan, N. et al. (2013). Identification of novel small molecule inhibitors of centrosome clustering in cancer cells. *Oncotarget* 4: 1763–1776.

第 3 章　纳米治疗学在治疗乳腺癌中的最新进展

Recent Advancement of Nanotherapeutics to Treat Breast Cancer

Devesh U. Kapoor　Rajat Goyal　Rajiv R. Kukkar　Rupesh K. Gautam　著

沈沁彦　译

乳腺癌已成为一个全球性的公共健康问题，目前是世界上最为普遍的癌症类型。这是一种威胁生命的疾病，主要影响女性，并且是导致女性死亡的主要因素。对乳腺肿瘤的了解、公众意识的提升及乳腺成像技术的进步，对乳腺肿瘤的检测和筛查带来了令人振奋的影响[1]。乳腺癌起源于乳腺导管或小叶的内层细胞，这些细胞在恶性增生后形成肿瘤。乳腺导管和小叶在乳汁分泌过程中扮演着关键角色。乳腺癌在各个阶段被发现时，0 期指的是癌细胞仅限于乳腺导管或小叶内。肿瘤的大小、肿瘤细胞扩散的位置（如皮肤、胸壁或邻近乳房的淋巴结）可用于将癌症分类为不同的阶段，包括Ⅰ期、Ⅱ期和Ⅲ期。在Ⅳ期（晚期或转移性阶段），癌细胞已经扩散到远离乳腺的其他组织或淋巴结。乳腺癌的生物标志物表达，涵盖了雌激素受体（estrogen receptor，ER），孕激素受体（progesterone receptor，PR），人类表皮生长因子受体 2（human epidermal growth factor receptor 2，HER2）、尿激酶型纤溶酶原激活物（urokinase plasminogen activator，uPA），这些已被广泛应用于评估疾病的进展和严重程度[2]。

一、乳腺癌的病理生理学

乳腺癌是一种多因素慢性疾病。研究表明，肥胖和代谢综合征与乳腺癌风险增加密切相关。此外，雌激素（estrogen）及其受体（ER）的表达水平与肥胖及乳腺肿瘤的发展存在显著关联。高胆固醇血症是肥胖和代谢综合征的典型症状，其作为乳腺癌风险因素的角色仍有争议的[3]。在乳腺肿瘤的形成过程中，已经确定了两个至关重要的分子靶点。其中之一是雌激素受体 α（estrogen receptor α，ERα），在约 70% 的浸润性乳腺癌中有所表达。ERα 是一种类固醇激素和转录因子，当被雌激素激活时，刺激乳腺肿瘤细胞恶性生长。孕激素受体是一种类似的类固醇激素，其表达也是 ER 信号传递的一个标志。人类表皮生长因子受体 2（ERBB2，即 HER2 或 HER2/neu）是另一个分子靶点。它是一种跨膜酪氨酸激酶受体，属于 EGFR 家族，在大约 20% 的乳腺肿瘤中被增强或过度表达，并且与未经系统性治疗的患者预后不良密切相关[4, 5]。

乳腺癌通常从导管过度增殖开始，并在多种癌基因介质的持续刺激下，发展为良性或转移性癌。乳腺癌的发展受到肿瘤微环境的影响，即巨噬细胞和基质效应 . 乳腺癌的发生机制存在两种假说，即肿瘤干细胞（cancer stem cell，CSC）理论和随机理论。肿瘤干细胞理论指出，所有肿瘤亚型都是来自相同的干细胞或过渡放大细胞（如祖细胞）的衍生物。相比之下，随机理论认为每种肿瘤亚型都源自单一的细胞类型（即干细胞、分化细胞或祖细胞）。任意的突变可能在任何乳腺细胞中逐渐累积，最终导致它们转变为癌细胞[6]。

二、乳腺癌的分类

乳腺癌是一种高度异质性的疾病，因为它们具有众多的形态学特征、不可预测的临床预后及对各种治疗选择的反应。因此，必须建立一种临床上疾病分类方法，这种方法在科学上是有效的，临床上是有益的，并且具有广泛的可复制性[7]。通过分析基因表达模式，研究人员已经尝试对乳腺癌进行分类，揭示了临床上具有显著意义的多个亚型。这些亚型与患者的存活率、疾病复发风险、转移倾向部位、对化疗的敏感性密切相关[8]。

为了支持肿瘤学的决策过程，癌症分类致力于提供精确的疾病诊断，以及对肿瘤行为的预后评估。乳腺肿瘤的传统分类依据临床病理标准及复杂的生物标志物评估。浸润性乳腺癌被细分为 20 多种不同的组织学亚型。浸润性乳腺癌（IDC-NST）是最常见的乳腺癌类型，占所有浸润性恶性肿瘤的 70%～80%，其次是浸润性小叶癌（invasive lobular carcinoma，ILC）。黏液性、微乳头状、筛状、乳头状、髓样、管状、混合性、顶浆分泌型癌是较为不常见的组织学类型[9]。

根据其生长的区域，乳腺癌可分为非浸润性癌和浸润性癌。非浸润性癌指肿瘤局限于乳腺导管或小叶内（原位癌）；而浸润性癌则指癌细胞突破基底膜，侵入周围结缔组织或发生远处转移。此外，这些肿瘤根据其形成的具体位置，被分类为导管癌或小叶癌。起源于导管内的上皮细胞的导管癌约占乳腺癌病例的 2/3，而起源于小叶内的上皮的小叶癌，占乳腺癌病例的 1/3[10]。乳腺癌的分类[11]在图 3-1 中描述。

三、乳腺癌检测技术

患者的乳腺肿瘤临床病史被用来评估恶性肿瘤的风险，并确定是否存在乳腺疾病的迹象或症状[12]。个人和家族病史都应该被彻底调查研究。患者应该被仔细检查是否有特定的症状表现，如乳房区域的疼痛、体重频繁下降、骨骼疼痛、疲劳、乳头分泌物[13]。

X 线钼靶摄影、MRI 和超声是乳腺癌筛查中最常用的临床影像学方法。乳腺摄影是获得美国食品药品管理局（Food and Drug Administration，FDA）批准用于女性乳腺肿瘤筛查的技术之一。没有临床症状的情况下，乳腺摄影在别的方面受到了大量分析的威胁，因为相对较高的假阳性和假阴性率可能会给患者带来情感上的消耗[14]。此外，采用乳腺摄影方法作为筛查评估的女性，与 X 线相关的电离辐射增加了患恶性肿瘤的风险[15, 16]。超声扫描是另一种检测乳腺肿瘤的方法，在这个过程中，通过一个换能器传输声波，该换能器将脉冲导向乳房，并感知来自乳房内部的回声，然后利用这些回声来创建一个超声波图像[17, 18]。MRI 技术在检测侵入性和微小异常方面比乳腺 X 线摄影和超声筛查更为敏感，并且对于拥有致密乳腺的患者可以有效地使用[19]。

每种检测技术都通过四个参数进行评估，包括准确性、特异性、敏感性和阳性预测值。电磁（electromagnetic，EM）检测技术，尤其是近来，已经引起了广泛关注。乳腺癌的电磁检测依赖于以下几点：①乳腺癌组织与正常组织在电磁特性上的差异表现；②癌细胞产生的特有电信号；③核磁共振（nuclear magnetic resonance，NMR）光谱学[20]。

四、当前乳腺癌治疗方法

根据 WHO，乳腺癌的管理规定基于通过早期发现改善乳腺癌的治疗效果和生存率。在乳腺肿瘤治疗中使用了一系列现代药物。例如，他莫昔芬或雷洛昔芬等抗雌激素疗法，可能有助于预防那些有较高风险发展该疾病的患者的乳腺肿瘤。

对于被诊断出乳腺癌的患者，采用了不同的管理策略，如手术、化疗、激素治疗、靶向治疗和放射治疗。对于有转移的患者，其治疗通常旨在提高他们的生活质量和耐受性[1]。

五、乳腺癌治疗和转移的纳米治疗学

（一）纳米钻石

这些也被称为超晶质钻石或超分散钻石，具有显著的化学惰性特性。这些纳米级碳构建块具有多样的化学、光学、生物和机械属性，使它们成为针对乳腺癌部位的药物递送的合适载体。

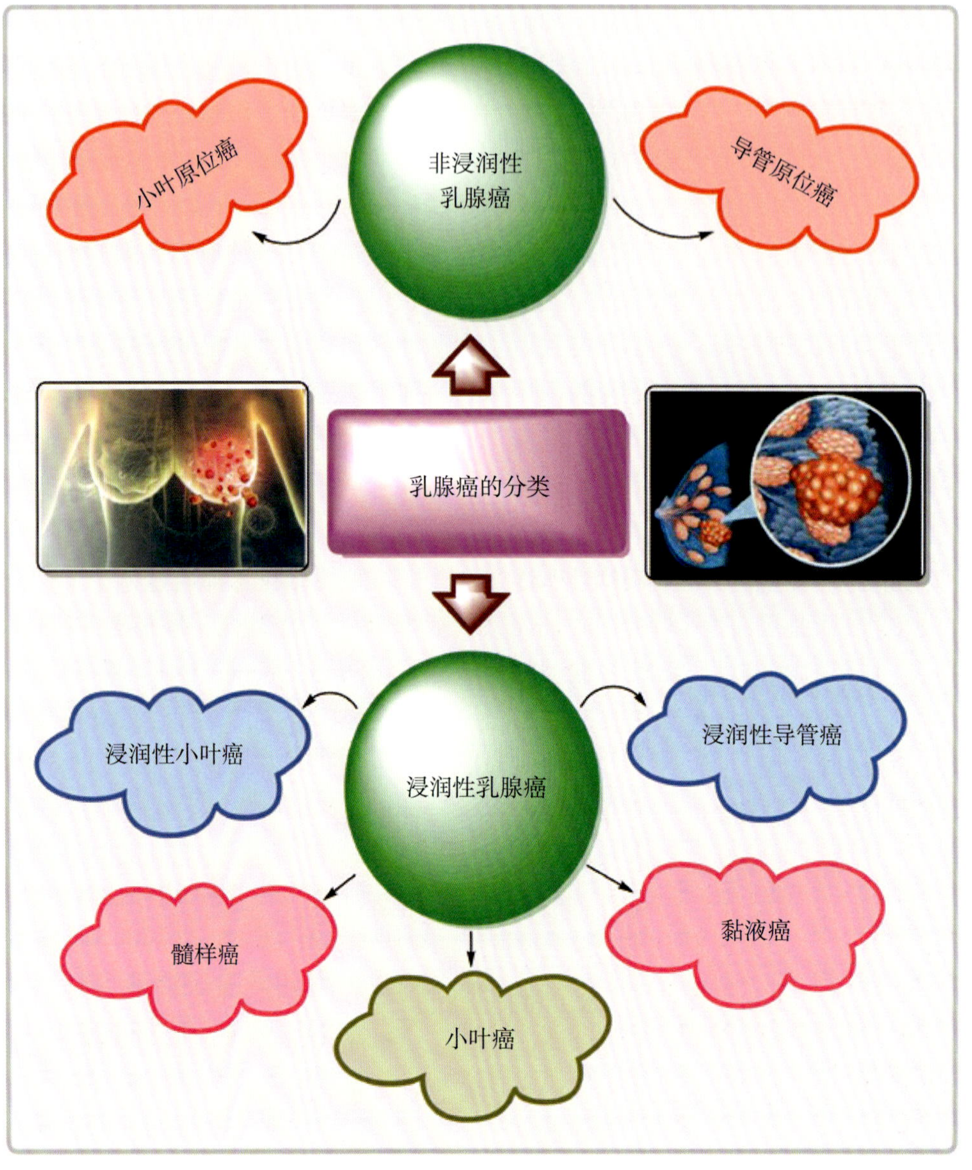

▲ 图 3-1　乳腺癌的分类

在这里，我们讨论了不同的递送系统，包括多功能纳米钻石（nanodiamond，ND）针对不同类型的乳腺癌模型。

（二）降低内在毒性

Adimule 等构建了负载多柔比星（doxorubicin，DOX）的聚甘油修饰纳米钻石递送系统，并在 DOX 耐药性 4T1 三阴性乳腺癌（triple negative breast cancer，TNBC）小鼠模型中评估其疗效。研究显示，纳米钻石递送系统具有显著的抗癌活性。研究人员揭示了与游离 DOX 相比，ND 展现出了增强的药效学特性[21]，表 3-1 描述了针对乳腺癌模型的各种纳米钻石给药系统。

Li 等制造了用醋酸钠作为介质的聚乙二醇化（PEGylated）载药多柔比星的纳米钻石（PEG-DOX-ND-NaAC）。研究人员观察到制造的纳米钻石显示出卓越的载药效率（99%），以及非常少的药物泄漏（5%）。此外，结果表明 PEG-DOX-ND-NaAC 主要聚集在癌细胞而非正常细胞中。这些纳米钻石展现了显著的杀死癌细胞的潜力。与游离药物相比，这些纳米钻石还能抑制癌细胞的增殖并改变细胞周期。研究人员得出结论，PEG-

表 3-1　针对乳腺癌模型的各种纳米钻石给药系统

纳米钻石的类型	负氧药物	实验结果	参考文献
未修饰的纳米钻石	紫杉醇和西妥昔单抗	与紫杉醇相比，紫杉醇－纳米钻石复合物在 MCX-7、MDA-MB-231 和 BT474 细胞系中展现出更出色的抑制细胞活力的效果。紫杉醇－西妥昔单抗－纳米钻石复合物增加了 MDA-MB-231 细胞系的细胞摄取和凋亡，与 PTX 相比有显著提升，但对于 MCF-7 细胞系则没有效果。在 MDA-MB-231 异种移植小鼠模型中，经紫杉醇－西妥昔单抗－纳米钻石复合物治疗后，肿瘤得到了显著抑制	[22]
氧化凝胶纳米粒子	鱼精蛋白，miRNA-34a，叶酸	纳米钻石显著地递送了 miRNA-34a，并显著抑制了 MDA-MB-231 细胞系和异种移植 MDA-MB-231 模型中的肿瘤生长。研究发现，纳米钻石适合用于三阴性乳腺癌治疗中递送 miR-34a	[23]
水溶性纳米钻石	紫杉醇	紫杉醇的细胞毒性效率在与纳米钻石结合后得到了增强，相较于游离的紫杉醇。在与纳米钻石结合的情况下，98% 的紫杉醇能够在 70h 内以持续释放的方式被释放出来	[24]
纯净的纳米钻石	蜂毒肽	制备的蜂毒肽－纳米钻石复合物增强了细胞活力，与游离的蜂毒肽相比，MDA-MB-231 和 MCF-7 细胞系中的凋亡和坏死显著减少	[25]

DOX-ND-NaAC 可能是在乳腺癌作用部位递送药物的良好选择[26]。

（三）减少化疗耐药性

化疗耐药性（chemoresistance，CR）是一个普遍存在的问题，它导致乳腺癌转移并是三阴性乳腺癌化疗效率降低的主要因素。由于其异质性本质，乳腺癌的 CR 机制相当复杂。纳米载体在减少乳腺癌的化疗耐药性方面发挥着至关重要的作用[27]。Toh 等准备了一种米托蒽醌（mitoxantrone，MTHX）的 ND 复合物，表现出对 TNBC MDA-MB-231 细胞系输送药物的卓越特性[28]。

Yuan 等制造了一种聚甘油与 DOX（PG-DOX-ND）共轭的ND，并评估了其对TNBC细胞系的抗癌效率。研究人员观察到，与 DOX 的严重毒性相比，携带肿瘤的小鼠的关键免疫细胞对 PG-DOX-ND 表现出更好的耐受性。此外，PG-DOX-ND 并未显著诱导 IL-6 和 P－糖蛋白（P-glycoprotein，P-gp）的上调，这两者是 4T1 细胞中 DOX 化疗耐药性的主要介导因子。PG-DOX-ND 降低了肿瘤衍生的粒细胞集落刺激因子（granulocyte colony-stimulating factor，G-CSF）。研究人员发现，PG-DOX-ND 抑制了与癌症相关的系统性免疫抑制的关键效应细胞，即骨髓源性抑制细胞。PG-DOX-ND 通过诱导损伤相关分子模式的排放来促进 4T1 细胞的诱导，这些模式通过激活与肿瘤组织中的树突状细胞、巨噬细胞和淋巴细胞等免疫效应细胞相关的抗癌活性，从而刺激肿瘤免疫微环境。研究人员得出结论，PG-DOX-ND 是一种具有出色宿主耐受性的显著的细胞抑制药，有潜力在 TNBC 的肿瘤微环境和全身水平上规避化疗耐药性并逆转与癌症相关的免疫抑制[29]。

（四）通过 ND 递送组合疗法

FDA 快速批准了针对不同类型乳腺癌的不同组合药物。最近批准的是白蛋白结合型紫杉醇(nab-paclitaxel，N-PTX）与阿替利珠单抗（atezolizumab，ATZ）的组合，这是针对 PD-L1 受体阳性的三阴性乳腺癌的第一种抗肿瘤抗癌免疫疗法的组合[30]。

六、聚合物基纳米粒子

聚乳酸－羟基乙酸共聚物（poly lactic-co-glycolic acid，PLGA）是一种可生物降解的聚合物，被用于各种生物医学产品中，是制备载药纳米粒子（nanoparticle，NP）的重要载体。Mollod等制造并评估了用于运载甲氨蝶呤（methotrexate，MTX）和姜黄素（curcumin，CUR）的PLGA NP。研究人员观察到，这些PLGA NP与单独使用MTX和CUR相比，展现出了卓越的细胞毒性。此外，MTX和CUR的联合递送产生了协同效应，减少了体内实验结果显示的乳腺癌进展。研究人员得出结论，制造的PLGA NP有效地递送了MTX和CUR[31]。

Yang等[32]，开发了PLGA NP用于共同递送广泛使用的化疗药物紫杉醇（paclitaxel，PTX）和姜黄素以针对乳腺癌干细胞（breast cancer stem cell，BCSC）。这些疏水性PLGA NP的表面被脂质修饰。研究人员发现，PTX消除了大部分肿瘤细胞；然而，PLGA NP通过特别针对CSC，阻碍了癌细胞的生长[33]。

Muntimadugu等制订了含有沙利霉素（salinomycin，SLMY）和PTX的PLGA NP，并使用透明质酸（hyaluronic acid，HALC）通过乳化溶剂扩散方法及阳离子稳定剂针对MDA-MB-231细胞系。PTX旨在根除癌细胞，而SLMY用于摧毁癌症干细胞[34]。

Amirsaadat等制订了载有水飞蓟宾（silibinin，SBN）和二甲双胍（metformin，MFM）的PLGA-PEG NP，并评估了它们对人类乳腺癌细胞（T47D）的抗肿瘤效率。研究人员观察到制造的NP中相同的纳米尺寸分布。此外，PLGA-PEG NP-SBN/MFM对T47D表现出协同的细胞毒性，通过中等效应检验和MTT实验得到证实。研究人员还观察到，与载有单一药物的NP相比，载有双重药物的NP改变了Bax、Caspase-3，9、Bcl-2和hTERT的表达。研究人员得出结论，PLGA-PEG NP-SBN/MFM可能是治疗人类乳腺癌的良好选择[35]。

Chen等制造了一个协同纳米药物递送系统，以提高骨转移性乳腺癌的治疗效果。该递送系统由作为亲脂性核心的PLGA组成，与叶酸结合，该叶酸被D-α-生育酚聚乙二醇琥珀酸酯（TPGS）修饰，并与阿仑膦酸盐（alendronate，ALT）结合，以有效递送PTX。TPGS/PLGA-ALT-PTX NP展现出与存在于骨组织中的羟基磷灰石极佳的结合亲和力。此外，制造的NP展示了向骨基质和过度表达叶酸受体的4T1肿瘤的PTX双重靶向递送。研究人员揭示了TPGS/PLGA-ALT-PTX NP在骨转移中显著积累，并减少了肺转移和4T1肿瘤的生长，导致小鼠存活率显著提高。此外，在携带肿瘤的小鼠中，骨质流失和骨破坏也被延缓，并且TPGS/PLGA-ALT-PTX NP对正常细胞的不良反应降低。研究人员得出结论，制造的NP为有效治疗骨转移性乳腺癌提供了显著的成果[36]。

七、无机纳米粒子

在乳腺癌领域，无机纳米粒子（inorganic nanoparticle，IONP）的治疗和诊断使用已显著增强。例如，乳腺癌细胞标记的不同受体，如HER2、胃泌素释放肽（gastrin-releasing peptide，GRP）和CD44，与磁性纳米粒子一起被用于乳腺癌成像[37]。

Lakkakula等制造了与环糊精复合的氟尿嘧啶（5-fluorouracil，5-FU）的金纳米粒子（AuNP），以增强5-FU的溶解度并延长其循环时间。研究人员观察到5-FU-AuNP对MCF-7和MDA-MB-231乳腺癌细胞系表现出显著的抑制作用。此外，这种抑制作用是由于5-FU-AuNP在肿瘤部位增强的EPR效应和特定递送的渗透性。研究者得出结论，这种新系统有潜力有效地将亲脂性药物递送到肿瘤部位[38]。

Gajria等[39]制造了与卟啉（porphyrin，PP）共轭并装载曲妥珠单抗（trastuzumab，TRZ）的超顺磁性氧化铁纳米粒子（superparamagnetic iron oxide nanoparticle，SPIONP）。TRZ被用作靶向配体，SPIONP用作MRI对比剂。制造的NP显著降低了MCF-7细胞的数量。此外，体外PP-SPIONP-TRZ光热消融在15min后显示出MCF-7细胞显著下降（75%），在铁的最高浓度（1mg/ml）下。研究人员得出结论，制造的NP可以作为有利的双模态纳米载体，通过光热和MRI疗法诊断和治疗乳腺癌[40]。

Samimi 等使用水热法制造了装备有氮的碳量子点。研究人员制造了带有靶向剂［喹啉酸（quininc acid，QA）］的量子点，针对 MCF-7 乳腺癌细胞系。此外，通过静电作用这些量子点被装载了吉西他滨（gemcitabine，GCT）。研究者进行了生物分布研究及在小鼠中创建乳腺癌细胞系的体内研究。研究人员观察到 QA-GCT-CQD 对 MCF-7 癌细胞系显示出出色的发光特性和显著的抗肿瘤积聚特性。研究人员得出结论，制造的量子点有潜力有效治疗乳腺癌[41]。

Bloise 等制造了涂有可生物降解和生物相容的聚酰胺胺（AGMA1-SH）的金纳米球（fabricated gold nanospheres，AuNSP），以递送针对 HER2 阳性乳腺癌的 TRZ 单克隆抗体。体外研究表明，SKBR-3 和过度表达 HER2 的细胞显著且特异性地摄取了制造的 AGMA1-SH/AuNSP。制造的 AuNSP-TRZ 在降低抗凋亡成分和下调生存增殖途径方面表现出卓越的效果。研究人员得出结论，AuNSP 具有选择性靶向的潜力，这对于乳腺癌治疗至关重要[42]。

DnD 是具有三维特性的纳米尺寸结构，有效处理抗肿瘤药物对乳腺癌的抗性和毒性。DnD 是使用聚合物合成制造的纳米尺寸大分子。DnD 具有出色的分散能力、表面修饰和多价性等特性，对药物的成功靶向递送至关重要[43]。DnD 可以在表面和选定肿瘤部位的空腔处递送化疗药物。这些纳米药物展示了显著的载药效率，并且在靶向递送细胞毒性药物时显示出可忽略的不良反应。DnD 表面存在许多功能团，可用于结合遗传物质、药物和受体配体[44]，DnD 还具有在 DnD 腔中包裹这些不同材料的卓越能力[45]。

Kheraldine 等研究了第四代和第六代聚酰胺胺树状大分子（PAMAM DnD）对 SKBR3、ZR75 和 HER2 等不同癌细胞系的细胞毒性。研究人员发现，阳离子型 PAMAM DnD 有效地降低了癌细胞的活性。此外，这些制造的 DnD 支持细胞凋亡，随后是凋亡标志物（Caspases-3、8 和 9）的上调和 Bcl-2 的下调。此外，研究人员揭示了这种阳离子 DnD 与其他 PAMAM 相比减少了集落形成。PAMAM DnD 的分子途径调查揭示了 PAMAM DnD 增加了 JNK1/2/2 的表达，同时阻碍了 ERL1/2 的表达。研究人员得出结论，制造的 DnD 对 ERK1/2、HER1/2 和 JNK1/2/3 的信号通路表现出值得注意的治疗潜力[46]。

Torres-Pérez 等[47]研究了配备 D- 葡萄糖和 MTX 的 PAMAM DnD 对 MDA-MB-231，TNBC 细胞系。研究人员发现，PAMAM-DnD-MTX-Glu 降低了细胞活性 25%，这比单独的 MTX 更大。吸收研究揭示了糖基化增强了 PAMAM-DnD-MTX-Glu 在肿瘤细胞相对于非肿瘤细胞的内化。研究人员重申，PAMAM-DnD-MTX-Glu 显著抑制了 TNBC 细胞系，可能是对抗乳腺癌的重要方法[48]。

Chittasupho 等研究了装载 DOX 的 DnD 对 T47D 和 BT-549-Luc 乳腺癌细胞的影响，特别针对 CXCR4。研究人员使用 LFC-131 肽为 PAMAM DnD-DOX 表面功能化，以便于识别 CXCR4。与 PAMAM-DnD-DOX-LFC-131 结合的乳腺癌细胞显著增加了体外细胞毒性。PAMAM-DnD-DOX-LFC-131 在 BT-549-Luc 向趋化因子迁移方面表现出显著下降。研究人员得出结论，PAMAM-DnD-DOX-LFC-131 对抗乳腺癌治疗和转移也具有潜力[49]。

LIP 是具有磷脂双层的囊泡，可以是天然或合成的。LIP 由于其双层结构，可以携带亲水性和疏水性药物。由于其出色的生物可降解性、生物相容性和可忽略的毒性，是最有前途的新药递送系统（novel drug delivery system，NDDS），用于乳腺癌治疗。有各种 LIP，如长循环 LIP、pH 敏感 LIP 和热敏感 LIP，被广泛用于乳腺癌治疗[50]。

Cao 等研究了通过配备热凝胶的脂质体对亲水药物 DOX 的持续递送，用于乳腺癌治疗。研究人员采用薄膜分散方法制造 LIP，发现与普通的 DOX-ThGel 相比，从 LIP-DOX-ThGel 中有持续 11 天的 DOX 释放，没有任何突释效应。此外，LIP-DOX-ThGel 对原位乳腺癌细胞模型表现出卓越的抗癌效果，不良反应可忽略[51]。

Mr tumour antigen. *Nature* 312 (5994): 513–516. https://doi.org/10.1038/312513a0.

[12] Brandt-Rauf, P.W., Pincus, M.R., and Carney, W.P. (1994). The c-erbB2 protein in oncogenesis: molecular structure to molecular epidemiology. *Crit. Rev. Oncog.* 5 (2): 313–329. https://doi.org/10.1155/2014/852748.

[13] Adimule, V., Revaigh, M.G., and Adarsha, H.J. (2020). Synthesis and fabrication of Y-doped ZnO nanoparticles and their application as a gas sensor for the detection of ammonia. *J. Mater. Eng. Perform.* 29: 4–5. https://doi.org/10.1007/s11665-020-04979-4.

[14] Neve, R.M., Lane, H.A., and Hynes, N.E. (2001). The role of overexpressed HER2 in transformation. *Ann. Oncol.* 12 (Suppl 1): S9–S13. https://doi.org/10.1093/ annonc/12.suppl_1.s9.

[15] Adimule, V., Nandi, S.S., Yallur, B.C. et al. (2021). Enhanced photoluminescence properties of $Gd_{(x-1)}Sr_xO$:CdO nanocores and their study of optical structural and morphological characteristics. *Mater. Today Chem.* 20: 00438. https://doi.org/ 10.1016/ j.mtchem.2021.100438.

[16] Arteaga, C., Sliwkowski, M., Osborne, C. et al. (2012). Treatment of HER2-positive breast cancer: current status and future perspectives. *Nat. Rev. Clin. Oncol.* 9: 16–32. https://doi.org/10.1038/ nrclinonc.2011.177.

[17] Olayioye, M.A. (2001). Update on HER-2 as a target for cancer therapy: intracellular signaling pathways of ErbB2/HER-2 and family members. *Breast Cancer Res.* 3 (6): 385–389. https://doi.org/10.1186/ bcr327.

[18] Adimule, V., Nandi, S.S., and Adarsha, H.J. (2021). A facile synthesis of Cr doped WO3 nanostructures study of their current-voltage power dissipation and impedance properties of thin films. *J. Nano Res.* 67: 33–42. https://doi.org/10.4028/ www.scientific.net/JNanoR.67.33.

[19] Adimule, V., Yallur, B.C., Bhowmik, D., and Gowda, A.H. (2021). Dielectric properties of P3BT doped ZrY2O3/CoZrY2O3 nanostructures for low-cost optoelectronics applications. *Trans. Electr. Electron. Mater.* 1–16. https://doi .org/10.1007/s42341-021-00348-7.

[20] Nahta, R., Yuan, L.X., Zhang, B. et al. (2005). Insulin-like growth factor-I receptor/ human epidermal growth factor receptor 2 heterodimerization contributes to trastuzumab resistance of breast cancer cells. *Cancer Res.* 65 (23): 11118–11128. https://doi.org/10.1158/0008-5472. CAN-04-3841.

[21] Padhy, L.C., Shih, C., Cowing, D. et al. (1982). Identification of a phosphoprotein specifically induced by the transforming DNA of rat neuroblastomas. *Cell* 28 (4): 865–871. https://doi.org/10.1016/0092-8674 (82)90065-4.

[22] Vinayak, A., Sudha, M., Jagadeesha, A., and Lalita, K. (2015). Design, synthesis, characterization and cancer cell growth-inhibitory properties of novel derivatives of 2-(4-fluoro-phenyl)-5-(5-aryl substituted-1,3,4-oxadiazol-2-yl) pyridine. *J. Pharm. Res. Int.* 7 (1): 34–43. https://doi.org/10.9734/BJPR/2015/15486.

[23] Adimule, V., Vageesha, P., Bagihalli, G. et al. (2019). Synthesis characterization of hybrid nanomaterials of strontium yttrium copper doped with indole schiff base derivatives possessing dielectric and semiconductor properties. In: *Emerging Research in Electronics Computer Science and Technology*, 1131–1140. Singapore: Springer https://doi.org/10.1007/978-981-13-5802-9_ 97.

[24] Garrett, T.P., McKern, N.M., Lou, M. et al. (2003). The crystal structure of a truncated ErbB2 ectodomain reveals an active conformation, poised to interact with other ErbB receptors. *Mol. Cell* 11 (2): 495–505. https://doi.org/10.1016/ s1097-2765(03)00048-0.

[25] Adimule, V., Revaiah, R.G., Nandi, S.S., and Jagadeesha, A.H. (2021). Synthesis characterization of Cr doped TeO2 nanostructures and its application as EGFET pH sensor. *Electroanalysis* 33 (3): 579–590. https://doi.org/10.1002/elan.202060329.

[26] Horan, T., Wen, J., Arakawa, T. et al. (1995). Binding of neu differentiation factor with the extracellular domain of HER2 and HER3. *J. Biol. Chem.* 270 (41): 24604–24608. https://doi.org/10.1074/ jbc.270.41.24604.

[27] Britsch, S., Goerich, D.E., Riethmacher, D. et al. (2001). The transcription factor Sox10 is a key regulator of peripheral glial development. *Genes Dev.* 15 (1): 66–78. https://doi.org/10.1101/ gad.186601.

[28] Adimule, V., Yallur, B.C., Kamat, V., and Krishna, P.M. (2021). Characterization studies of novel series of cobalt (II), nickel (II) and copper (II) complexes: DNA binding and antibacterial activity. *J. Pharm. Invest.* 51 (3): 347–359. https://doi.org/ 10.1007/s40005-021-00524-0.

[29] Polyak, K., Lee, M.H., Erdjument-Bromage, H. et al. (1994). Cloning of p27Kip1, a cyclin-dependent kinase inhibitor and a potential mediator of extracellular antimitogenic signals. *Cell* 78 (1): 59–66. https://doi.org/10.1016/0092-8674 (94)90572-x.

[30] Adimule, V., Nandi, S.S., Yallur, B.C. et al. (2021). Optical structural and photoluminescence properties of Gd*x*SrO: CdO nanostructures synthesized by co precipitation method. *J. Fluoresc.* 31 (2): 487–499. https://doi.org/10.1007/ s10895-021-02683-7.

[31] Adimule, V., Yallur, B.C., and Sharma, K. (2022). Studies on crystal structure, morphology, optical and photoluminescence properties of flake-like Sb doped Y_2O_3 nanostructures. *J. Opt.* 51: 173–183. https://doi.org/10.1007/s12596-021-00746-3.

[32] Chu, I., Sun, J., Arnaout, A. et al. (2007). p27 phosphorylation by Src regulates inhibition of cyclin E-Cdk2. *Cell* 128 (2): 281–294. https://doi.org/10.1016/j.cell .2006.11.049.

[33] Adimule, V., Nandi, S.S., and Gowda, A.H.J. (2021). Enhanced power conversion efficiency of the P3BT (poly-3-butyl thiophene) doped nanocomposites of $GdTiO_3$ as working electrode. *Techno-Societal* 2020: 55–68. https://doi.org/10.1007/978-3-030-69925-3_ 6.

[34] Chappuis, P.O., Kapusta, L., Bégin, L.R. et al. (2000). Germline BRCA1/2 mutations and p27 (Kip1) protein levels independently predict outcome after breast cancer. *J. Clin. Oncol.* 18 (24): 4045–4052. https://doi.org/10.1200/JCO.2000.18.24.4045.

第 5 章 三阴性乳腺癌中人内源性反转录病毒表达
Human Endogenous Retroviruses in Triple-Negative Breast Cancer

Tara P. Hurst Timokratis Karamitros Gkikas Magiorkinis 著
陈达雷 译

人内源性反转录病毒（human endogenous retrovirus，HERV）是人类基因组的固有特征，占整个基因组的 8%[1]。由于重复元件（包括 HERV）对基因组组装错误高度敏感，其存在可能被低估。最近的一项研究分析了从端粒到端粒的整个参考基因组（telomere to telomere，T2T），发现了之前组装中缺失的反转录转座子，凸显了基因调节和转座子功能中缺失复杂性的可能[2]。重要的是，这项研究还发现重复元素占基因组的 53% 以上，识别了之前研究中遗漏的基因座，并描述了重复元素生物学包括了变异性和复合元素在内的复杂性[2]。因此，虽然 20 年来人们早就知道 HERV 在基因组中普遍存在，但这可能比人类基因组计划的早期预测更庞大。而与其他重复元素一样，有证据表明 HERV 参与基因组结构和目录，以及基因转录的调节。因此，HERV 参与疾病（包括乳腺癌）的分子生物学是存在潜在可能的。

虽然 HERV 普遍存在，但它们大多是有缺陷的前病毒或单独的长末端重复序列[3]。一些 HERV 已被增选或驯化为人类基因，并且 HERV LTR 可以调节基因表达[4]。HERV 的表达受到多种机制调节，其中包括通过组蛋白乙酰化、甲基化、染色质空间压缩[5]、含 Krüppel 相关盒结构域（Krüppel-associated box domain，KRAB）的锌指蛋白[6]，以及可能来自 tRNA 的短链 RNA 分子来达到表观遗传沉默[7]。HERV 在体细胞中的表达通常受到限制，这种抑制在早期发育过程中以表观遗传标记的模式建立[8]。尽管如此，HERV 在正常细胞中的表达已被发现[9, 10]，其主要作用在干细胞识别[11] 和繁殖[12] 中。此外，有证据表明最近热门的 HERV-K［人小鼠乳腺肿瘤病毒样 –2（human mouse mammary tumor virus-like-2，HML-2）］亚群可能仍在基因组内复制[13]。

HERV 的表达也可作为疾病的标志物或促进疾病的病理。有证据表明 HERV 在包括自身免疫性疾病和癌症的特定疾病中表达[14–16]。HERV 基因座的多态性可能通过改变转录等机制是病理性的[17–18]，另外，异常的表观遗传修饰可能允许正常静默的位点表达。这些基因座可以表达为编码蛋白质或非编码的转录物，前者包括一些定义明确的 HERV 相关蛋白，如 HERV-W 包膜蛋白（envelope protein，Env）和 HERV-K Env，并且已经发现这些蛋白在病理中表达。而后者是一个新兴的研究领域，其中许多非编码转录本虽已被预测但尚未被研究或其作用尚不明确。

乳腺癌是女性中最常见的癌症（图 5–1），该疾病因有多种类型，又以激素或生长因子敏感性、炎症、遗传基因突变及可能的病毒感染为特征而显得非常复杂[20]。乳腺癌及相关疾病共有 10 种类型[21]，其中乳腺癌包括 5 种分子亚型[22]。因此，确定所有癌症背后的共同机制并不简单，确定适用于所有癌症类型的单一生物标志物并非易事。

在乳腺癌类型中，三阴性乳腺癌（TNBC）的特征是雌激素受体和孕激素受体检测不到，而 HER2 未过表达[23]。由于乳腺癌的治疗方法通常针对 HER2，这使得 TNBC 更难治疗。此外，与非

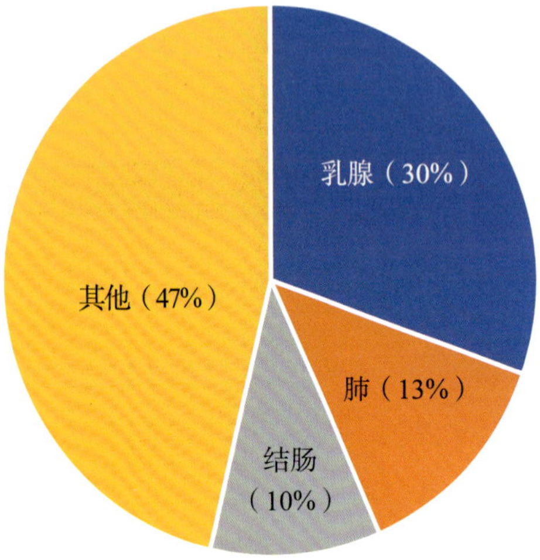

▲ **图 5-1　乳腺癌是英国女性中最常见的癌症类型。百分比为总数 179 493 中的病例比例**

引自 Cancer Research UK[19]

TNBC 样本相比，TNBC 的突变负荷更高，产生免疫原性新肽的可能性也更大[23]。本书的其他章更深入地介绍 TNBC 的新疗法的特点。因此在本章中，我们将着重研究 HERV 在乳腺癌（尤其是 TNBC）中的证据。

一、乳腺癌和三阴性乳腺癌中的 HERV

HERV 的表达可能与乳腺癌有关，因此可作为该疾病的生物标志物。据推测，HERV，尤其是 HERV-K Env，在某些类型的乳腺癌中存在表达[24]。最近的一项研究发现，乳腺癌中 HERV 的表达水平高于正常组织，而 17p13.1 原病毒的表达与乳腺癌风险较高有关[25]。在使用癌症基因组图谱（The Cancer Genome Atlas，TCGA）RNA 测序数据研究了 HERV 的位点特异性表达后，确定了 1547 个在肿瘤和正常样本中存在差异表达的 HERV（$P<0.05$），其中 640 个上调，907 个下调[26]。相比之下，一项针对完整原病毒 Xq21.33 的小型研究并未发现其与西非研究人群中的乳腺癌存在显著关联[27]。由于该研究参与者很少，因此可能无法支撑检测到这种差异性。

除了蛋白质生物标志物外，lncRNA 也被研究与乳腺癌的关系。lncRNA 的定义是长度超过 200 个碱基，但序列不同[28-30]。在迄今为止认证的 lncRNA 中，有一些是从 HERV 基因座表达的，这些包括可能参与先天免疫功能调节及干细胞身份的元件。一项研究确定了乳腺癌中 215 种 lncRNA 的基因表达发生改变[31]，而另一项研究根据 8 种 lncRNA 的表达揭露了一种生存特征[32]。此外，研究还发现 51 种 HERV 与 TNBC 相关，其中也包括 HERV 衍生的 lncRNA、TROJAN[33]。除了通常与乳腺癌相关外，一些 lncRNA 也与癌症干细胞相关[34]。

lncRNA 调节乳腺癌干细胞的另一个潜在作用是促进免疫应答。研究发现，免疫反应在肿瘤进展中发挥着重要作用，特定免疫细胞对肿瘤的浸润与疾病进展相关[35]，并且乳腺癌推测会被免疫细胞浸润（图 5-2）。例如，肿瘤相关巨噬细胞（tumor-associated macrophage，TAM）促进肿瘤发生并与乳腺癌预后较差相关[37]。此外，已经证实了 lncRNA 在调节先天免疫应答中的作用[38]，其中包括至少一种含有内源性反转录病毒的 lncRNA[39]。

有趣的是，在一项针对患有乳腺癌的人类免疫缺陷病毒（human immunodeficiency virus，HIV）感染者的初步研究中，检测到了人类基因和 HERV 表达的显著差异[40]。HERV 表达的增加被认为会驱动形成促炎、支持肿瘤的环境，而这其中可能得到了免疫基因上调的支持[40]。令人感兴趣的是一些与致癌作用相关的人类基因及 lncRNA。在此之中，作者发现 HERV 的表达与 *RAD50* 基因及 lncRNA AC060780.1 之间存在显著的正相关性[40]。

二、TROJAN lncRNA 和三阴性乳腺癌

了解 TNBC 的分子生物学对于开发靶向治疗方法至关重要。然而，内源性反转录病毒是 TNBC 中研究较少的一个环节。最近，一项使用 RNA-Seq 的研究确定了 51 种在 TNBC 中高表达的 HERV[33]。其中，LTR70 显示出最大的倍数变化，进一步发现这是他们命名为 TROJAN 的 1300 个核

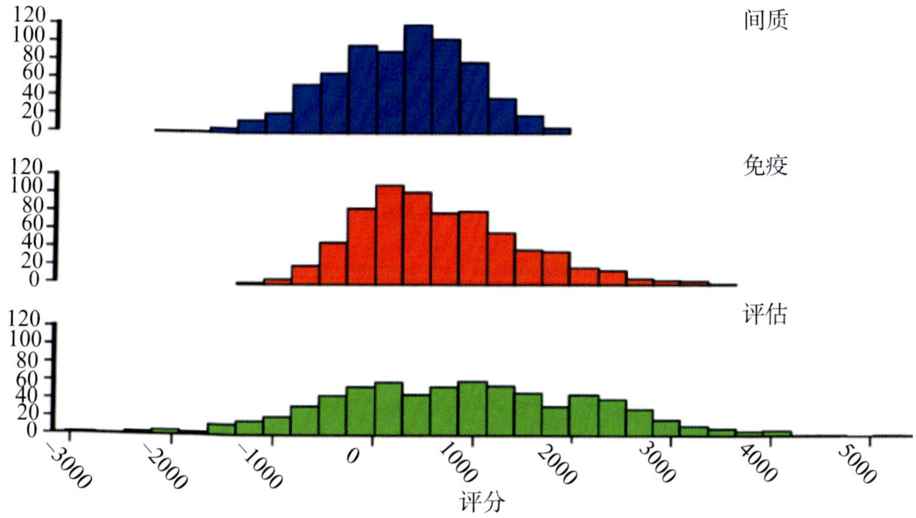

◀ **图 5-2 乳腺癌肿瘤中的免疫浸润**

数据是使用 ESTIMATE 软件和 RNA-Seq 表达数据生成的[36]。间质评分是指肿瘤中间质的存在，而免疫评分则表示免疫细胞浸润到肿瘤中。肿瘤纯度的总体估计值由估计评分得出。该网站包括来自其他平台的数据，这些数据也显示了类似的免疫浸润，但只有 RNA-Seq 数据

苷酸 lncRNA 的一部分。有趣的是，在 TNBC 中也发现了其他含有 LTR70 的转录本，但 TROJAN 占主导地位，并且 TROJAN 在乳腺癌细胞系和 TNBC 组织中高度表达[33]。作者发现，其表达与 TNBC 患者队列中无复发生存期缩短相关[33]。结果证明至少一种 HERV 在 TNBC 表型中发挥了作用。

三、HERV 与乳腺癌治疗

HERV 表达与病理之间的联系可以通过药物对两者指标的影响来显示。例如，整合酶链转移抑制药多替拉韦（dolutegravir，DTG）被发现能抑制癌细胞系的增殖，并且作者发现这与细胞中内源性反转录病毒的表达相关[41]。其进一步证明，*HERV* 基因的过表达或 HERV 表达的敲除能够使 BT-20 细胞系对 DTG 产生抗性[41]。该证据支持，内源性反转录病毒在癌细胞系中的表达升高，并且这可能是通过使用抗反转录病毒药物进行治疗干预的一个靶点。

HERV 的表达也可能有助于靶向治疗，例如，使用 HERV-K Env 靶向嵌合抗原受体 T 细胞（chimeric antigen receptor T cell，CAR-T）治疗转移性乳腺癌[42]。一种源自抗 HERV-K 单克隆抗体的单链片段可变区（single chain fragment variable，SCFV）可用来开发针对 HERV-K Env 的 CAR-T 细胞[42]。K-CAR 细胞能够在体外抑制乳腺癌细胞的增殖，并促进 Th1 细胞因子的释放，从而提高对靶细胞的杀伤力。此外，K-CAR 细胞在异种移植小鼠模型中减少了肿瘤的大小、生长和重量[42]。因此，HERV-K Env 已成为乳腺癌治疗的潜在靶点。

四、结论

本章探讨了 HERV 的生物学性质及其与乳腺癌病理生理学的关系。有证据表明，乳腺癌中存在 HERV-K Env 的表达和 HERV-K 抗体。HERV-K 抗体正被研究作为乳腺癌的生物标志物，而使用针对 HERV-K 表达细胞的 CAR-T 细胞可能是一种有效的治疗方法。测序技术的应用（如 RNA-Seq），使得对 HERV 的表达有了更细致的了解，包括它们对 lncRNA 的作用等。然而，对于 lncRNA 中 HERV 的作用及其可能的治疗应用还有进一步认识的空间。

五、搜索策略

在 PubMed 中进行文献检索，检索词“breast cancer HERV”和“TNBC HERV”进行了多次迭代（表 5-1）。根据语言（英语）对点击进行筛选。通过复制到 PubMed 剪贴板，可以防止这些搜索的结果重叠。这出现 106 个搜索结果，然后根据标

(image-guided gene therapy，IGGT）四大类[18]。

PTT 利用光热效应，使用可以将光能转化为热量的光热剂（photothermal agent，PTA），从而增加周围组织的温度并导致细胞死亡[19]。PDT 则基于光敏剂（photosensitizer，PS）的活化，以通过适当波长的光的照射产生细胞毒性 ROS[20]。

（一）光动力治疗纳米材料

PDT 是一种理想的癌症治疗方法，它通过在分子氧存在的条件下，光照射使 PS 产生 ROS 来杀死癌细胞[21]。PDT 由三个基本组成部分组成：PS、激发辐射和氧气（oxygen，O_2）[22]。这些成分单独来看并没有毒性，但是结合在一起会引发光化学反应，产生细胞毒性的 ROS。在特定波长的光照射下，PS 会被激发，然后与底物和分子氧发生反应，生成自由基，如超氧化物自由基（$^{\cdot}O_2$）和羟基自由基（$^{\cdot}OH$）。换而言之，激发的 PS 可以直接将其能量转移给氧气，形成高活性的单线态氧（$^1O_2$），从而产生显著的细胞毒性（Ⅱ型反应）[23]。凋亡、坏死和自噬是 PDT 导致细胞死亡的主要途径[24]。

近年来，将纳米粒子引入 PDT 已成为克服其中一些问题的一种有前途的手段，并且比基于分子的 PS 具有一定的优势。将 PS 引入纳米粒子可以增加药物的水溶性，从而延长药物的血液循环时间，提高药物在肿瘤中的摄取率，可以改善药代动力学和生物分布，并且还可以保护 PS 免受代谢物的影响[25]。目前用于 PDT 的纳米材料载体如图 7-1 所示[26, 27]。

Guan 等报道了激光响应多功能纳米粒子用于针对乳腺癌的有效化学 - 光动力联合疗法[28]。他们开发了一种可注射、激光响应的多功能纳米药物输送系统，该系统由脂质体双层和纳米粒子组成。化疗药物紫杉醇和 P-gp 抑制药环孢素 A（cyclosporin A，CyA）被封装在基于牛血清白蛋白（bovine serum albumin，BSA）的纳米粒子（PTX/CyA NP）中，构成纳米结构的核心水相。然后，PTX/CyA NP 被封装有 PS 试剂二氢卟酚 e6（chlorin e6，Ce6）的脂质体双层包被，其随后再被部分靶向活性转铁蛋白（transferrin，Tf）进行表面修饰。该纳米材料在 660nm 激光照射后具有激光响应性 ROS 释放曲线，这被证明是一种有效的化学 - 光动力联合治疗方法，可以有效逆转多重耐药性（multiple drug resistance，MDR）。在激光照射下，该纳米材料表现出明显的细胞内 ROS 生成能力，并且在体内和体外表现出显著的抗癌治疗效果，并且不会引起全身毒性。其他有机、碳和无机基纳米材料与 PDT 联合应用于乳腺癌诊疗的研究也已有报道[29-31]。

（二）光热治疗纳米材料

高温作为一种癌症治疗方法，其工作原理是升高体温，从而引起高温应激，进而抑制癌细胞生长并诱导高温相关基因。然而，高温治疗固有的缺点，包括对癌组织的选择性差，以及需要先进的温度控制设施和设备，大大限制了其在所有癌症患者的应用[18]。因此，由于简单、时空精度高、侵入性和不良反应小、对正常组织的毒性可忽略不计、远程激活等优点，PTT 已成为一种广泛研究的高温治疗方法[26, 32]。与 PDT 中的 ROS 相反，PTT 采用 PTA 将光能转化为热能，从而诱导癌细胞的热消融[33]。PTA 用于优化癌症治疗的疗效，它们可以包括无机和有机材料[34]。产生的热量会导致细胞效应，如蛋白质聚集、变性和细胞裂解[35]。由于光热转换的独特特性，这些功能材料在生物医学应用中受到青睐[36]。

纳米材料具有卓越的特性，例如，对近红外光（near infrared，NIR）具有非常高的吸光度，以及能够有效地将激光能量转化为热量。此外，纳米粒子的一些有利性质促进了其在 PTT 中的应用，这就包括了在血液中循环时间更长、在体液中分散的能力更强、对宿主生物系统自然行为的不利影响可忽略不计、在外部刺激下有效产热[37]。当 PTT 剂受刺激（$>42℃$）时，其振动弛豫过程中产生的热量可引发光热效应，并导致细胞死亡。根据最近的研究结果，PTT 通过内部凋

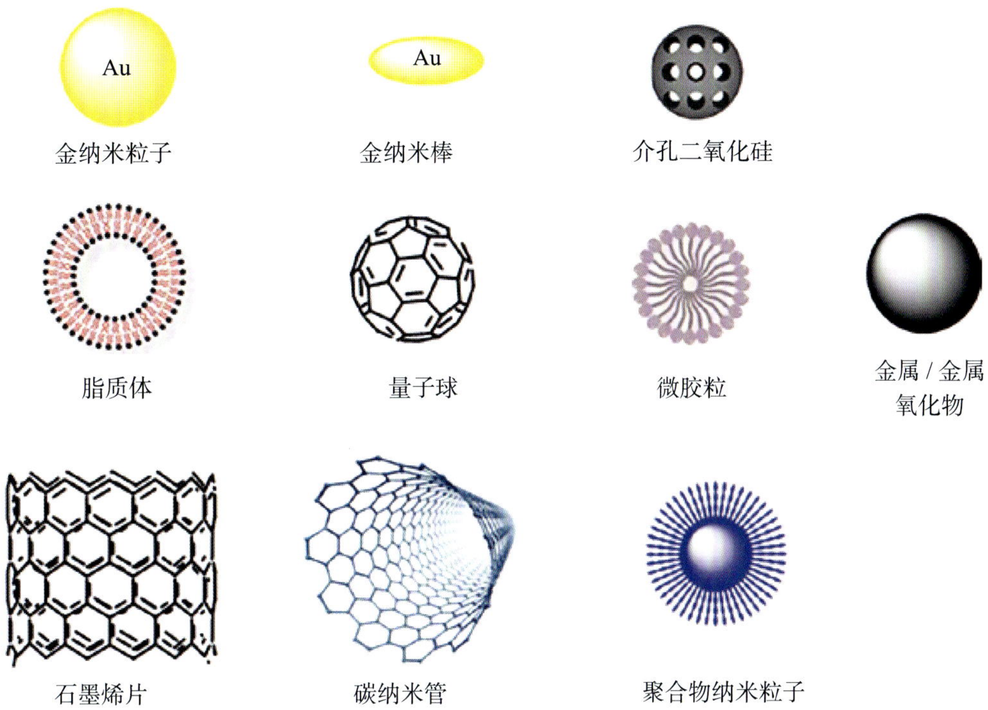

◀ 图 7-1　目前用于 PDT 的无机、有机和碳基纳米材料

亡途径而不是坏死导致细胞死亡[38]。据报道，一般来说光热加热至 41～45℃会对细胞造成可逆性损伤，例如，影响 DNA 修复机制或代谢途径，或增加它们对化疗药物等其他药物的作用敏感。相反，50℃（或更高）会对原发性肿瘤细胞造成不可逆的损伤（如线粒体 / 酶功能障碍、蛋白质变性、膜破坏）[34, 39]。在最近的治疗中，将 PTT 与化疗相结合，为乳腺癌提供了一种有前景的联合治疗方法[37]。

三、治疗乳腺癌的金纳米粒子的绿色合成

绿色合成是利用植物和微生物合成金属纳米粒子，与传统的物理和化学合成方法相比，这种方法是一种更安全、更便宜、更可持续的技术[40, 41]。当涉及金纳米粒子的合成时，常规方法具有各种缺点，包括使用有害化合物、过度的功耗、高成本和专用设备[42]。植物提取物比微生物更适合绿色合成金纳米粒子，因为它们广泛可用，遍布世界各地，易于消化，基本上无毒，并且具有成本效益，而使用微生物则需要精心处理和维护，这会增加合成成本[43, 44]。多种植物提取物和生物活性成分被用于制造金纳米粒子，在金纳米粒子的合成过程中（图 7-2），植物活性成分（如多酚、酚酸、黄酮类、萜烯和生物碱）充当还原剂和稳定剂[45, 46]。金纳米粒子的优势在于其尺寸小、表面积大[47]，其具有抗空气、湿气和弱酸氧化的能力，并且具有生物相容性，因此成为生物应用的理想选择，特别是在细胞靶向、药物给药、肿瘤检测、抗菌、癌症治疗、化学和生物传感方面[48, 49]。

Vemuri 等通过使用天然来源的植物化学物质［姜黄素、姜黄（Turmeric，Tur）、槲皮素（Quercetin，Qu）和紫杉醇（Paclitaxel，Pacli）］研究了几种生物合成金纳米粒子（biosynthesized gold nanoparticle，b-AuNP）的合成和测试[50]。所制造的 b-AuNP 在几种乳腺癌细胞中进行了单独或联合测试。与单纯给药相比，四种形式的 b-AuNP（AuNP-Cur、AuNP-Tur、AuNP-Qu 和 AuNP-Pacli）的联合用药表现出最高的治疗活性。

此外，对这些化合物的机制研究表明，AuNP-Cur、AuNP-Tur、AuNP-Qu 和 AuNP-Pacli 的组合在抑制细胞增生、细胞死亡和血管生成方面有显著疗效，这表明与针对乳腺癌各种细胞系（MCF-7 和 MDA-MB 231）的单独治疗相比具有协同作用。

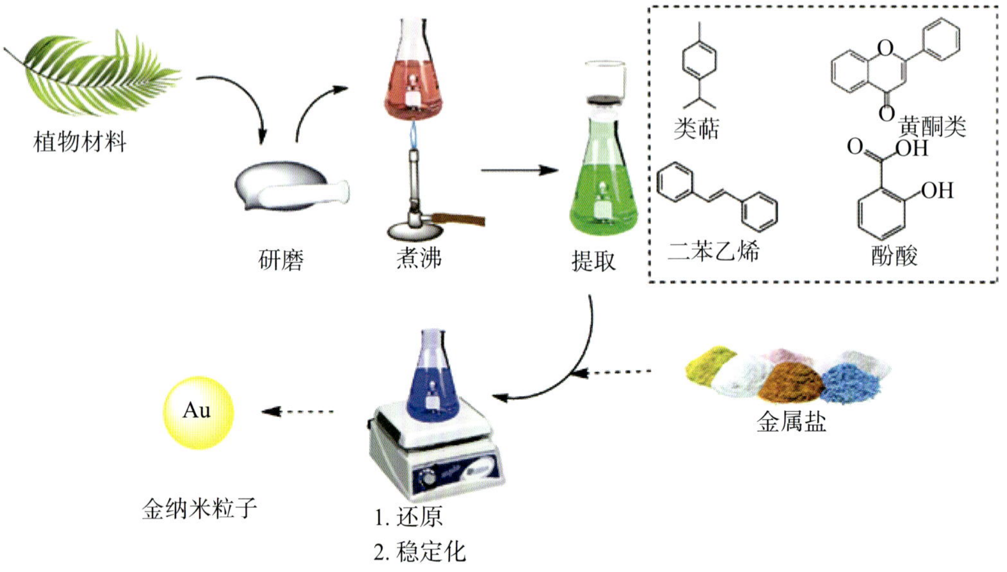

图 7-2　金纳米粒子的合成

Li 等从薄荷叶提取物中合成了金纳米粒子。生物合成的纳米粒子对乳腺腺癌 MCF7、乳腺癌 Hs 578Bst、乳腺浸润性导管细胞癌 Hs 319.T 和乳腺浸润性小叶癌 UACC-3133 细胞系有效，而对正常细胞系（如 HUVEC）则无细胞毒性[51]。在 Yas 等的一项研究中，兰花植物被用作合成金纳米粒子的还原剂[49]。细胞毒性测试证明了所生产的金纳米粒子在乳腺癌 AMJ-13 细胞系中的抗癌活性[49]，AuNP 在剂量依赖性浓度下能减少细胞生长，并在癌细胞中产生细胞毒性。Hendi 等在一项研究中使用姜黄提取物合成的金纳米粒子影响 DMBA 诱导的雌性瑞士白化病小鼠乳腺癌，降低了乳腺和淋巴结肿瘤的发生率。此外，AuNP 还改善了被肿瘤破坏的肝脏和肾脏的生物功能[52]。因此，金纳米粒子的绿色合成仍然是一个有潜力的课题，需要在未来进行更多的研究。

四、基因治疗和免疫治疗的纳米载体

近几年，以利用纳米系统进行基因治疗和免疫治疗为重点的研究已经出现，并成为乳腺癌治疗的新策略。基因治疗包括通过病毒载体（如腺病毒）和非病毒载体（如纳米系统）将核酸形态投送到靶细胞中，在那里基因表达可以被纠正、增加和下调[53]。siRNA 和 miRNA 疗法是用于抑制乳腺癌基因表达（基因沉默）的一种很有前途的治疗方式[54]。小激活 RNA（small activating RNA，saRNA）和成簇的规律间隔的短回文重复序列（clustered regularly interspaced short palindromic repeat，CRISPR）基因编辑系统通常用于增加、激活和纠正乳腺癌靶基因的表达[55]。Onpattro（patisiran）是一种含有 siRNA 的脂质纳米粒子，是 2018 年 FDA 批准的第一种由纳米制剂组成的基因疗法[56, 57]。Yu 等报道了使用 siRNA 功能化的镧系元素纳米粒子进行体外和体内基因沉默，并成功抑制了 CT26 肿瘤模型和 4T1 原位小鼠自发性乳腺癌转移模型中的肿瘤生长[58]。Li 等使用乳腺癌干细胞衍生的细胞外囊泡（breast cancer stem cells-derived extracellular vesicle，BCSC-EV）来激活乳腺癌细胞的上皮－间质转化[59]，为了实现这一目标，使用 BCSC-EV 将 miRNA 197 递送到乳腺癌细胞中并抑制过氧化物酶体增殖物激活受体 γ（peroxisome proliferator-activated receptor γ，PPARG）表达，从而促进乳腺癌细胞的生长和转移。Xiong 等将载有 saRNA 的树枝状聚合物纳米粒子投递到乳腺癌、卵巢癌和胰腺癌细胞中，以增强 Mas 受体（Mas receptor，MAS1）基因表达[60]。Shaikh 等报道了使用聚乙烯亚胺包被的 BSA 纳米粒子作为投递载体将 CRISPR/Cas9 和单向导 RNA（single guide RNA，sgRNA）有效递送到人乳腺癌 MDA-MB-231 细胞系中[61]。

乳腺癌免疫疗法是一种利用人体自身免疫系统消除癌症的治疗方法。Cao 等的研究报道显示，转移性 4T1 乳腺癌细胞对载药脂质体的细胞摄取增加，并且在体内有抑制乳腺癌肺转移的作用。Liu 等联合使用跨膜糖蛋白 MUC1 mRNA 纳米疫苗和细胞毒性 T 淋巴细胞相关蛋白 4（cytotoxic T-lymphocyte-associated protein 4，CTLA-4）进行免疫治疗，以抑制三阴性乳腺癌的生长。使用 mRNA 疫苗进行癌症免疫治疗已成为脑癌、乳腺癌、黑色素瘤、肺癌、卵巢癌、前列腺癌和实体瘤等类型的创新领域。

五、结论和建议

据报道，基于纳米技术的乳腺癌治疗应用取得了长足的进展，其中一些已经获得 FDA 批准，其他一些已经在我们的临床中使用。与具有免疫原性和细胞毒性的病毒载体相比，用于基因和免疫治疗递送的非病毒载体（如纳米系统）更安全。基于纳米材料的载体具有生物相容性、无毒的特点，可以改善血液中基因产物的半衰期、靶向投递，并增强细胞内吸收，从而实现基因敲除和或激活。尽管最近的研究活动和关于 GrNS、使用植物提取物的绿色合成金属基纳米粒子、基于光的纳米技术（PDT 和 PTT）作为晚期癌症治疗的创新策略快速增长，但大多数研究都是在体外进行的。为了了解这些新兴纳米材料对人类健康的长期影响，需要进行深入的体内研究以确认安全性和临床意义。本章详细介绍了基于纳米技术的方案推进药物和基因投递系统及癌症治疗的研究。总体而言，纳米系统和癌症治疗的进步可以为乳腺癌提供一种有前景的联合治疗方法。

参考文献

[1] Chaturvedi, V.K., Singh, A., Singh, V.K., and Singh, M.P. (2019). Cancer nanotechnology: a new revolution for cancer diagnosis and therapy. *Curr. Drug Metab.* 20: 416–429.

[2] Tran, P., Lee, S.-E., Kim, D.-H. et al. (2020). Recent advances of nanotechnology for the delivery of anticancer drugs for breast cancer treatment. *J. Pharm. Invest.* 50: 261–270.

[3] Filipczak, N., Pan, J., Yalamarty, S.S.K., and Torchilin, V.P. (2020). Recent advancements in liposome technology. *Adv. Drug Delivery Rev.* 156. 4–22.

[4] Keri, R.S., Adimule, V., Kendrekar, P. et al. (2022). The nano-based catalyst for the synthesis of benzimidazoles. *Top. Catal.* https://doi.org/10.1007/s11244-022-01562-0.

[5] Chaudhry, M., Lyon, P., Coussios, C., and Carlisle, R. (2022). Thermosensitive liposomes: a promising step toward localised chemotherapy. *Expert Opin. Drug Delivery* 19: 899–912.

[6] Halwani, A.A. (2022). Development of pharmaceutical nanomedicines: from the bench to the market. *Pharmaceutics* 14: 106.

[7] Anselmo, A.C. and Mitragotri, S. (2021). Nanoparticles in the clinic: an update post COVID-19 vaccines. *Bioeng. Transl. Med.* 6: 1–20.

[8] Mignani, S., Shi, X., Guidolin, K. et al. (2021). Clinical diagonal translation of nanoparticles: case studies in dendrimer nanomedicine. *J. Controlled Release* 337: 356–370.

[9] Mitchell, M.J., Billingsley, M.M., Haley, R.M. et al. (2021). Engineering precision nanoparticles for drug delivery. *Nat. Rev. Drug Discovery* 20: 101–124.

[10] Anselmo, A.C. and Mitragotri, S. (2019). Nanoparticles in the clinic: an update. *Bioeng. Transl. Med.* 4: 1–16.

[11] Alshehri, S., Imam, S.S., Rizwanullah, M. et al. (2021). Progress of cancer nanotechnology as diagnostics, therapeutics, and theranostics nanomedicine: preclinical promise and translational challenges. *Pharmaceutics* 13: 24.

[12] Martinelli, C., Pucci, C., and Ciofani, G. (2019). Nanostructured carriers as innovative tools for cancer diagnosis and therapy. *APL Bioeng.* 3: 1–13.

[13] Maksoudian, C., Saffarzadeh, N., Hesemans, E. et al. (2020). Role of inorganic nanoparticle degradation in cancer therapy. *Nanoscale Adv.* 2: 3734–3763.

[14] Dolatkhah, M., Hashemzadeh, N., Barar, J. et al. (2020). Graphene-based multifunctional nanosystems for simultaneous detection and treatment of breast cancer. *Colloids Surf., B* 193: 1–15.

[15] Tade, R.S. and Patil, P.O. (2020). Theranostic prospects of graphene quantum dots in breast cancer. *ACS Biomater. Sci. Eng.* 6: 5987–6008.

[16] de Melo-Diogo, D., Costa, E.C., Alves, C.G. et al. (2018). POxylated graphene oxide nanomaterials for combination chemo-phototherapy of breast cancer cells. *Eur. J. Pharm. Biopharm.* 131: 162–169.

[17] Prasad, R., Jain, N.K., Yadav, A.S. et al. (2021). Ultrahigh penetration and retention of graphene quantum dot mesoporous silica nanohybrids for image guided tumor regression. *ACS Appl. Bio Mater.* 4: 1693–1703.

[18] Yin, X., Cheng, Y., Feng, Y. et al. (2022). Phototheranostics for multifunctional treatment of cancer with fluorescence imaging. *Adv. Drug Delivery Rev.* 189: 114483.

[19] Han, H.S. and Choi, K.Y. (2021). Advances in nanomaterial-mediated photothermal cancer therapies: toward clinical applications. *Biomedicines* 9: 305.

[20] Arbeloa, E.M., Militello, M.P., Bertolotti, S.G., and Previtali, C.M. (2021). Photosensitizer-dendrimer systems in anticancer treatments: from photophysics to PDT applications. In: *Dendrimer-Based Nanotherapeutics* (ed. P. Kesharwani), 311–326. Elsevier.

[21] Dunkel, P. and Ilaš, J. (2021). Targeted cancer therapy using

compounds activated by light. *Cancers* 13: 3237.

[22] Li, J.-Q., Zhao, R.-X., Yang, F.-M. et al. (2022). An erythrocyte membranecamouflaged biomimetic nanoplatform for enhanced chemo-photothermal therapy of breast cancer. *J. Mater. Chem. B* 10: 2047–2056.

[23] Yang, Y., Zeng, Z., Almatrafi, E. et al. (2022). Core-shell structured nanoparticles for photodynamic therapy-based cancer treatment and related imaging. *Coord. Chem. Rev.* 458: 214427.

[24] Mishchenko, T., Balalaeva, I., Gorokhova, A. et al. (2022). Which cell death modality wins the contest for photodynamic therapy of cancer? *Cell Death Dis.* 13: 455.

[25] del Valle, C.A., Hirsch, T., and Marín, M.J. (2022). Recent advances in near infrared upconverting nanomaterials for targeted photodynamic therapy of cancer. *Methods Appl. Fluoresc.* 10: 034003.

[26] Nandi, S.S., Adimule, V., Kadapure, S.A., and Kerur, S.S. (2022). Rare earth based nanocomposite materials for prominent performance supercapacitor: a review. *AMM* 908: 3–18. https://doi.org/10.4028/p-rff302.

[27] de Freitas, L.F. (2020). Nanomaterials for enhanced photodynamic therapy. In: *Photodynamic Therapy - From Basic Science to Clinical Research*. IntechOpen.

[28] Guan, Q., Li, Y., Zhang, H. et al. (2022). Laser-responsive multi-functional nanoparticles for efficient combinational chemo-photodynamic therapy against breast cancer. *Colloids Surf., B* 216: 112574.

[29] Bekmukhametova, A., Uddin, M.M.N., Houang, J. et al. (2022). Fabrication and characterization of chitosan nanoparticles using the coffee-ring effect for photodynamic therapy. *Lasers Surg. Med.* 54: 758–766.

[30] Yuan, X., Cen, J., Chen, X. et al. (2022). Iridium oxide nanoparticles mediated enhanced photodynamic therapy combined with photothermal therapy in the treatment of breast cancer. *J. Colloid Interface Sci.* 605: 851–862.

[31] Yang, Y., Chen, F., Xu, N. et al. (2022). Red-light-triggered self-destructive mesoporous silica nanoparticles for cascade-amplifying chemo-photodynamic therapy favoring antitumor immune responses. *Biomaterials* 281: 121368.

[32] Gao, Y., Gao, D., Shen, J., and Wang, Q. (2020). A review of mesoporous silica nanoparticle delivery systems in chemo-based combination cancer therapies. *Front. Chem.* 8: https://doi.org/10.3389/fchem.2020.598722.

[33] Zhi, D., Yang, T., O'hagan, J. et al. (2020). Photothermal therapy. *J. Controlled Release* 325: 52–71.

[34] Zhang, L., Jia, H., Liu, X. et al. (2022). Heptamethine cyanine-based application for cancer theranostics. *Front. Pharmacol.* 12: 764654. https://doi.org/10.3389/ fphar.2021.764654.

[35] Sargazi, S., Simge, E., Gelen, S.S. et al. (2022). Application of titanium dioxide nanoparticles in photothermal and photodynamic therapy of cancer: an updated and comprehensive review. *J. Drug Delivery Sci. Technol.* 75: 103605.

[36] Shukla, A. and Maiti, P. (2022). Nanomedicine and versatile therapies for cancer treatment. *MedComm* 3: e163.

[37] Alamdari, S.G., Amini, M., Jalilzadeh, N. et al. (2022). Recent advances in nanoparticle-based photothermal therapy for breast cancer. *J. Controlled Release* 349: 269–303.

[38] Eskiizmir, G., Baskın, Y., and Yapıcı, K. (2018). Graphene-based nanomaterials in cancer treatment and diagnosis. In: *Fullerens, Graphenes and Nanotubes* (ed. A.M. Grumezescu), 331–374. Elsevier.

[39] Alves, C.G., Lima-Sousa, R., Melo, B.L. et al. (2022). Heptamethine cyanine-loaded nanomaterials for cancer immuno-photothermal/photodynamic therapy: a review. *Pharmaceutics* 14: 1015.

[40] Chellapandian, C., Ramkumar, B., Puja, P. et al. (2019). Gold nanoparticles using red seaweed *Gracilaria verrucosa*: green synthesis, characterization and biocompatibility studies. *Process Biochem.* 80: 58–63.

[41] Elbialy, N.S., Abdelfatah, E.A., and Khalil, W.A. (2019). Antitumor activity of curcumin-green synthesized gold nanoparticles: in vitro study. *BioNanoScience* 9: 813–820.

[42] Soshnikova, V., Kim, Y.J., Singh, P. et al. (2017). Cardamom fruits as a green resource for facile synthesis of gold and silver nanoparticles and their biological applications. *Artif. Cells Nanomed. Biotechnol.* 46: 108–117.

[43] Hosny, M., Fawzy, M., Abdelfatah, A.M. et al. (2021). Comparative study on the potentialities of two halophytic species in the green synthesis of gold nanoparticles and their anticancer, antioxidant and catalytic efficiencies. *Adv. Powder Technol.* 32: 3220–3233.

[44] Dey, A., Yogamoorthy, A., and Sundarapandian, S. (2018). Green synthesis of gold nanoparticles and evaluation of its cytotoxic property against colon cancer cell line. *Res. J. Life Sci. Bioinform. Pharm. Chem. Sci.* 4: 1–17.

[45] Vaid, P., Raizada, P., Saini, A.K., and Saini, R.V. (2020). Biogenic silver, gold and copper nanoparticles – a sustainable green chemistry approach for cancer therapy. *Sustainable Chem. Pharm.* 16: 100247.

[46] Aljabali, A., Akkam, Y., Al Zoubi, M. et al. (2018). Synthesis of gold nanoparticles using leaf extract of *Ziziphus zizyphus* and their antimicrobial activity. *Nanomaterials* 8: 174.

[47] Groysbeck, N., Stoessel, A., Donzeau, M. et al. (2019). Synthesis and biological evaluation of 2.4 nm thiolate-protected gold nanoparticles conjugated to Cetuximab for targeting glioblastoma cancer cells via the EGFR. *Nanotechnology* 30: 184005.

[48] Satpathy, S., Patra, A., Ahirwar, B., and Hussain, M.D. (2020). Process optimization for green synthesis of gold nanoparticles mediated by extract of *Hygrophila spinosa* T. Anders and their biological applications. *Physica E* 121: 113830.

[49] Yas, R.M., Ghafoor, A., and Saeed, M.A. (2021). Anticancer effect of green synthesized gold nanoparticles using orchid extract and their characterizations on breast cancer AMJ-13 cell line. *Syst. Rev. Pharm.* 12: 500–505.

[50] Vemuri, S.K., Banala, R.R., Mukherjee, S. et al. (2019). Novel biosynthesized gold nanoparticles as anti-cancer agents against breast cancer: synthesis, biological evaluation, molecular modelling studies. *Mater. Sci. Eng., C* 99: 417–429.

[51] Li, S., Al-Misned, F.A., El-Serehy, H.A., and Yang, L. (2021). Green synthesis of gold nanoparticles using aqueous extract of *Mentha longifolia* leaf and investigation of its anti-human breast carcinoma properties in the in vitro condition. *Arabian J. Chem.* 14: 102931.

[52] Hendi, A.A., El-Nagar, D.M., Awad, M.A. et al. (2020). Green nanogold activity in experimental breast carcinoma *in vivo*. *Biosci. Rep.* 40: https://doi.org/10.1042/ BSR20200115.

[53] Ghanbarian, H., Aghamiri, S., Eftekhary, M. et al. (2021). Small activating RNAs: towards the development of new therapeutic agents and clinical treatments. *Cells* 10: 591.

[54] Ahmadzada, T., Reid, G., and McKenzie, D.R. (2018). Fundamentals of siRNA and miRNA therapeutics and a review of targeted nanoparticle delivery systems in breast cancer. *Biophys. Rev.* 10: 69–86.

[55] Karn, V., Sandhya, S., Hsu, W. et al. (2022). CRISPR/Cas9 system in breast cancer therapy: advancement, limitations and future scope. *Cancer Cell Int.* 22 (1): 234. https://doi.org/10.1186/s12935-022-02654-3.

[56] Akinc, A., Maier, M.A., Manoharan, M. et al. (2019). The Onpattro story and the clinical translation of nanomedicines containing nucleic acid-based drugs. *Nat. Nanotechnol.* 14: 1084–1087.

[57] Yoon, S. and Rossi, J.J. (2018). Therapeutic potential of small activating RNAs (saRNAs) in human cancers. *Curr. Pharm. Biotechnol.* 19: 604–610.

[58] Yu, C., Li, K., Xu, L. et al. (2022). siRNA-functionalized lanthanide nanoparticle enables efficient endosomal escape and cancer treatment. *Nano Res.* 15: 9160–9168.
[59] Li, R.-T., Zhu, Y.-D., Li, W.-Y. et al. (2022). Synergistic photothermal-photodynamicchemotherapy toward breast cancer based on a liposome-coated core-shell AuNS @NMOFs nanocomposite encapsulated with gambogic acid. *J. Nanobiotechnol.* 20 (1): 212. https://doi.org/10.1186/s12951–022–01427–4.
[60] Xiong, Y., Ke, R., Zhang, Q. et al. (2022). Small activating RNA modulation of the G protein-coupled receptor for cancer treatment. *Adv. Sci.* 9: 2270162.
[61] Shaikh, N.M., Sawant, A.D., Bagihalli, G.B. et al. (2022). Highly active mixed Au-Pd nanoparticles supported on RHA silica through immobilised ionic liquid for Suzuki coupling reaction. *Top. Catal.* https://doi.org/10.1007/s11244–021–01547–5.

第三篇

乳腺癌治疗的先进技术
Advanced Technologies in Breast Cancer Therapy

第8章　人工智能驱动的乳腺癌诊断决策

Artificial Intelligence-Driven Decisions in Breast Cancer Diagnosis

Amit Gangwal　Rupesh K. Gautam　著

吴志坚　译

乳腺癌是全球女性中最常见的癌症，早期非转移性乳腺癌的治疗效果较好，70%～80% 的病例可以治愈。然而，对于已经发生远处器官转移的晚期乳腺癌，目前的治疗手段仍无法实现治愈。由于尚无有效的治愈方法，该疾病往往会进展为需要持续治疗和监测的慢性疾病阶段[1]。为减少死亡率及其他不良影响，许多国家已实施基于乳腺X线摄影的筛查计划，以便早期发现并治疗乳腺肿瘤。研究表明，乳腺影像检查对降低死亡率有显著作用；随机对照研究显示，将乳腺X线摄影纳入乳腺癌筛查项目可将乳腺癌相关死亡率降低约20%[2, 3]。因此，许多国家制定了全国性的指南，将乳腺扫描纳入乳腺肿瘤的筛查计划。

尽管这种筛查的有效性已得到证实，但仍存在一些潜在的不足。首先，乳腺X线摄影筛查能降低死亡率，随机对照研究发现，将其纳入乳腺癌诊断后，乳腺癌相关的死亡率下降了约20%。根据这些发现，许多国家制定了将乳腺X线摄影纳入乳腺癌筛查的国家建议或指南。然而，这种筛查方法仍然存在一些缺陷：①假阳性召回，导致额外的影像检查，增加医疗费用并加重女性的焦虑；②假阴性，当乳腺肿瘤超出乳腺X线摄影的检测范围或解释错误时，可能导致漏诊，从而进一步延误病情判断；③辐射暴露的风险；④诊断出不严重的癌症，如低风险的导管原位癌[4]。

在常规的乳腺X线摄影筛查测试中，从两个角度获取每个乳房的X线图像。1～2位专业的放射科医生会检查这些图像以识别恶性肿瘤。如发现可疑病例，会进行更详细的复查以获得更准确的诊断。人工阅片者负责检查乳腺X线图像进行筛查。然而，阅片过程往往乏味、耗时且昂贵，最关键的是容易出现错误。多项研究表明，盲审者通过回顾之前的阴性筛查结果，可以发现20%～30% 的已确诊恶性肿瘤[5–7]。尽管FFDM技术已经应用，但漏诊的风险依然存在。据报道，筛查乳腺X线摄影的灵敏度和特异度分别为77%～87% 和89%～97%。假阳性率的报告范围为1%～29%，灵敏度则为29%～97%[8–10]。研究表明，双重阅片可以显著提高乳腺X线摄影的评估效果，目前已在多个国家得到应用。多次阅片可使诊断的准确性进一步提高，甚至可由多达10名阅片者进行评估，显示出在双重阅片基础上乳腺X线摄影评估仍有进一步改善的空间[11, 12]。

乳腺MRI现已广泛用于乳腺癌的治疗，其用途广泛，包括筛查高风险人群、评估疾病范围、检测阳性边缘、监测新辅助治疗的反应。乳腺MRI是一种多参数检查，常见的检查方式包括在静脉注射钆螯合物前后记录动态 T_1 加权梯度回波图像、T_2 加权图像或短时反转恢复图像，以及扩散加权图像[13]。决策疲劳可能导致放射科医生和医学影像专家出现误诊、漏诊或诊断延迟。此外，不同放射科医生的解读还存在显著的个体内和个体间差异。随着放射学检查数量的增加，解读这些检查的难度及医生所承担的责任也随之增加。尽管遗传学和现代影像学领域取得了显著进展，许多乳腺肿瘤患者对现有的诊断体系仍感到不满意。对一些患者来说，晚期诊断意味着需要更为激进的治疗、不可预见的结果、更高的医疗费用。因此，患者的早期识别已成为乳腺癌研究和早期诊断中的一个关键组成部分。乳腺癌在早期发现时有较好的长期预后。尽管如此，乳腺癌仍然是一种高发病率的疾病，每年约有 10% 的患者在首次治疗后复发。在这一背景下，人工智能和机器学习（machine learning，ML）开始发挥作用。AI 使得放射科医生和医生能够从大量数据中提取精确见解并识别复杂关系。ML 则是指通过反复接触数据和进行微调而实现自我学习和改进的算法，这些算法构成了 AI 的一部分。ML 算法通过样本输入数据集形成模型基础[14]，即所谓的 ML 模型训练数据，用于进行预测，无须明确编程即可实现。ML 程序已广泛应用于电子邮件筛选和计算机视觉等领域，在这些领域，设计传统算法以实现预期输出是困难或不可行的。在过去 10 年中，AI 和 ML 在技术复杂性方面取得了显著进步，并因此在多个行业得到了广泛应用。深度学习（deep learning，DL）是 ML 的一个子类别，它由多层节点或神经元系统构成，这种神经网络在计算机视觉等领域的表现优于传统程序。在医学影像领域，神经网络几乎可以彻底改变影像处理的每一个环节。预计到 2030 年，AI 和 ML 为全球经济带来的潜在价值高达 13 万亿～16 万亿美元。生物制药公司（包括制药、生物技术和生物制品）继续在 AI 和 ML 方面进行大规模投资，以改善研发和商业化过程中的决策，并为患者、医生和支付方提供更优的结果。这一切已经不再是科幻电影中的场景，AI 已深度融入我们的日常活动和决策中。最简单的例子是，当你登录一个电商网站时，它会根据你的历史购买记录和浏览习惯为你推荐商品。如今，有大量的证据表明，AI 已经取得了成功，DL 模型被用于区分恶性和良性乳腺肿瘤。部分 DL 模型已经经过训练，能够同时检测病变，并以不逊于人类判断的精度描述这些病变。

本章首先概述了传统方法在诊断乳腺癌原因方面的应用及其局限性，随后介绍了 AI 和 ML 的基础知识，并探讨了这些技术在早期检测乳腺癌病例中相较于传统人类决策的应用优势。近年来，这些计算技术已逐渐被用于分析 CT、MRI、X 线等医学影像，并进行患者筛查。此外，本章还讨论了监督学习和非监督学习等 ML 模型的基础知识，以及深度神经网络的基本功能。

一、乳腺癌

乳腺癌是全球女性中最常见的癌症，其中 70%～80% 的早期非转移性病例可以治愈。然而，对于晚期乳腺癌患者，如果发生远处器官转移，使用当前的治疗方法仍被认为是不可治愈的。从分子层面来看，乳腺癌是一种复杂的疾病，涉及 HER2 的激活和激素受体的活化，其中 BRCA 基因突变是最常见的分子标记之一。乳腺癌的治疗需要采用全面的管理方法，包括手术、放疗及系统性治疗。个性化治疗、减少治疗强度及基于肿瘤生化特性的治疗强化，尤其是对初级治疗的敏感性，已成为未来乳腺癌治疗的重要目标之一。未来，全球范围内公平获得治疗进展和新型治疗方法仍将是乳腺癌护理中的重要议题[1]。文献 [15-22] 中报道了某些催化剂，这些催化剂在合成对乳腺癌新分子至关重要的有机分子方面表现出高效的转化能力。

乳腺癌筛查显著降低了死亡率。随着筛查检查的广泛应用[23]，对快速且可靠的诊断报告的需求也在不断增加。在现代乳腺影像学中，传统的乳腺 X 线摄影已经被 FFDM 所取代。此外，这一方法为开发自动化检测的计算阶段提供了新的可能性。与早期的基于计算机的技术（如计算机辅助检测和诊断）相比[24-27]，AI 和 DL 在提高诊断准确性方面表现出了显著的效果[28]。

二、乳腺癌诊断

乳腺癌的筛查和诊断仍然主要依赖于乳腺摄影。乳腺 X 线筛查的支持者指出，其在降低乳腺癌死亡率方面的效果已得到充分验证[29-31]。尽管乳腺 X 线筛查已被证明可以降低死亡率，但与其他测试类似，它也存在一定的假阳性率。7%～12%的女性在一次乳腺X线筛查后被错误召回，而在连续10年进行年度乳腺X线筛查的女性中，超过45%的人可能会被错误召回[32]。这些假阳性结果导致更多的良性活检，增加了医疗费用，并对患者造成了不良的心理影响[33]。此外，由于恶性肿瘤通常体积较小，或周围伴有大量纤维腺体组织，这些肿瘤容易在筛查中被忽视[34, 35]。

50—89岁接受过良性活检的女性，其乳腺X线筛查出现假阴性的可能性较高。然而，假阴性结果总体上仍不常见[22]，其发生率为每1000名女性中1.0～1.5例[36,37]。尽管乳腺X线筛查的准确性正随着技术进步不断提高[35]，但诊断性乳腺X线检查仍被广泛认为是评估乳腺癌的金标准。近年来，AI技术的突破使得设计出能够辅助放射科医生日常阅片的软件成为可能[38]。通过增加阅片专家数量、提升筛查覆盖人群[39]，或将补充性影像学工具与传统乳腺影像学检查相结合，过去10年在新型材料合成等方面也取得了显著进展，以弥补乳腺X线筛查存在的局限性[3,40,41]。

例如，欧洲乳腺肿瘤筛查与诊断指南推荐采用双重阅片策略，即由两位不同的放射科医生分别独立阅片，以提高筛查的敏感性[4]。为优化乳腺癌筛查效果，当前的常规四项乳腺影像学评估中纳入数字乳腺断层摄影（digital breast tomosynthesis，DBT）、超声（ultrasonography，US）及MRI等多种检查手段[42]。虽然通过增加筛查量和整合多种影像学工具有助于提升乳腺癌的检出率，但这也大幅增加了对专业阅片人力的需求，以及治疗成本的上升，因为这一过程中需要依赖更为复杂和昂贵的设备[43]。此外，DBT等新兴影像技术在应用过程中也存在辐射剂量增加等安全问题，目前尚缺乏确切数据证实其可降低乳腺癌相关死亡率[44]。

随着社区乳腺癌筛查项目的普及，筛查需求和相关检查次数均呈上升趋势[45]，但医疗资源依然有限。因此，进一步提升筛查效率与规范化流程显得尤为重要[46]。近年来，随着图像处理技术及相关软件的发展，以及提高影像解读速度与准确性的临床需求愈发迫切，计算机辅助医学影像分析受到了越来越多的关注[47]。在乳腺影像解读中应用辅助软件的主要原因包括：①计算机辅助检测（computer–aided detection，CADe），用于定位乳腺影像中可疑异常区域；②计算机辅助诊断（computer–aided diagnosis，CADx），针对影像中已由人类专家或计算机识别出的异常，进一步辅助判断其性质。

在CADe的帮助下，放射科医生基于提示区域决定异常是否具有临床意义，并判断是否需要进一步检查。虽然CADe一词原本源于“computer–aided design”（计算机辅助设计），但在乳腺影像领域其含义已拓展，可根据放射科医生的具体需求灵活应用。部分系统算法能够基于影像提供，如乳腺实质密度等数值化指标（这些参数过去多依赖于人工主观判断）[48]。目前普遍认为，在乳腺影像解读的某些关键环节引入计算机辅助干预，可以有效提升解读效率。

早期的CADe工具，也被称为传统CADe，主要依赖数字模型分析方法，用于识别与乳腺肿瘤相关的特征形态[49,50]，并在影像上以标记形式提示可疑区域[51–53]。简而言之，这些高亮标记区域是放射科医生在筛查过程中需要重点关注的部位[54]。

多项随机对照临床试验已证实，乳腺X线筛查可将乳腺癌相关死亡率降低20%～22%[55]。因此，乳腺X线筛查已成为乳腺肿瘤筛查与检测的金标准[56]。对于存在乳腺相关症状的女性而言，乳腺影像学检查通常是首选的初步诊断手段[57]。仅在美国，2015年就完成了超过2200万例乳腺X线筛查[57]。如此大规模的筛查工作，需依赖大量专业放射科医生的参与。然而，令人遗憾的是，许多国家均面临放射科专业人才短缺的问题[58]。

即便在完成乳腺X线筛查的女性中，约1/3的乳腺恶性肿瘤属于间期癌，其中很大一部分病灶在既往检查中已存在但未被识别[59]。因此，乳腺X线筛查漏诊仍是放射影像相关医疗诉讼的主要原因之一[60,61]。

DBT 作为近年来的新兴技术，通过从多个角度获取乳腺图像并重建三维数据集，在一定程度上弥补了传统乳腺 X 线筛查的不足[62]。尽管 DBT 相比 FFDM 可多检出 30%～40% 的肿瘤，但其扫描时间接近于传统方法的 2 倍，且仍存在阅片者认知和判断失误的问题。因此，为了在提高乳腺癌检出率的同时缓解阅片工作负担，亟须在钼靶及 DBT 解读过程中引入辅助支持手段。这一需求可望通过应用 AI 技术对乳腺影像及 DBT 图像进行自动化分析来实现。

事实上，自 20 世纪 60 年代末以来，针对乳腺 X 线筛查的 CADe 技术已开始发展，其主要目标是帮助放射科医生识别那些可能被忽视的肿瘤病灶。CADe 系统主要用于检测乳腺影像中的高密度区域及微钙化灶[63]。1998 年，FDA 批准了首个用于乳腺筛查的 CADe 软件。该技术在临床初步应用中显示出良好的效果，截至 2016 年，约 92% 的美国乳腺影像中心已将 CADe 系统纳入常规实践中。然而，由于假阳性率较高，其临床应用价值仍存在争议[64]。

2012 年，CNN 在 ImageNet 大规模视觉识别挑战赛中取得突破性成果，重新激发了学界对自动化图像分析方法开发的关注[65]。近年来，深度神经网络在包括人脸识别、自动驾驶等多个领域展现出卓越的性能[66]。相关研究也证实，CNN 技术在医疗领域具有广泛的应用潜力，涵盖从视网膜影像分析、计算机辅助病理诊断，到多种放射影像的智能分析等方面。

三、人工智能

AI 指的是计算机程序通过模仿人脑功能来学习和解决问题的能力[67-69]。约 60 多年前，John McCarthy 首次提出了人工智能的概念。在过去 10 年中，人工智能技术迅速发展。作为计算机技术的一个重要分支，人工智能工具试图模仿人类智能。目前，人工智能在计算机视觉、自然语言处理和机器人技术等领域发挥着关键作用[70]。在医疗领域，人工智能用于健康管理、临床决策、放射学，以及从大量医疗数据[71-73]、文件和文献中读取和提取数据等。人工智能还可以分析医疗图像和数据，用于疾病筛查和预测，以及协助临床医生[74, 75]确立诊断。人工智能可用于乳腺摄影中识别、区分和分类肿块。在一项实验中，其在所有方面的准确性均超过了 92%[76]。研究人员收集了来自约 100 名放射科医生的 2654 次检查和阅读结果，并使用一种熟练的人工智能工具对肿瘤的可能性进行 1～10 的等级评估。研究发现，将人工智能评级为 2 作为阈值可以将工作量减少 17%，证明由于人工智能的自动化可以大幅减轻放射科医生的负担[77]。对学习结构及相关参数的数学系统的训练，这些参数可能反映或定义了给定数据，被称为 ML。DL 是一种基于人工神经网络的机器学习工具，其工作方式模仿人类神经元（图 8-1）。

ML 使用数据引导的技术从训练数据集中理解数学系统。目标是使用训练好的模型为新的测试数据集生成预测。在典型的 ML 设置中，训练意味着重复计算机预测与实际值或真实标签（即基准真实值）之间的差异。最终目标是以临床有意义的方式调整，以缩小这种差异，即直到机器生成的输出完全与基准真实值匹配。监督学习是 ML 的一种类型，其中输入数据（如乳腺 X 线图像）和良性或恶性结果可用于训练算法[78]。例如，在乳腺摄影中，肿瘤在图片上被精确绘制，让计算机从给定信息中学习恶性肿瘤的特征。无监督学

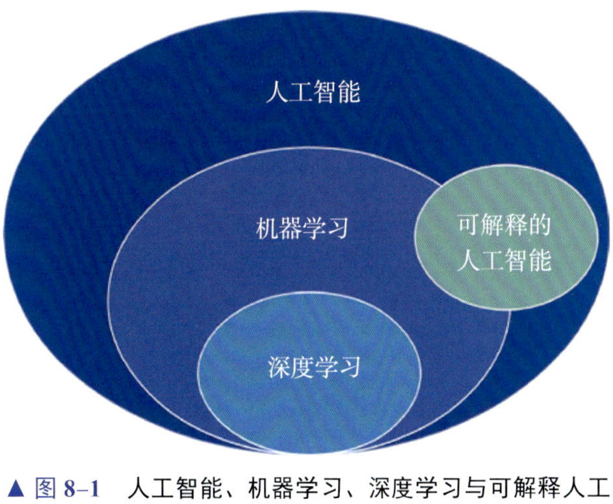

▲ 图 8-1　人工智能、机器学习、深度学习与可解释人工智能之间的关系

习是在训练数据中不包含诊断或正常 / 异常标签的情况。半监督学习，也称为弱监督学习，为算法提供一些信息，但不是所有训练样本的信息。在图像分类问题中，监督学习是最常用的方法。传统的机器学习方法，如决策树、支持向量机、随机森林和降维方法，从计算工具的角度看，相较于 DL 工具，要求较低[79, 80]。这些方法通常用于对象识别中的手工特征筛选与选择。DL 模型的训练时间较长，因为它需要处理成千上万的变量，因此对高性能计算工具（如图形处理单元）有较高的需求。尽管文献中存在多种 DL 设计，但大多数网络基于某些基本且相似的神经网络结构元素，即“层”。神经网络由多层组成，包括输入层、隐藏层和输出层，后者负责给出预测。神经网络的早期层被认为像人类初级视觉皮层中的细胞，能够获取低级信息，如图像中特定方向的边缘。多层叠加会导致更高层次的抽象[81]。DL 架构传播信息并提取日益复杂的特征，最终将这些特征输入到网络架构的最后一层进行预测或分割[82]。卷积神经网络（convolutional neural network，CNN）是一种用于图像相关任务的网络类型。CNN 包括不同的层，其中卷积操作（核）作为滤波器作用于像素图像矩阵，从输入图像中提取空间相关特征，产生一定的平移不变性。卷积层的输出为线性（特征图）。此外，还有池化层和全连接层等其他层。卷积层的特征图首先通过非线性激活函数（如线性修正单元 ReLU）进行处理，所有负值被压缩为 0，并映射到输出。接着，这些输出送入池化层，从而实现特征图的下采样。最后，输出被传递至全连接层，以分类总结果。CNN 的隐藏层由这些层组成，可能存在数百个隐藏层，随着层数的增加，特征提取的复杂性也随之提高。

训练 CNN 需要大量的数据，远远超过其他形式的 ML 所需。尽管放射学领域正在迅速接受常规任务的数字化，但从 DL 模型训练的角度来看，大部分数据仍然不对公众开放，或存在标注不当、质量不达标等问题。在这种情况下，迁移学习方法可以用来规避这一训练限制。迁移学习涉及预训练模型来识别一些基本特征，如边缘，然后将这些知识应用于相关的图像任务，例如，识别乳腺 X 线图像上的标记[83]。之后，可以通过特征过滤来调整神经网络，以适应新的特征过滤任务。克服数据限制的其他方法包括数据增强、无监督学习，以及使用著名人工智能专家 Ion Goodfellow 发明的生成对抗网络（generative adversarial network，GAN）[84]。

人工智能与医学影像

AI 是一个结合了计算机科学、工程学[85-87]和数学（统计学）的领域，旨在创造能够完成通常需要人类智能的任务的智能计算工具[88, 89]。AI 已广泛应用于医学领域，如影像学和视网膜扫描等。尽管目前人工智能在医学中的应用仍主要局限于研究领域，但放射科医生在临床实践中已开始使用商业化算法，以帮助减少诊断中的错误结论[54, 90]。当前，大多数用于辅助影像专家分析扫描的人工智能驱动解决方案，都是基于 ML 技术建立的。机器 ML 是 AI 领域的一个重要分支，主要通过训练算法使计算机能够数据推理和模式识别，自主完成任务并不断优化性能，而无需明确编程指令[91]。

ML，尤其是 DL 的快速发展，继续吸引医学放射学界的关注，这些方法被用于提高癌症检测的准确性。研究显示，乳腺癌是美国女性癌症死亡的第二大原因，而乳腺扫描筛查已被证明能够降低死亡率。尽管乳腺 X 线筛查有其显著优势，但它也伴随着较高的误诊和漏诊风险。在美国，数字筛查乳腺摄影的平均敏感性为 86.9%，平均特异性为 88.9%。在过去近 30 年中，CADe 和诊断工具已被开发出来，以帮助放射科医生提高医学扫描的预测准确性[92, 93]。遗憾的是，证据表明早期的 CAD 系统并未带来显著的性能提升，并且在引入后的十余年中，其发展一直停滞不前[94]。随着 DL 在基于视觉的识别、检测及其他多个领域表现出色，越来越多的人开始探索利用 DL 工具来帮助影像专家进一步提高乳腺摄影筛查的准确性。最近的研究发现，基于 DL 的计算机辅助设计系统在独立使用时表现良好，甚至在辅助模式下的表现超越了放射科医生。由于乳腺肿瘤仅占整个乳房影像的一小部分，因此通过影像筛查发现亚临床乳腺肿瘤具有较大的挑战性，这类似于图像分类任务[54, 95]。例如，FFDM 的分辨率通常为 4000×3000 像素，而可疑存在恶性病变的感兴趣区域（region of interest，ROI）却可能仅为 100×100 像素。因此，许多研究只关注标记病灶的分类。提供识别病灶之外的更多信息，但一个完全自动化的软件解决方案应能够处理整个扫描图像，以提供识别病灶之外的更多信息，并辅助临床决策。如果乳腺 X 线数据库中广泛存在 ROI 标注，那么已有的目标识别和分类算法（如基于区域的卷积神经网络 R-CNN 及其变种）将更易于应用。然而，依赖 ROI 标注的算法通常与缺少标注的大型乳腺 X 线影像数据库不兼容，而创建这些标注既费时又昂贵。当前，只有少数公共影像数据库具备完整的标注信息。一些研究则尝试通过完整的乳腺 X 线图像训练神经网络而不依赖任何标注，但尚无法确定这些神经网络能否有效识别医学上相关的病灶，并基于相应的乳腺 X 线片段进行预测。DL 通常需要大量的训练数据才能取得良好的效果。为进一步提升乳腺癌肿瘤模型分类的准确性，使用部分完全标注的数据集及更大规模的癌症状态标注数据集是不可避免的[96, 97]。当无法获得大规模的完整训练数据集时，预训练是一种有效的应对策略。在预训练阶段，采用逐层策略设定深度信念网络（deep belief net，DBN）隐藏层的权重参数，然后进行微调以完成分类任务。研究表明，此类预训练策略可显著提高手写数字识别的训练速度与准确性。另一种常见的训练策略是基于大规模数据库（如 ImageNet32）建立 DL 模型，并在此基础上微调以适应特定任务[77, 98, 99]。尽管特定任务与训练集目标可能并不完全匹配，但模型的权重参数已针对识别角点、线条、边缘和角度等基础特征进行了调整，这些特征能够轻松地应用于不同的任务。这不仅节省了训练时间，还提高了模型的输出效果。在乳腺 X 线检查中，软件通常聚焦于标注了病理诊断标签与正常解剖学结构标签的清晰影像。随着软件程序使用更多样化的影像进行训练，算法将逐渐调整，以期实现更精准的扫描解读与病灶预测。目前的技术进展显著提高了 AI 软件在临床实践中的应用可行性，因此评估 AI 在乳腺 X 线筛查中的应用现状至关重要。AI 在乳腺 X 线检查中的主要优势之一在于，它能够辅助评估较为明显的病灶，从而减轻放射科医生的工作量，使其有更多精力处理复杂病例。大多数图像分类任务中均应用了 DL 算法，DL 作为 ML 的一个分支，算法设计方式与传统 ML 类似，但其不同之处在于，DL 包含多个堆叠的层，每层包含多个节点或神经元，用于从输入数据中提取和处理特征或信息。

四、结论

当前，放射科医生承受着巨大的压力，需在短时间内准确解读乳腺 X 线，以保障患者的舒适体验。尽管当前已采用最新技术进行乳腺扫描并随后解读乳腺 X 线，但在当前情况下，如果需要更快速、更智能、更准确的解读方案，则非 AI 莫属。更具体地说，AI 的 DL 分支通过具有多个隐藏层的 CNN，可显著加速图像解读过程。AI 系统的准确性和无偏见性取决于用于训练和测试 DL 算法（人工神经网络）的数据库的类型和规模，这是模型在实际应用前的关键步骤。总而言之，除非 AI 技术在监管方面（尤其是训练过程）得到全面控制，并制定国家标准以验证 AI 系统在分析乳腺 X 线时的无偏性，同时采用数百万受试者的数据进行模型训练，否则 AI 的全部潜力无法被人类充分挖掘。

五、未来的挑战

AI 是一个复杂且多样化的领域，没有单一的方法或解决方案能够满足所有需求。在这一领域中，有大量的算法可供选择，并且有多种方法用于训练、测试和验证模型。这使得选择正确的方

community practice: does interval, age, or comorbidity score affect tumor characteristics or false positive rates? *J. Natl. Cancer Inst.* 105 (5): 334–341.

[35] Nelson, H.D., Pappas, M., Cantor, A. et al. (2016). Harms of breast cancer screening: systematic review to update the 2009 US Preventive Services Task Force recommendation. *Ann. Intern. Med.* 164 (4): 256–267.

[36] Huynh, K.T., Chong, K.K., Greenberg, E.S. et al. (2012). Epigenetics of estrogen receptor-negative primary breast cancer. *Expert Rev. Mol. Diagn.* 12: 371–382.

[37] Tan, J., Ong, C.K., Lim, W.K. et al. (2s of breast fibroepithelial tumors. *Nat. Genet.* 47 (11): 1341–1345. https://doi.org/10.1038/ng.3409.

[38] Linden, O.E., Hayward, J.H., Price, E.R. et al. (2020). Utility of diagnostic mammography as the primary imaging modality for palpable lumps in women with almost entirely fatty breasts. *Am. J. Roentgenol.* 214 (4): 938–944.

[39] Keri, T., R.S., Adimule, V., Kendrekar, P. et al. (2022). The nano-based catalyst for the synthesis of benzimidazoles. *Top. Catal.* 1–21.

[40] Adimule, V., Nandi, S.S., Yallur, B.C., and Shaikh, N. (2021). CNT/grapheneassisted flexible thin-film preparation for stretchable electronics and superconductors. In: Pal, K. (ed) *Sensors for Stretchable Electronics in Nanotechnology*, 89–103. CRC Press.

[41] Nandi, S.S. Suryavanshi, A., Adimule, V., and Maradur, S.R. (2020). Semiconductor current-voltage characteristics of some novel perovskite ionic nanocomposites of $Sr_{0.5}Cu_{0.4}Y_{0.1}$ and $Sr_{0.5}Mn_{0.5}$ and their electronic sensor applications. In: *AIP Conference Proceedings*, vol. 2274, p. 020006. AIP Publishing LLC.

[42] Taylor-Phillips, S. and Stinton, C. (2020). Double reading in breast cancer screening: considerations for policy-making. *Br. J. Radiol.* 93 (1106): 20190610.

[43] Shaikh, N.M., Adimule, V., Bagihalli, G.B. et al. (2022). A novel mixed Ag-Pd nanoparticles supported on SBA silica through [DMAP-TMSP-DABCO]OH basic ionic liquid for Suzuki coupling reaction. *Top. Catal.* 1–10

[44] Houssami, N., Lee, C.I., Buist, D.S., and Tao, D. (2017). Artificial intelligence for breast cancer screening: opportunity or hype? *Breast* 36: 31–33.

[45] Reporting, B.R. (2005). Computer-aided detection with screening mammography in a university hospital setting. *Radiology* 236: 451–457.

[46] Bi, W.L., Hosny, A., Schabath, M.B. et al. (2019). Artificial intelligence in cancer imaging: clinical challenges and applications. *CA Cancer J. Clin.* 69 (2): 127–157.

[47] Abbasi-Sureshjani, S., Yüce, A., and Schönenberger, S. (2021). Molecular subtype prediction for breast cancer using H&E specialized backbone. In: *MICCAI Workshop on Computational Pathology*, pp. 1–9. PMLR.

[48] Birdwell, R.L., Ikeda, D.M., O'Shaughnessy, K.F., and Sickles, E.A. (2001). Mammographic characteristics of 115 missed cancers later detected with screening mammography and the potential utility of computer-aided detection. *Radiology* 219 (1): 192–202. https://doi.org/10.1148/radiology.219.1.r01ap16192.

[49] Sardanelli, F., Fallenberg, E.M., Clauser, P. et al. (2017). Mammography: an update of the EUSOBI recommendations on information for women. *Insights Imaging* 8 (1): 11–18.

[50] Adimule, V., Yallur, B.C., Bhowmik, D., and Gowda, A.H. (2021). Dielectric properties of P3BT doped $ZrY_2O_3/CoZrY_2O_3$ nanostructures for low cost optoelectronics applications. *Trans. Electr. Electron. Mater.* 23(3): 288–303.

[51] Adimule, V., Nandi, S.S., and Adarsha, H.J. (2021). A facile synthesis of Cr doped WO_3 nanostructures study of their current-voltage power dissipation and impedance properties of thin films. *J. Nano Res.* 67: 33–42.

[52] Adimule, V., Nandi, S.S., and Gowda, A.H.J. (2021). Enhanced power conversion efficiency of the P3BT (poly-3-butyl thiophene) doped nanocomposites of GdTiO3 as working electrode. In: Prashant, M. P., Balasubramaniam, R., Ronge, B.P. et al. (eds) *Techno-Societal 2020*. Springer Nature. 55–68.

[53] Fenton, J.J., Abraham, L., Taplin, S.H. et al. (2011). Breast cancer surveillance consortium. Effectiveness of computer-aided detection in community mammography practice. *J. Natl. Cancer Inst.* 103 (15): 1152–1161.

[54] Lehman, C.D., Wellman, R.D., Buist, D.S. et al. (2015). Breast cancer surveillance consortium. Diagnostic accuracy of digital screening mammography with and without computer-aided detection. *JAMA Intern. Med.* 175 (11): 1828–1837.

[55] Geras, K.J., Mann, R.M., and Moy, L. (2019). Artificial intelligence for mammography and digital breast tomosynthesis: current concepts and future perspectives. *Radiology* 293 (2): 246.

[56] Tabár, L., Yen, A.M., Wu, W.Y. et al. (2015). Insights from the breast cancer screening trials: how screening affects the natural history of breast cancer and implications for evaluating service screening programs. *Breast J.* 21 (1): 13–20.

[57] Sardanelli, F., Aase, H.S., álvarez, M. et al. (2017). Position paper on screening for breast cancer by the European Society of Breast Imaging (EUSOBI) and 30 national breast radiology bodies from Austria, Belgium, Bosnia and Herzegovina, Bulgaria, Croatia, Czech Republic, Denmark, Estonia, Finland, France, Germany, Greece, Hungary, Iceland, Ireland, Italy, Israel, Lithuania, Moldova, The Netherlands, Norway, Poland, Portugal, Romania, Serbia, Slovakia, Spain, Sweden, Switzerland and Turkey. *Eur. Radiol.* 27 (7): 2737–2743.

[58] Wing, P. and Langelier, M.H. (2009). Workforce shortages in breast imaging: impact on mammography utilization. *Am. J. Roentgenol.* 192 (2): 370–378.

[59] Weber, R.J., van Bommel, R.M., Louwman, M.W. et al. (2016). Characteristics and prognosis of interval cancers after biennial screen-film or full-field digital screening mammography. *Breast Cancer Res. Treat.* 158 (3): 471–483.

[60] Whang, J.S., Baker, S.R., Patel, R. et al. (2013). The causes of medical malpractice suits against radiologists in the United States. *Radiology* 266 (2): 548–554.

[61] Arleo, E.K., Saleh, M., and Rosenblatt, R. (2016). Lessons learned from reviewing breast imaging malpractice cases. *J. Am. Coll. Radiol.* 13 (11): R58–R60.

[62] Vedantham, S., Karellas, A., Vijayaraghavan, G.R., and Kopans, D.B. (2015). Digital breast tomosynthesis: state of the art. *Radiology* 277 (3): 663.

[63] Sechopoulos, I. (2013). A review of breast tomosynthesis. Part I. The image acquisition process. *Med. Phys.* 40 (1): 014301.

[64] Ciatto, S., Houssami, N., Bernardi, D. et al. (2013). Integration of 3D digital mammography with tomosynthesis for population breast-cancer screening (STORM): a prospective comparison study. *Lancet Oncol.* 14 (7): 583–589.

[65] Krizhevsky, A., Sutskever, I., and Hinton, G.E. (2012). Imagenet classification with deep convolutional neural networks. In: Pereira, F., Burges, C.J., Bottou, L., et al. (eds) *Advances in Neural Information Processing Systems.* NeurIPS Proceedings. vol. 25.

[66] Chen, C., Seff, A., Kornhauser, A., and Xiao, J. (2015). Deepdriving: learning affordance for direct perception in autonomous driving. In: *Proceedings of the IEEE International Conference on Computer Vision*, pp. 2722–2730.

[67] Lei, Y.M., Yin, M., Yu, M.H. et al. (2021). Artificial intelligence in medical imaging of the breast. *Front. Oncol.* 2892. 11: 600557.

[68] Hamet, P. and Tremblay, J. (2017). Artificial intelligence in medicine. *Metabolism* 69: S36–S40.

[69] Viceconti, M., Hunter, P., and Hose, R. (2015). Big data, big knowledge: big data for personalized healthcare. *IEEE J. Biomed.*

Health Inf. 19 (4): 1209–1215.

[70] Ziad Obermeyer, E.J. (2016). Predicting the future—big data. Machine learning, and clinical medicine. *N. Engl. J. Med.* 375 (13): 1216–1219.

[71] Ting, D.S., Cheung, C.Y., Lim, G. et al. (2017). Development and validation of a deep learning system for diabetic retinopathy and related eye diseases using retinal images from multiethnic populations with diabetes. *JAMA* 318 (22): 2211–2223.

[72] Larson, D.B., Chen, M.C., Lungren, M.P. et al. (2018). Performance of a deeplearning neural network model in assessing skeletal maturity on pediatric hand radiographs. *Radiology* 287 (1): 313–322.

[73] Rajpurkar, P., Irvin, J., Ball, R.L. et al. (2018). Deep learning for chest radiograph diagnosis: a retrospective comparison of the Che XNeXt algorithm to practicing radiologists. *PLoS Med.* 15 (11): e1002686.

[74] Wang, S. and Summers, R.M. (2012). Machine learning and radiology. *Med. Image Anal.* 16 (5): 933–951.

[75] Adimule, V., Nandi, S.S., Yallur, B.C. et al. (2021). Enhanced photoluminescence properties of $Gd_{(x-1)}$ Sr_xO: CdO nanocores and their study of optical structural and morphological characteristics. *Mater. Today Chem.* 20: 00438.

[76] Al-Antari, M.A., Al-Masni, M.A., Choi, M.T. et al. (2018). A fully integrated computer-aided diagnosis system for digital X-ray mammograms via deep learning detection, segmentation, and classification. *Int. J. Med. Inform.* 117: 44–54. https:// doi.org/10.1016/ j.ijmedinf.2018.06.003.

[77] Rodriguez-Ruiz, A., Lång, K., Gubern-Merida, A. et al. (2019). Can we reduce the workload of mammographic screening by automatic identification of normal exams with artificial intelligence? A feasibility study. *Eur. Radiol.* 29 (9): 4825–4832.

[78] Le, E.P., Wang, Y., Huang, Y. et al. (2019). Artificial intelligence in breast imaging. *Clin. Radiol.* 74 (5): 357–366.

[79] Bengio, Y. (2012). Deep learning of representations for unsupervised and transfer learning. In: *Proceedings of ICML Workshop on Unsupervised and Transfer Learning* (27 June 2012), pp. 17–36. JMLR Workshop and Conference Proceedings.

[80] Chartrand, G., Cheng, P.M., Vorontsov, E. et al. (2017). Deep learning: a primer for radiologists. *Radiographics* 37 (7): 2113–2131.

[81] LeCun, Y., Bengio, Y., and Hinton, G. (2015). Deep learning. *Nature* 521: 436–444.

[82] Dubrovina, A., Kisilev, P., Ginsburg, B. et al. (2018). Computational mammography using deep neural networks. *Comput. Meth. Biomech. Biomed. Eng.* 6 (3): 243–247.

[83] Yamashita, N., Tokunaga, E., Iimori, M. et al. (2018). Epithelial paradox: clinical significance of coexpression of E-cadherin and Vimentin with regard to invasion and metastasis of breast cancer. *Clin. Breast Cancer* 18 (5): e1003–e1009. https:// doi.org/10.1016/ j.clbc.2018.02.002.

[84] Mendel, K., Li, H., Sheth, D. et al. (2019). Transfer learning from convolutional neural networks for computer-aided diagnosis: a comparison of digital breast tomosynthesis and full-field digital mammography. *Acad. Radiol.* 26 (6): 735–743.

[85] Adimule, V., Nandi, S.S., Yallur, B.C. et al. (2021). Optical structural and photoluminescence properties of Gd_xSrO: CdO nanostructures synthesized by co precipitation method. *J. Fluoresc.* 31 (2): 487–499.

[86] Adimule, V., Yallur, B.C., Bhowmik, D., and Gowda, A.H.J. (2021). Morphology structural and photoluminescence properties of shaping triple semiconductor Y_xCoO: ZrO_2 nanostructures. *J. Mater. Sci. - Mater. Electron.* 32 (9): 2164–12181.

[87] Adimule, V., Revaiah, R.G., Nandi, S.S., and Jagadeesha, A.H. (2021). Synthesis characterization of Cr doped TeO_2 nanostructures and its application as EGFET pH sensor. *Electroanalysis* 33 (3): 579–590.

[88] Charniak, E. and McDermott, D. (1985). *Introduction to Artificial Intelligence*. Reading, MA: Addison-Wesley.

[89] Buchanan, B.G. and Shortliffe, E.H. (1984). *Rule Based Expert Systems: The Mycin Experiments of the Stanford Heuristic Programming Project (the Addison-Wesley Series in Artificial Intelligence)*. Addison-Wesley Longman Publishing Co., Inc.

[90] Rowlands, C.F., Baralle, D., and Ellingford, J.M. (2019). Machine learning approaches for the prioritization of genomic variants impacting pre-mRNA splicing. *Cells* 8 (12): 1513.

[91] Watanabe, A.T., Lim, V., Vu, H.X. et al. (2019). Improved cancer detection using artificial intelligence: a retrospective evaluation of missed cancers on mammography. *J. Digital Imaging* 32 (4): 625–637.

[92] Lehman, C.D., Arao, R.F., Sprague, B.L. et al. (2017). National performance benchmarks for modern screening digital mammography: update from the breast cancer surveillance consortium. *Radiology* 283 (1): 49.

[93] Oeffinger, K.C., Fontham, E.T., and Wender, R.C. (2016). Clinical breast examination and breast cancer screening guideline-reply. *JAMA* 315 (13): 1404.

[94] Fenton, J.J., Taplin, S.H., Carney, P.A. et al. (2007). Influence of computer-aided detection on performance of screening mammography. *N. Engl. J. Med.* 356 (14): 1399–1409.

[95] Aboutalib, S.S., Mohamed, A.A., Berg, W.A. et al. (2018). Deep learning to distinguish recalled but benign mammography images in breast cancer screening. *Clin. Cancer Res.* 24 (23): 5902–5909.

[96] Kim, C., Gao, R., Sei, E. et al. (2018). Chemoresistance evolution in triple-negative breast cancer delineated by single-cell sequencing. *Cell* 173 (4): 879–893.e13. https://doi.org/10.1016/j.cell.2018.03.041.

[97] Hamidinekoo, A., Denton, E., Rampun, A. et al. (2018). Deep learning in mammography and breast histology, an overview and future trends. *Med. Image Anal.* 47: 45–67.

[98] Kooi, T., Litjens, G., Van Ginneken, B. et al. (2017). Large scale deep learning for computer aided detection of mammographic lesions. *Med. Image Anal.* 1 (35): 303–312.

[99] Agarwal, R., Diaz, O., Lladó, X. et al. (2019). Automatic mass detection in mammograms using deep convolutional neural networks. *J. Med. Imaging* 6 (3): 031409.

[100] Rajkomar, A., Hardt, M., Howell, M.D. et al. (2018). Ensuring fairness in machine learning to advance health equity. *Ann. Intern. Med.* 169 (12): 866–872.

[101] McKinney, S.M., Sieniek, M., Godbole, V. et al. (2020). International evaluation of an AI system for breast cancer screening. *Nature* 577: 89–94. https://doi .org/10.1038/s41586-019-1799-6.

[102] Redberg, R.F. and Dhruva, S.S. (2019). Moving from substantial equivalence to substantial improvement for 510 (k) devices. *JAMA* 10, 322 (10): 927–928.

[103] Patel, V. (2019). A framework for secure and decentralized sharing of medical imaging data via blockchain consensus. *Health Inform. J.* 25 (4): 1398–1411.

[104] Becker, A.S., Jendele, L., Skopek, O. et al. (2019). Injecting and removing suspicious features in breast imaging with Cycle GAN: a pilot study of automated adversarial attacks using neural networks on small images. *Eur. J. Radiol.* 1 (120): 108649.

[105] Mendelson, E.B. (2019). Artificial intelligence in breast imaging: potentials and limitations. *Am. J. Roentgenol.* 212 (2): 293–299.

[106] Park, S.H. and Kressel, H.Y. (2018). Connecting technological innovation in artificial intelligence to real-world medical practice through rigorous clinical validation: what peer-reviewed medical journals could do. *J. Korean Med. Sci.* 33 (22): e152.

[107] Yassin, N.I., Omran, S., El Houby, E.M., and Allam, H. (2018). Machine learning techniques for breast cancer computer aided diagnosis using different image modalities: a systematic review. *Comput. Methods Progr. Biomed.* 156: 25–45.

[108] Kim, J.H., Kim, B.G., Roy, P.P., and Jeong, D.M. (2019). Efficient facial expression recognition algorithm based on hierarchical deep neural network structure. *IEEE Access*, 7: 41273–41285.

第 9 章 基于纳米技术的药物研发用于三阴性乳腺癌治疗

Establishing Nanotechnology-Based Drug Development for Triple-Negative Breast Cancer Treatment

Ravinder Verma Shailendra Bhatt Rohit Dutt Manish Kumar Deepak Kaushik Rupesh K. Gautam 著
吴璐宁 译

在全球范围内，乳腺癌是女性癌症相关死亡的第二大主要原因。每天有 1700 例因此死亡，每 3 例女性中就有 1 例在其一生中面临患 BC 的威胁[1]。仅在美国就有超过 350 万女性被诊断出患有该病[2, 3]。据 GLOBOCAN 2020 报告，全球有 3 465 951 例发病和 1 121 413 例死亡；印度有 1 204 532 例发病和 436 417 例死亡[4]。其肿瘤内和肿瘤间的异质性是有效治疗的首要难题[5]。

BC 的免疫组织化学（immunohistochemical，IHC）检查是临床上用于根据激素受体表达对其进行分类的金标准方法，以提高治疗效果，如表 9-1 所示。基于此，大致分为五大类：① Luminal A 型；② Luminal B 型；③ HER2 过表达型；④基底样型或三阴性；⑤正常乳腺样癌（未分类）[7-10]。

据文献调查，三阴性乳腺癌占所有乳腺癌的 10%～20%，具有高变性、高复发率及高死亡率[11]。它在西班牙裔、非洲裔及美国女性中更为多见。总体而言，年轻女性更易罹患此病[12]。其异质性致使其侵袭性更强，临床疗效差。新辅助化疗（neoadjuvant chemotherapy，NACT）是 TNBC 患者现有的最佳治疗选择[13]。

在本章中，我们旨在讨论有关 TNBC 和各种信号通路的现有重要成果，同时着重阐述了基于纳米技术、未来有望应用于临床的新方法。本章呈现了不同纳米制剂，包括纳米粒子、量子点（quantum dot，QD）、脂质体、纳米脂质载体、树枝状聚合物、纳米耦联物、胶束相关的最新信息，以及它们在未来医疗实践中用于 TNBC 治疗的潜在效用。本章还提供了有关各种专利制剂和纳米疫苗的详细信息。

一、三阴性乳腺癌

免疫细胞对乳腺癌细胞的识别和早期抑制至关重要，但也能导致肿瘤进展[14]。TNBC 通常在

表 9-1 BC 亚型的特征

分子亚型	ER	PR	HER2	CK5/6	患病率（%）
管腔 A 型	+	+	–	–	40
管腔 B 型	+	+	+/–	–	20
HER2 过表达型	–	–	+	–	10～15
基底样型	–	–	–	+	15～20
未分类	–	–	–	–	2～8

经 Public Domain CC BY 4.0 许可转载，引自 Kanwal[6]

年轻女性群体中被确诊，它是乳腺癌中一种极具侵袭性的亚型，其特征是乳腺癌易感基因 BRCA1 或 BRCA2 活性发生突变。由于缺乏 ER、PR 和 HER2 的受体表达，因此无法采用抗雌激素激素疗法进行治疗。由于经济限制是开展 IHC 检查的主要障碍，印度人民激素状态的统计受到一定的威胁[15]。

TNBC 通过 IHC 诊断[16]。其形态学特征上可表现为无钙化的高密度肿块，常见于 50 岁以上的女性。从组织学角度来看，它包括淋巴细胞显著浸润、中央坏死、侵袭性的肿瘤边界和纤维化[17]。基底样型 TNBC 通过细胞角蛋白、筋膜蛋白、EGFR、微囊蛋白、波形蛋白表达来诊断。三阴性和基底样亚型乳腺癌之间的分子重叠是其诊断的主要难点。TNBC 由于细胞生长不良而相当复杂，而分子异质性、化疗耐药和疾病复发是 TNBC 治疗中的主要挑战[18]。毫无疑问，在 BC 研究领域的革新使得早期 BC 患者的生存率有了显著提高。在治疗上，TNBC 是最具挑战性的乳腺癌亚型，因为其不同于乳腺癌的其他亚型[17]。

纳米技术的运用已发展成为在单个纳米系统中实现治疗剂和生物分子递送的一种手段，从而超越了传统药物递送方式的缺陷。纳米医学是一种基于纳米技术的新颖方法，是在生物医学应用中使用的纳米载体（至少有一维尺寸大于 100nm）的新型治疗替代方案。不过，100～200nm 的纳米系统也在考虑之列。目前，脂质体（Doxil®）和纳米粒子（Abraxane®）被成功用于 TNBC 的治疗。这些上市产品作为通用抗癌药物被开发出来。为了更好地理解 TNBC 的分子生物学，在过去十年中，如图 9-1 所示，针对 TNBC 设计的各种替代性纳米递送方法得到了积极探索[19]。

纳米医学有各种好处，如有更大的表面积与体积比（有助于利用表面特性以获得更好的治疗），包裹 / 结合到纳米载体（增加药物的稳定性、溶解度和 CR 动力学），以及以组合的形式递送治疗剂（共同递送以增强协同抗肿瘤活性）。几种基于纳米技术的纳米制剂正被广泛使用，如纳米粒子、量子点、脂质体、纳米结构脂质载体、树状大分子、纳米共轭物、胶束等。这些纳米制剂具有各种独特功能，如纳米级尺寸范围、有效性、提高抗癌药物的水溶性、增强药物在靶向部位的递送效率、协助抗癌药物的位点靶向递送。虽然纳米制剂的优点诱人，但其也有一定的局限性，如在毒性、免疫原性和排泄机制等方面[20]。与手术、化疗等治疗方法相比，基于纳米技术的治疗方法主要优点是显著降低血液毒性，并提高治疗效果。利用这些纳米制剂还可实现其他理想优势，如快速识别、更长的循环时间、更高的有效性和更强的效力[21]。

（一）TNBC 治疗中涉及的分子机制（信号通路）

组学技术的最新创新有助于理解其分子机制[22]。表 9-2 总结了 TNBC 发展和诊断中涉及的不同分子机制。

1. Notch 信号通路

该通路参与细胞增殖与分化[24]。该通路包含 4 个 Notch 受体（即 Notch1、2、3、4）和 5 个配体组成（即 δ-like1、3 和 4，Jagged1 和 Jagged2）[25-27]。Notch1 被认定为人类乳腺肿瘤[28]、各种血液性恶性肿瘤[29]、胰腺肿瘤[30]等的致病因素。

2. Hedgehog 信号通路

该通路包含 3 个配体，即 Sonic（SHH）、Indian（IHH）、Desert（DHH）。此通路在肿瘤细胞侵袭、转移、耐药性及治疗后肿瘤复发等方面发挥着重要的作用。SHH 参与乳腺癌恶性病变的错误起始，因为它有助于维持非典型增生并刺激肿瘤转移。

3. Wnt/β- 连环蛋白

Wnt/β- 连环蛋白是导致转录因子激活的最常过表达通路。该因子参与了肿瘤干细胞中的上皮细胞向间充质细胞转化的激活。在 TNBC 中，该通路在经典和非经典分子中也受到了错误的调控[31]。迄今为止，该通路由 19 种人类 Wnt 蛋白和 10 种 Frizzled（FZD）受体和共受体组成[32, 33]。FZD6 受体在 TNBC 中至关重要，因为其有可能通

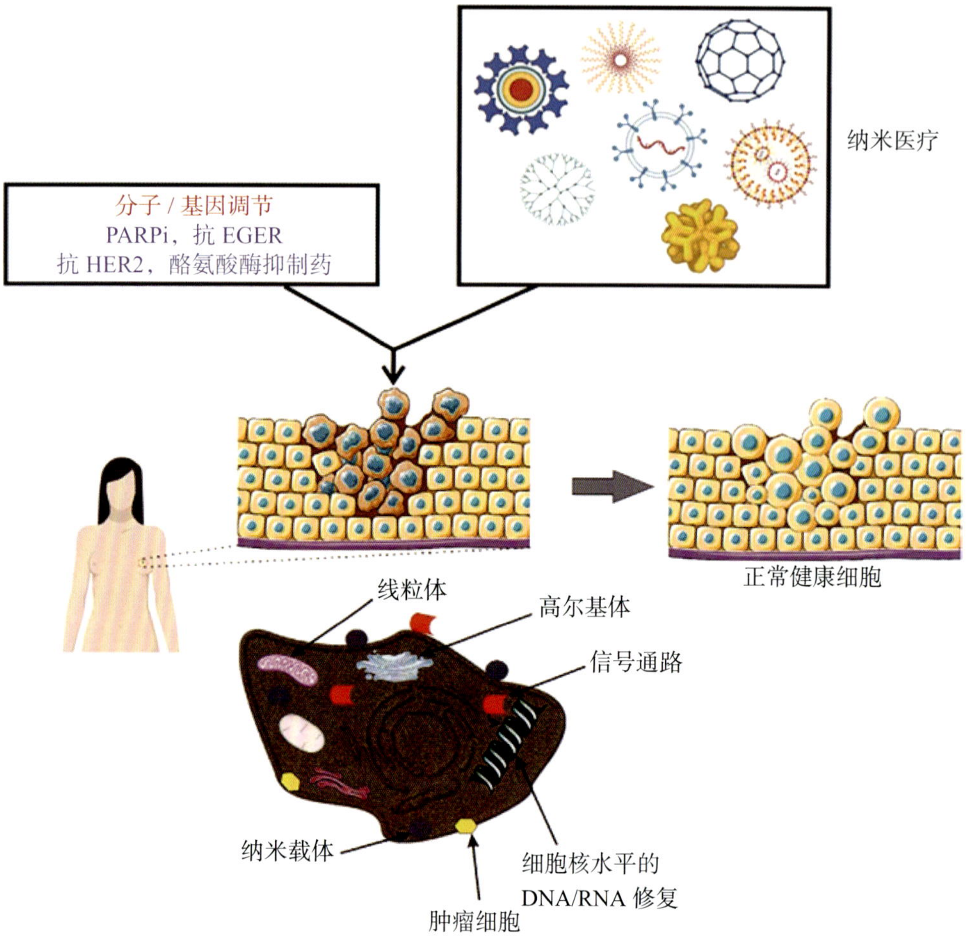

◀ **图 9-1** 纳米医疗在 TNBC 治疗中的作用和分子通路

过提高肿瘤细胞的运动特性，从而发生转移[34]。

4. 聚 ADP 核糖聚合酶抑制药

聚 ADP 核糖聚合酶［poly（ADP-ribose）polymerase，PARP］抑制药会影响所有负责从 DNA 损伤、基因转录、细胞凋亡和基因组稳定性中恢复细胞的分子活动。当 PARP 的作用受到抑制时，会导致 ADP– 核糖复合物的发育受到抑制[35]。捕获的 PARP-DNA 复合物具有高度的细胞毒性，展现出很强的抗肿瘤潜能[36]。

5. EGFR

约 89% 的 TNBC 病例存在 EGFR 表达。正因如此，它被认为是一个有效的治疗靶点，尤其是对于 EGFR 基因表达中增加的 BL2 亚型的癌症[37]。EGFR 基因的刺激可激发原发性肿瘤的发生和转移[38, 39]。

6. mTOR 抑制药

该通路的失调与恶性肿瘤存在直接关系。此通路的改变是导致 TNBC 诊断困难的原因。由于 PI3K/Akt/mTOR 负责肿瘤细胞的生长、细胞增殖和血管生成，所以会引发磷酸化反应。此外，Akt 的过表达还会导致肿瘤转移和侵袭[9]。

7. TGF-β 信号通路

TGF-β 属于细胞因子超家族，其有助于 TGF-β_1 基因的编码。血小板细胞参与创面愈合和免疫系统的调节。因此，血小板能抑制包括 INF-γ、TNF-α、IL-2 在内的各种细胞因子的释放和功能。TGF-β 在骨髓间充质干细胞中也起着至关重要的作用，因为它们会大量表达该蛋白及其受体[15]。

8. 硫酸软骨素蛋白聚糖蛋白信号通路

这是一种存在于基底乳腺肿瘤细胞表明的细胞表面蛋白聚糖。因此，对其进行抑制在乳腺癌治疗方面具有医学疗效。该蛋白通过内皮基底膜蛋白的扩散来稳定细胞 – 基质相互作用[40]（图 9-2）。

表 9-2　TNBC 发展和诊断的不同信号通路

信号通路	作用机制	药　物	阶　段
Notch	γ- 分泌酶 / 天冬氨酸蛋白酶抑制药	RO-4929097	Ⅰ / Ⅱ期
Hedgehog	SMO 拮抗药和 Pathed1 拮抗药	环巴胺	Ⅱ期
Wnt/β- 连环蛋白	FZD7 受体和 Wnt 共受体 LDL 受体相关蛋白 -6 抑制药	盐霉素	Ⅰ / Ⅱ期
PARP 抑制药	抑制修复 DNA 损伤	• 艾尼帕尼 • 奥拉帕尼 • 芦卡帕尼 • 维利帕尼	• Ⅱ / Ⅲ期 • Ⅱ期 • Ⅱ期 • Ⅰ期
EGFR 抑制药	抑制过表达的 EGF	吉非替尼	Ⅱ期
mTOR 抑制药	抑制 FK506 结合蛋白 12- 雷帕霉素连接蛋白 1	• 依维莫司 • 替西罗莫司	• Ⅱ期 • Ⅱ期
TGF-β	TGF-$β_1$ 抑制药	LY2157299	Ⅰ期
CSPG4 蛋白	CSPG4 靶向单抗	CSPG4 特定的单抗	在 BC 患者临床试验中

改编自 Jamdade et al [23]

（二）常规疗法

新辅助治疗、辅助治疗、手术和放疗是 TNBC 现有的传统治疗方法，见表 9-3。

新辅助治疗在手术之前，这种治疗方法可以缩小肿瘤大小，避免乳房切除术。在新辅助和辅助治疗中，紫杉类药物（紫杉醇和多西他赛）和蒽环类药物（表柔比星和多柔比星）是最常用到的治疗药物。

辅助治疗采用以蒽环类为基础的化疗（环磷酰胺和 5-FU），但其急性药物毒性是首要问题。卡培他滨、吉西他滨和长春瑞滨对于蒽环类药物耐药的转移性乳腺癌患者有效。多西他赛 + 卡培他滨对转移性 TNBC 患者的 OS 方面显示出更好的结果[21]。

新的新辅助治疗包括贝伐单抗、白蛋白结合型紫杉醇和卡铂[42-44]。最近，NCT02441933（PEARLY 研究）发现紫杉烷类和卡铂联合治疗的新辅助疗法[45]。卡铂联合多西他赛 / 紫杉醇的方案治疗 TNBC 及脑转移患者疗效显著[46]。

化疗的敏感性和早期诊断是治疗 TNBC 的主要问题。因此，需要优化已开发的标准方案以应对在毒性和诊断上的化疗挑战。

（三）TNBC 治疗中有前景的纳米技术创新

纳米医疗在解决细胞毒性并发症和传统化疗缺乏特异性方面发挥着重要作用。基于纳米技术的药物递送系统（drug delivery system，DDS）在提高传统抗肿瘤药物的治疗指标上具有前景[47]。在过去的 20 年里，纳米技术的进步探索了其在 TNBC 生物医学领域的作用，以增加生物利用度，并以最小毒性靶向细胞摄取用于治疗和诊断试剂。纳米制剂包含聚合物、脂质、核酸、蛋白质、胶束、树状大分子、脂质体等。这些智能的纳米制剂封装着抗癌剂（“武器库”），其表面涂有特定的配体，最终与靶位点上表达的特定类型的受体结合。因此，它们有助于破坏肿瘤细胞，同时也有助于分子成像（示踪剂）[48-50]。

这些纳米制剂有可能携带所需的“武器库”（药物、跟踪探针和配体），并特异性靶向 TNBC 细

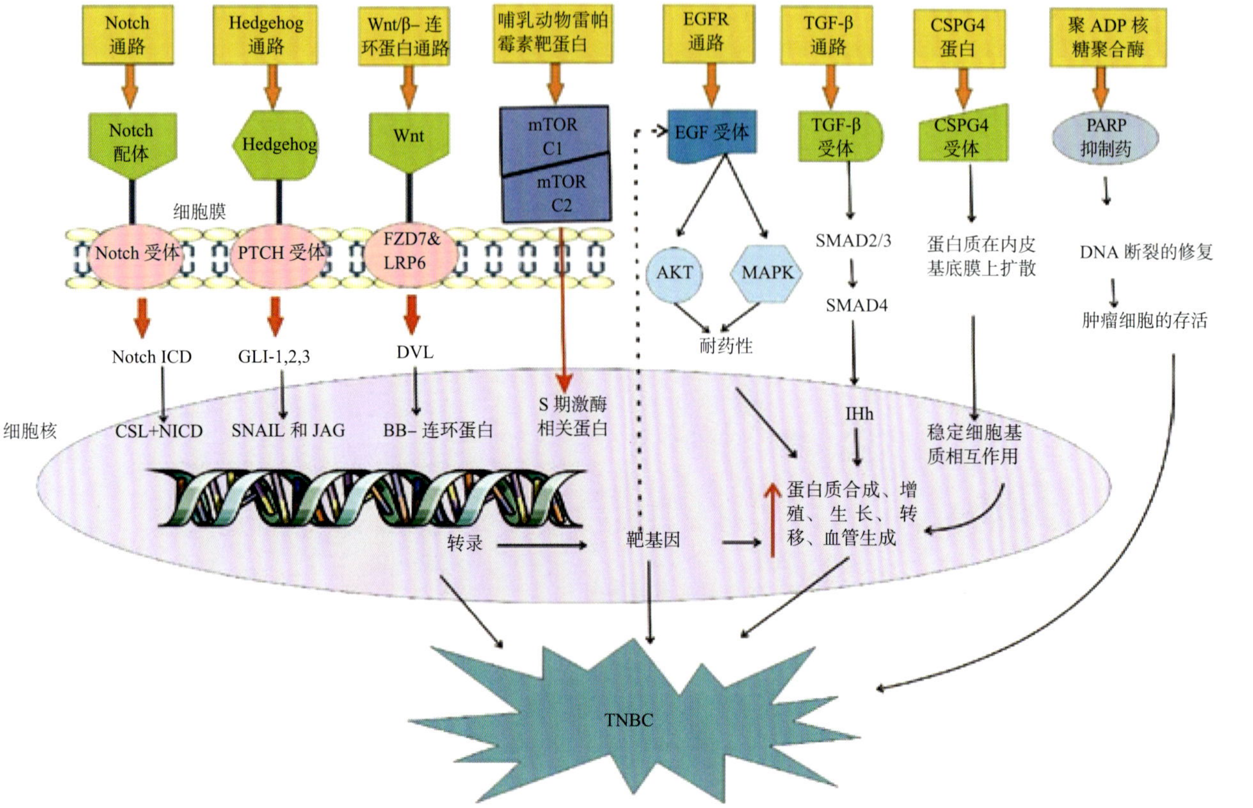

▲ 图 9-2 TNBC 发展过程中涉及的可靶向治疗 TNBC 的各种信号通路示意 [15]

表 9-3 TNBC 的传统治疗方法

常规治疗	使用的治疗部分（使用剂量）	机 制
早期 TNBC 的新辅助治疗	多柔比星（20mg/m²）联合环磷酰胺（600mg/m²）序贯紫杉醇（80mg/m²），卡培他滨（1250mg/m²）D1～14 联合多西他赛（75mg/m²）+ 伊沙匹隆（40mg/m²）	细胞毒性，微管的稳定
新型新佐剂	白蛋白结合型紫杉醇（125mg/m²），卡铂 AUC，贝伐单抗（10mg/kg）	细胞毒性和 VEGF 免疫疗法
辅助药	环磷酰胺（600mg/m²）+ 多柔比星（20mg/m²）+ 多西他赛（75mg/m²）	细胞毒性

改编自 Medina et al [41]

胞。多柔比星脂质体（Doxil）、白蛋白结合型紫杉醇（Abraxane）、Feridex® 和 Oncaspar® 是一些基于纳米医学的现有上市产品 [48]。用于治疗 TNBC 的纳米药物，如纳米粒子、纳米共轭物、纳米钻石、纳米复合材料、聚合物胶束（polymeric micelles，PM）、病毒样颗粒（virus-like particle，VLP）、脂质体、金纳米粒子等（图 9-3）[51]。下面将对这些纳米制剂进行简要介绍。

1. 纳米粒子

Paul Ehrlich 为用于药物靶向的 NP 创造了“魔弹”这个词，它们具有较小的粒径，较大的表面积，以及良好的生物相容性和可降解性。通过对其表面进行修饰，来实现主动靶向，因此有可能改善药效动力学和降低抗癌药物细胞毒性 [52]。紫杉醇 -DART NP 是美国 FDA 批准用于 TNBC 和颅内模型的纳米制剂 [53]。

Xu 等设计了透明质酸包被的 PH 敏感的聚

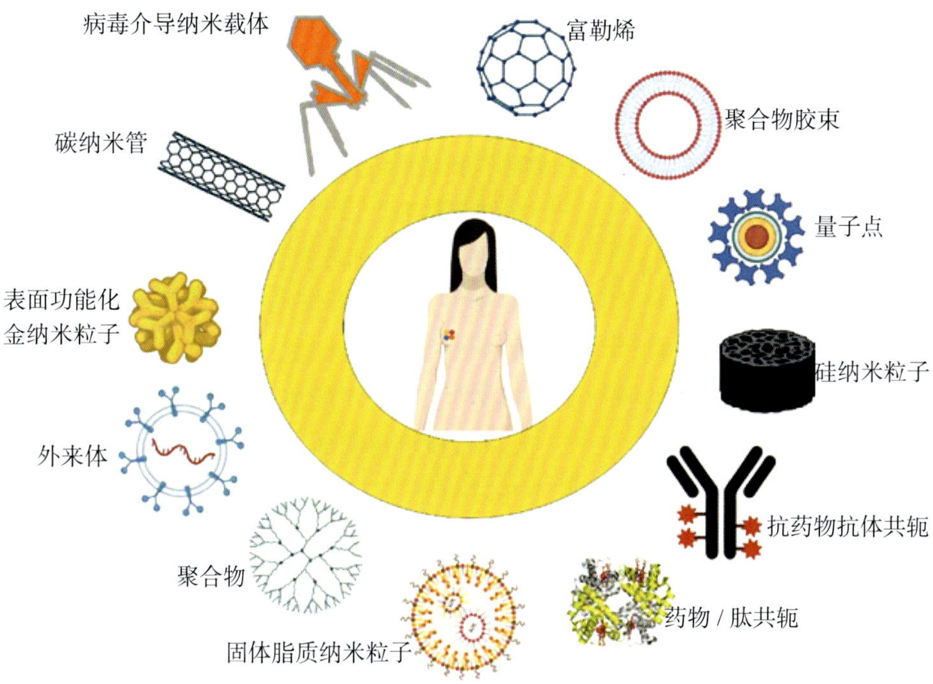

◀ 图 9-3　用于 TNBC 治疗的各种纳米制剂

β- 氨基酯 NP，可用于递送蒽贝素和 pTRAIL(TNF 相关凋亡诱导配体质粒)，具有抗 TNBC 活性[54]。

AgNP 对 TNBC 肿瘤细胞有效，因为其可以诱导 DNA 损伤。这些 NP 有助于抑制 TNBC 的生长和增强放射治疗的效果[55]。

Sears 等通过采用多模式方法使用三角形 AgNP，评估了在不影响非癌性 MCF-10A 乳腺细胞的情况下对 MDA-MB-231 三阴性乳腺癌细胞进行选择性治疗的潜力。他们的结果表明，单独开发的 NP 可能足以用于肿瘤治疗。同时也有报道称，增加一种或所有这些模式的剂量会增加脱靶效应[56]。

Mittal 等旨在定制一种电脉冲（electrical pulse，EP）介导的姜黄 AgNP 治疗方法，以有效靶向 TNBC 细胞。该技术通过生物物理手段有效地将具有抗癌活性的天然生物活性化合物（姜黄）递送至 TNBC 细胞[57]。

Swanner 等发现，在对非致瘤性 BC 影响甚微的剂量下，AgNP 对 TNBC 细胞具有极强的细胞毒性。这些 NP 在 TNBC 细胞中诱导的 DNA 损伤和氧化损伤比在其他乳腺细胞中更多[58]。

金 NP 具有光热可调性，因为其在暴露于光下时会表现出等离子体作用，这是纳米尺度物质的独特特征。这些 NP 有助于通过热疗产生热量并诱导细胞凋亡。热疗 / 光热疗法一直是纳米医学中探索的主题，因为当材料尺寸＞100nm 时，其电磁特性允许产生热量，从而促进了先进的诊断和治疗技术的发展[59]。

Nirmala 等用色氨酸和 $HAuCl_4$ $3H_2O$ 合成了化学修饰的色氨酸稳定金 NP。他们报道这些 NP 对 MDA-MB-321 细胞具有很强的抗增殖性和抗克隆活性[60]。

氧化铁和 SPIONP 是磁性纳米粒子的一种[61, 62]。IONP 具有可调增强的光电子和磁性能。它们有可能在 MRI 中产生有强烈的对比图像，这使其在癌症诊疗一体化中占据了一定地位。IONP 是一种新型成像技术，已在各种异种移植模型和 MRI 诊断中得到应用[63]。

Medina 等利用 Ttiton-100 热分解技术合成了尺寸为 10nm 的钴铁氧体纳米粒子（cobalt ferrite nanoparticle，CFNP）。他们发现，与单独使用 CFNP 相比，在微波存在的情况下，所开发的 CFNP 增加了细胞毒性[41]。

Oei 等确定了磁性 IONP 在转移性 TNBC 模型

中提高免疫检查点抑制药和放射治疗的远隔效应的效率[64]。

SPIONP 比顺磁性化合物具有更强的磁性特性。它们能在癌细胞内部产生热量，通过热疗导致细胞凋亡[65-67]。据报道，在 TNBC 治疗中，它们可用有助于递送甘草酸（gambogic acid，GA）等抗癌药物[63]。

Vyas 等研究了多柔比星－透明质酸(DOX-HA) SPIONP 对于 TNBC 细胞系（MDA-MB-231）中的治疗效果。他们发现，所开发的纳米制剂提高了 DOX 在细胞质中的保留，减少了细胞凋亡、IL-6 释放和 NF-κB 作用[68]。

2. 纳米共轭物

在癌症治疗中，各种纳米制剂的主要缺点是缺乏特异性。多组纳米制剂能够与多种细胞内和细胞外成分相结合。这对治疗药物的有效递送提出了挑战。因此，纳米共轭物是规避此问题的理想之选。它们包含与药物以共价键结合的活性官能团。目前，众多单克隆抗体和聚合物－耦联药物被用于靶向抗癌治疗。

最近，EC1456（药物－叶酸耦联物）和 IMMU-132（药物－抗体耦联物）通过了针对 TNBC 亚型的临床试验（clinical trial，CT）。EC1456 由与微管溶素 B 联氨相关的叶酸颗粒组成，而 IMMU-132 包含抗 TROP-2 抗体 RS7，与伊立替康的活性代谢物耦联[69]。

3. 量子点

基于量子点的纳米技术在癌症分子的成像和定量评估方面有着更为广泛的应用[70]。许多研究结果表明，QD 方法可替代 IHC，因为其具更出色的荧光信号，可以为 TNBC 的评估和诊断提供更精确的定量分析[71, 72]。

Adimule 等基于肿瘤细胞膜包被仿生黑磷量子点，设计了一种用于光热治疗和抗 PD-L1 介导的免疫治疗的组合光热免疫疗法。体内研究结果表明，这种联合疗法的抗肿瘤作用强于抗 PD-L1 单药治疗[73]。

Kim 等开发了包裹 QD 和 siRNA 的适体耦联脂质纳米系统，用于 TNBC 的诊疗。构建了基于量子点的胶束，与 EGFR 纳米抗体耦联，并装载氨基黄酮。据观察，所开发的制剂采用这种治疗方式时不存在系统毒性[74]。

4. 纳米钻石

ND 在其表面具有若干独特的化学－机械特性，这使其成为适用于生物医学用途的纳米材料。其表明能被许多官能团加以修饰，以调控与生物相关的耦联物及水分子的相互作用。

Cui 等利用透明质酸、鱼精蛋白、ND、姜黄素和 IR 780 整合为多组件组装的 ND 杂交体，融入单个纳米平台，用于靶向和成像引导的 TNBC 治疗[75]。

Liao 等报道了 ND- 紫杉醇与西妥昔单抗和抗 EGFR 嵌合抗体结合。他们发现，由于通过受体介导的内吞作用促进了细胞摄取，所开发的耦联物对于 ND- 紫杉醇产生了良好的效果[76]。

Zhang 等在与 PTX 和抗 EGFR 单克隆抗体结合的多功能 ND 中也得到了类似的结果，表明与未修饰的 PTX 相比，其对细胞系具有更强的细胞内摄取和细胞毒性潜能[77]。

5. 纳米复合材料

纳米复合材料包括双相 / 多相组分，其条件是化合物的至少一个方面的尺寸＞100nm。这些都是纳米工程中的创新替代品[78, 79]。升级后的光电特性使纳米复合材料成为药物输送、食品包装和传感设备的合适载体[80]。

Li 等开发了可生物降解的介孔碳酸锰纳米复合材料，其中添加了核黄素和表达存活的 shRNA 质粒 DNA（MRp NC），以在 TNBC 治疗中产生协同效应[81]。

6. 多层核壳结构纳米颗粒

这是一种已被证实的用于诊断和治疗的独特设计。其被定义为多层 NP 构成，类似于俄罗斯套娃，包含多层结构，颇为深奥。它们通常被用于递送多层结构中开发的多种药物负荷，这些药物负荷可根据 MDA-MB-231 小鼠异种移植研究中推荐的成分进行制造[82]。

7. 聚合物胶束：癌症治疗中的奇迹球

在过去的几十年时间里，聚合物胶束拥有最有优势的纳米技术。它们是球形的核 / 壳，由核和壳组件的自行组装而成。由于它们在改变分子量、HLB 值、较小的尺寸、表面形状和化学性质方面具有很高的灵活性，因此在设计目标 DDS 方面具有很大的前景[83]。

Biancacci 等评估了核交联无胶聚合物（core-crosslinked polymeric micelles，CCPM）治疗 TNBC 的效果。所开发的 PM 纳米载体制剂在 4T1 TNBC 小鼠模型中显示出有效的肿瘤靶向作用[84]。

Kutlehria 等设计了载有多柔比星的胆钙化醇 – 聚乙二醇耦联纳米胶束，用于治疗 TNBC。所开发的纳米胶束可替代 DDD 来增加多柔比星在 TNBC 中的抗肿瘤潜能。这些纳米系统可能是其他抗肿瘤药物的良好载体，因为它们能将药物不良反应降到最低[85]。

Paulmurugan 等设计了载有奥利司他的叶酸靶向受体 PM 用于治疗 TNBC。小鼠体内数据显示，肿瘤靶向治疗具有显著的抗肿瘤潜能。此外，用这种纳米制剂治疗的小鼠在肿瘤体积方面有更显著的缩小[86]。

8. 树枝状聚合物

这些是尺寸为 10～100nm 的合成大分子，由从中心核心向外延伸的分支单体的重复单元生成。发散和收敛的方法被用于合成的制备[87]。它们是纳米粒子药物递送系统发展的替代原型。其较小的粒径有助于提高细胞穿透的潜力，同时仍能规避毒性。

Zhang 等设计了基于树枝状大分子的纳米粒子，其中含有 GdDOTA（MRI 对比剂）和 DL680（荧光染料）。所开发制剂的全身性递送在 TNBC 的侧腹小鼠模型中积累，这通过光学和 MRI 得以确认。体内和体外研究的结果显示，纳米粒子有选择性地在肿瘤中积聚[88]。

Finlay 等开发了一种基于 siRNA 的 TWIST1 沉默方法，用于改良的基于 PAMAM 的树枝状大分子。他们报道说，TNBC 细胞（SUM1315）有效地保留了 PAMAM-siRNA 复合物。这表明其降低了 TWIST1 及与上皮间质转化（epithelial-mesenchymal transition，EMT）相关的靶基因[89]。

9. 折叠石墨烯：碳纳米管

碳纳米管（carbon nanotube，CNT）作为碳的同素异形体纳米结构，在生物医学领域已占据重要地位，因其具备诸多优势，如更大的表面积、热特性、细胞穿透潜能、电子性能、纳米级的尺寸稳定性等。其主要被用作癌症治疗的介导剂和载体。碳纳米管还用于输送各类生物活性治疗部分，包括肽类、基因、蛋白质和药物，以及在骨和神经组织的再生中发挥作用[90, 91]。

Luo 等报道了新开发的 Rg3-CNT 对 TNBC 细胞活力的抑制作用。他们探究了 Rg3-CNT 对 PD-1/PD-L1 信号通路及 TNBC 进展的影响[92]。Badea 等报道了一种多壁碳纳米管作为顺铂在乳腺癌治疗中的载体的相关技术[93]。

10. 病毒样颗粒：一种新型纳米囊泡

这些纳米制剂具有产生强烈免疫应答的巨大潜力，因为这些体系具备最优的尺寸范围、颗粒性质、强大的内在佐剂潜能。AX09 是一种基于病毒样颗粒的疫苗，目前已获批准用于传染性感染和癌症相关病原体。然而，迄今为止，尚无针对癌症抗原的 VLP 获准用于临床[94]。

Rolih 等设计了一种基于 VLP 的疫苗（AX09），用于抑制新转移灶的形成，并最终延长癌症患者的生存期。他们开发了噬菌体 MS2 VLP 来展示 xCT 的细胞外环。据报道，该蛋白水平的升高与 TNBC 有关，这与患者的低生存率相关。他们观察到基于抗体的反应显示出对 xCT 作用的抑制，以及转移灶形成的减少[95]。

Bolli 等开发了基于 VLP（AX09–0M6）的免疫疗法以靶向 xCT。这种纳米制剂产生了针对 xCT 的强烈抗体反应，包括更高水平的 IgG2a。从经 VLP 处理的小鼠中分离出与肿瘤球相关的 IgG 抗体，抑制了 xCT 活性，并减少了乳腺癌干细胞的生长和再生。所开发的纳米制剂的施用显著阻碍了肿瘤和肺转移的生长[96]。

11. 脂质体

这些主要被用作理想的药物载体系统，即微米和纳米级的胶体多层囊泡。它们包含被脂质成分所包裹的水相部分。由于脂质体与细胞膜相似，能够添加多种物质，并且具有生物相容性，能提高药物的生物利用度，具备出色的生物降解性，因而具有诸多优势。

George 等开发了负载蒽醌的脂质体，以提高 TNBC 治疗的效率和安全性。他们研发了新型蒽醌衍生物的聚乙二醇（polyethylene glycol，PEG）修饰脂质体制剂（LipoRV），对多种 TNBC 细胞系产生了有效的作用。在异种移植动物模型中，脂质体配方清除了癌细胞，展现出良好的安全性和有效性，并且对生化标志物没有不利影响[97]。

Albakr 等开发了一种阳离子纳米脂质体，并对其在 TNBC 治疗中的功效进行了研究。所开发的纳米脂质体能够充当 miR-1296 的载体[98]。

Ding 等设计了基于壳聚糖寡糖的脂质体，其中包含光克洛（photochlor，HPPH）和依伏磷酰胺作为缺氧激活前药。他们报道称，在研究期间，所开发的脂质体制剂展现出了比其他单一疗法组显著更优的抗癌活性[99]。

De Vita 等构建了一种创新的细胞外基质靶向策略，将基于脂质的纳米粒子与赖氨酰氧化酶 1（LOX）化学结合。体内研究结果表明，与负载表柔比星的纳米粒子和纯表柔比星相比，其具有更长的存续时间、更低的细胞毒性及更高的生物相容性[100]。

（四）用于 TNBC 治疗且处于临床试验阶段的疫苗

在过去 20 年间，由于特定的技术进步，大多数癌症疫苗（cancer vaccine，CV）疗效欠佳，这致使积极免疫疗法得以演进，最终又因 2019 年的新冠疫情而得以加强。如图 9–4 所示，基于基因和病毒载体的平台正逐渐成为癌症疫苗的热门靶点[101]。

1. 肽疫苗

PVX-410（PVX，OncoPep）是一种创新的四肽 HLA-A2 抑制疫苗，由 X 盒结合蛋白 1、2 种剪

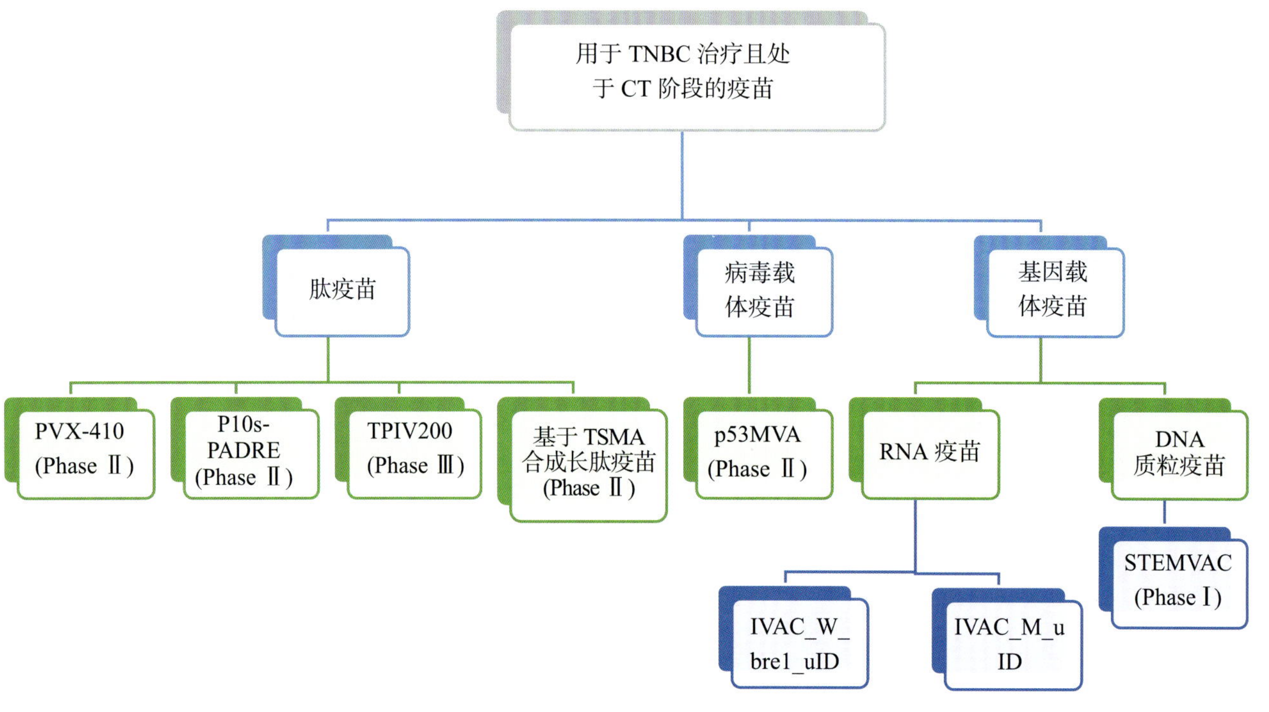

▲ 图 9–4　针对 TNBC 治疗的 CT 指导下的各种疫苗示意

接变体、多配体蛋白聚糖 –1（syndecan-1，CD138）和细胞表面糖蛋白 SLAM7（CD319）作为抗原组成，这些在 TNBC 中通常过度表达。该疫苗正在进行临床试验（Ⅱ期）[94, 102]。P10s-PADRE 是另一种疫苗，由碳水化合物模拟肽 P10s 与泛 HLA-DR 结合表位（pan HLA-DR-binding epitope，PADRE）肽融合而成，具有免疫佐剂和抗癌潜力。Montanide ISA 51 VG 与该疫苗一起使用[103]。该疫苗在早期 TNBC 治疗中正在进行临床试验（Ⅱ期）。

TPIV 200 是一种由 FR-α 的五个片段构成的五价表位疫苗，能够激发 $CD4^+$ 和 $CD8^+$ 免疫应答[104]。此疫苗针对早期 TNBC 患者正处于临床试验（Ⅲ期）阶段。在Ⅰ期研究中，该疫苗展现出无不良反应的特征，其中最严重的不良事件（Ⅱ级）为淋巴细胞减少、中性粒细胞减少、注射部位反应[105]。

基于 TSMA 的合成多肽疫苗正处于针对转移性 TNBC 新抗原的Ⅱ期临床试验阶段。Galinpepimut-S 是另一种新疫苗，由 Wilms 肿瘤基因蛋白的四个肽链组成[106]。此疫苗正与帕博利珠单抗联合进行Ⅱ期临床试验。

2. 病毒载体疫苗

p53MVA 是一种基于病毒载体的疫苗，其包含已被设计用于表达野生型 *TP53* 转基因（p53MVA）的 MVA 病毒，以此作为一种免疫治疗方法。为了评估此疫苗与帕博利珠单抗联合使用的安全性和耐受性特征，设计了Ⅰ期临床试验[107]。

3. 基因载体疫苗

IVAC_W_bre1_uID 和 IVAC_M_uID 疫苗属于 RNA 类疫苗，旨在针对 TAA（IVAC_W_bre1_uID）基因。这种疫苗包含按需 RNA 制造，以针对多达 20 种源自突变表位的个体癌症新抗原（IVAC_M_uID）[101]。

STEMVAC 是一种基于 DNA 质粒的疫苗，适用于 HER2 阴性 BC 的Ⅲ～Ⅳ期。数据表明，在进展性 BC 中，针对 8 种 BCSC 蛋白的体液免疫反应得到改善，并提示自身抗体与更严重的疾病存在关联。该疫苗正处于Ⅰ期临床试验阶段[108]。

（五）FDA 批准的临床研究

2020 年 11 月，基于 KEYNOTE-355 试验，FDA 批准了帕博利珠单抗（Keytruda®）的加速授权，将其作为化疗的辅助药物用于 TNBC 的治疗[109]。

FDA 批准使用 GeparNUEVO，它是度伐利尤单抗与蒽环类和紫杉烷类化疗药物的组合。该临床试验的结果表明，此产品显著提高了早期 TNBC 患者的生存率[110]。

2021 年 4 月，FDA 也批准了戈沙妥珠单抗（Trodelvy®，拓达维）用于转移性 TNBC 患者。该产品基于拓扑异构酶 –Ⅰ抑制药 SN-38 与抗 Trop-2 抗体相结合的抗体 – 耦联药物[111]。

在 CREATE-X 的另一项试验中，据报道，对于 HER2 阴性的 TNBC 患者，在新辅助化疗和手术后使用辅助卡培他滨也是有效且安全的[112]。

此外，对于这些新型平台，脂质体可被用作多种疫苗的载体。

（六）TNBC 治疗现状

当前，由于缺乏针对 TNBC 的有效治疗方法，TNBC 患者的治疗选择相当有限。对于早期 TNBC，以蒽环类和紫杉烷类为基础的化疗是可用的全身性治疗方案。但药物耐药性在 TNBC 及其他类型的肿瘤中都是最为突出的问题。所幸的是，针对 TNBC 患者的各种基于靶点的治疗方法正在研究之中。对于 BRCA1 和 2 突变体，PARP 抑制药已获 FDA 批准。包括 PI3K、AKT、EGFR 和血管生成抑制药在内的多种其他抑制药，在 TNBC 的治疗中作为靶向疗法可能具有极高的有效性。大约 90% 的对化疗耐药的 TNBC 患者的通路存在变异，其中众多靶向药物目前正在进行临床试验。

近来，免疫检查点抑制药联合化疗的免疫疗法已获 FDA 和 EMA 批准用于其治疗[113]。

（七）基于纳米制剂治疗 TNBC 的最新专利

谷歌专利、美国专利商标局（United States Patent and Trademark Office，USPTO）、Escapenet

等众多平台被用作专利搜索的搜索引擎，以下是所收集和总结的数据。

Lieberman 等获得了一项与乳腺癌治疗相关的方法及组合物的专利，使用了适体 –siRNA 嵌合体分子。其包含与上皮细胞黏附分子（epithelial cell adhesion molecule，EpCAM）结合的适体球和抑制 Polo 样激酶 1（Plk1）的抑制性核酸结构域。它能够精准地阻止基底型乳腺癌细胞的增殖[114]。

Adimule 等获得了一项单分子 NP 的专利，用于高效输送抑制癌细胞生存 / 生长所需基因表达的 RNA。单分子 NP 的核心可能是一种树状大分子，包括具有 3～7 代聚酯的聚氨基胺（poly amidoamine，PAMAM）树状大分子。该专利组合物可开发用于胃肠外、直肠、鼻腔、阴道和植入给药途径[115]。

Kim 等发明了一种适用于向 Fn14 阳性肿瘤输送治疗、成像及其他制剂的纳米粒子输送系统。他们使用了具有低分子量聚乙二醇涂层的含聚乳酸 – 羟基乙酸共聚物（PLGA）的纳米粒子来封装紫杉醇。对纳米粒子表面进行了修饰，以使纳米粒子能够靶向 Fn14 阳性的 TNBC 肿瘤细胞，并防止与肿瘤细胞外基质（extracellular matrix，ECM）的非特异性结合。他们评估了这些装载有 PTX 的纳米粒子对 TNBC 肿瘤生长的抑制作用。

所发明的纳米粒子旨在克服有效治疗原发性和转移性脑癌及乳腺癌的特定障碍，如肿瘤异质性、缺乏有效的原发性和转移性肿瘤特异性药物靶点、向健康组织的脱靶递送，以及无法向肿瘤微环境中递送足量的治疗药物或其他制剂[116]。

Stafford 等发明了对叶酸受体 α（FOLR1）具有结合特异性的抗体耦联物的组合物及方法，以用于治疗 TNBC、卵巢癌和子宫内膜癌[117]。

Adimule 等发明了基于聚苹果酸的纳米生物聚合物的组合物。所发明的制剂适用于静脉给药。在该发明中，聚 β-L– 苹果酸［poly（β-l-malic acid），PMLA］的纳米生物聚合物耦联物与包含吗啉代反义寡核苷酸、针对肿瘤细胞中癌蛋白的 siRNA/ 抗体、针对转铁蛋白受体蛋白的抗体的分子模块共价结合[115]。

Glackin 等发明了一种基于 siRNA 的 TWIST1 沉默方法，采用修饰的 PAMAM 树枝状大分子复合物来降低 BC 细胞的转移。其研究结果显示，TNBC 细胞有可能摄取所开发的树枝状大分子复合物，从而实现对 TWIST1 和 EMT 相关基因的靶向作用。他们得出结论，所开发的树枝状大分子可作为 TNBC 患者的有效辅助治疗手段[118]。

Nandi 等研发了用于 TNBC 细胞成像的基于聚苹果酸的纳米耦联物。其包含基于聚苹果酸的分子框架、Gd-DOTA（成像分子）和西妥昔单抗（靶向模块）。这些纳米耦联物在针对不同类型癌症的靶向和区分方面具有潜力[119]。

二、挑战

纳米制剂所面临的关键挑战在于从临床前研究到临床应用的转化、药学方面的障碍（放大生产、安全性 / 毒性、生物相容性）、生物学方面的障碍，以及监管和行业方面的障碍。

三、转移性三阴性乳腺癌的治疗展望

在各个领域的新颖创新，特别是在纳米技术、免疫学、分子生物学、计算机系统方面的创新，将有助于临床医生进行更早且更精准的诊断，这将有助于实现个性化治疗。当下，众多研究人员正聚焦于微流体学和纳米流体学，以了解癌症的动态进程，并探究肿瘤微环境中的信号现象。以下将探讨一些有关 TNBC 治疗的未来展望。

（一）新辅助治疗模式

癌症患者的基因组数据促成了新的针对特定分子驱动因子的靶向治疗和治疗管理策略的发展。鉴于此，新辅助治疗模式是用于探索和创新 TNBC 研究策略的一个新颖平台。它或许是药物研发、创新、生物标志物验证、药物耐药机制识别的一个重要平台[120]。

（二）体内基因筛选

基于 TNBC 的临床前小鼠模型数据，在对包含约 20 000 个基因的整个人类基因组进行筛选后，已鉴定出约 150 个负责诱导和抑制肿瘤形成的基因。基因编辑方法 CRISPR/Cas9 得以应用，通过基因敲除过程对基因进行单独切割。迄今为止，在全基因组范围内进行的体内遗传筛选研究极为有限。

（三）TNBC 有效药物的鉴定

迄今为止，已确认有两条主要途径参与肿瘤形成的调节。据报道，在 TNBC 中，致癌信号通路（mTOR）被激活，而肿瘤抑制通路（HIPPO）受到抑制。这就是 TNBC 如此致命且具侵袭性的原因。据推测，确定能够抑制 mTOR 通路并辅助 HIPPO 通路的现有药物，将有助于 TNBC 的治疗。

（四）药物协同作用可使肿瘤几乎消退

在一项研究中，科学家们观察到，维替泊芬通过细胞凋亡诱导细胞死亡，而 Torin1 则借助巨胞饮作用诱导细胞死亡。研究发现，当这两种药物同时使用时，Torin1 利用这一机制有利于维替泊芬进入肿瘤细胞。这导致后期细胞凋亡影响的增加。正是这种协同机制使得两种药物能够有效地遏制肿瘤的发展[1]。

结论

TNBC 先进疗法的发展是时代的迫切需求。当前研究的目标在于制定并实施相关策略，以提高生物利用度，增强靶点特异性，降低全身毒性，并提升 FDA 批准的治疗方案的疗效。大量的化疗药物水溶性欠佳。故而，对于肠胃外给药，需要专门的纳米级给药载体（如纳米粒子、量子点、脂质体、纳米结构脂质载体、树枝状大分子、纳米共轭物、胶束等）。为使纳米制剂药物能够靶向特定部位，人们投入了大量精力进行研发，但这些努力取得的成功尚不充分。尽管在诸多领域仍需改进这些治疗策略并进一步验证其有效性，但这些疗法在 TNBC 治疗方面前景广阔。简而言之，基于纳米技术的 TNBC 分子疗法或许能够通过多种模式得以实现。

纳米制剂对 TNBC 具有疗效，原因在于它们克服了现行细胞毒性疗法的局限性。然而，这些进展仍处于初期阶段。除了手术和放疗，包括蒽环类和紫杉烷类在内的非特异性研发的抗癌药物是目前 TNBC 治疗的可用方案。TNBC 治疗的主要问题在于缺乏有效且安全的治疗手段。此领域内正在开展各种研究和临床试验。除此之外，若干靶向药物递送系统正在研发，以将药物递送至特定组织。

当前，仅有为数不多的经 FDA 批准的针对 TNBC 的靶向疗法正在开展临床试验。这些正在进行的临床试验正在探究应对各类 TNBC 分子变异的单一/组合疗法的有效性。为发现 TNBC 的新靶点，以及确定每位患者的分子图谱（这将有助于在基因组层面识别突变），需要付出更多努力。这将有益于 TNBC 更具个性化的治疗。目前，FDA 仅批准 PARP 抑制药用于存在 *BRCA1/2* 突变的 TNBC 患者，以及批准阿替利珠单抗用于 PD-L1$^+$ 癌症。新型靶向疗法为 TNBC 的治疗带来了期待[121]。然而，基于当前临床试验的数据，组合疗法在未来不久将被纳入 TNBC 治疗范例[122]。高生产成本、生物分布的变化、高责任风险是转化至临床实践的主要难题。

尽管在 TNBC 治疗方面面临的挑战不断增加，但可以设想，在不久的将来，将会有若干用于识别新型信号通路精准抑制剂的努力成果出现，并且会启动新的临床试验来分析这些新颖、有潜力的抗癌药物。有助于 TNBC 治疗决策的特定生物标志物尚未被发现。

application as EGFET pH sensor. *Electroanalysis* 33 (3): 579–590.

[67] Adimule, V., Nandi, S.S., Yallur, B.C., and Shaikh, N. (2021). CNT/grapheneassisted flexible thin-film preparation for stretchable electronics and superconductors. In: *Sensors for Stretchable Electronics in Nanotechnology* (ed. P. Kaushik), 89–103. CRC Press.

[68] Vyas, D., Lopez-Hisijos, N., Gandhi, S. et al. (2015). Doxorubicin-hyaluronan conjugated super-paramagnetic iron oxide nanoparticles (DOX-HA-SPION) enhanced cytoplasmic uptake of doxorubicin and modulated apoptosis, Il-6 release and NF-kappab activity in human MDA-MB-231 breast cancer cells. *J. Nanosci. Nanotechnol.* 15 (9): 6413–6422. https://doi.org/10.1166/jnn.2015.10834.

[69] Adimule, V., Yallur, B.C., and Sharma, K. (2022). Studies on crystal structure, morphology, optical and photoluminescence properties of flake-like Sb doped Y_2O_3 nanostructures. *J. Opt.* 51: 173–183. https://doi.org/10.1007/s12596-021-00746-3.

[70] Devi, S., Kumar, M., Tiwari, A. et al. (2022). Quantum dots: an emerging approach for cancer therapy. *Front. Mater.* 8: 798440. https://doi.org/10.3389/ fmats.2021.798440.

[71] Zheng, H.M., Chen, C., Wu, X.H. et al. (2016). Quantum dot-based in situ simultaneous molecular imaging and quantitative analysis of EGFR and collagen IV and identification of their prognostic value in triple-negative breast cancer. *Tumour Biol.* 37 (2): 2509–2518. https://doi.org/10.1007/s13277-015-4079-6.

[72] Adimule, V., Nandi, S.S., Yallur, B.C. et al. (2021). Optical structural and photoluminescence properties of Gd_xSrO: CdO nanostructures synthesized by co precipitation method. *J. Fluoresc.* 31 (2): 487–499.

[73] Adimule, V., Yallur, B.C., Bhowmik, D., and Gowda, A.H.J. (2021). Morphology structural and photoluminescence properties of shaping triple semiconductor Y_xCoO: ZrO_2 nanostructures. *J. Mater. Sci. Mater. Electron.* 32 (9): 2164–12181.

[74] Kim, M.W., Jeong, H.Y., Kang, S.J. et al. (2019). Anti-EGF receptor aptamer-guided co-delivery of anti-cancer siRNAs and quantum dots for theranostics of triplenegative breast cancer. *Theranostics* 9 (3): 837–852. https://doi.org/10.7150/ thno.30228.

[75] Cui, X., Deng, X., Liang, Z. et al. (2021). Multicomponent-assembled nanodiamond hybrids for targeted and imaging guided triple-negative breast cancer therapy via a ternary collaborative strategy. *Biomater. Sci.* 9 (10): 3838–3850. https://doi .org/10.1039/d1bm00283j.

[76] Liao, W.S., Ho, Y., Lin, Y.W. et al. (2019). Targeting EGFR of triple-negative breast cancer enhances the therapeutic efficacy of paclitaxel- and cetuximab-conjugated nanodiamond nanocomposite. *Acta Biomater.* 86: 395–405. https://doi .org/10.1016/j.actbio.2019.01.025.

[77] Zhang, X.Q., Lam, R., Xu, X. et al. (2011). Multimodal nanodiamond drug delivery carriers for selective targeting, imaging, and enhanced chemotherapeutic efficacy. *Adv. Mater.* 23 (41): 4770–4775. https://doi.org/10.1002/adma.201102263.

[78] Fudala, R., Raut, S., Maliwal, B.P. et al. (2014). FRET enhanced fluorescent nanodiamonds. *Curr. Pharm. Biotechnol.* 14 (13): 1127–1133. https://doi.org/10 .2174/1389201014131406051107 11.

[79] Arias, L.S., Pessan, J.P., Vieira, A.P.M. et al. (2018). Iron oxide nanoparticles for biomedical applications: a perspective on synthesis, drugs, antimicrobial activity, and toxicity. *Antibiotics (Basel)* 7 (2): 46. https://doi.org/10.3390/antibiotics7020046.

[80] Jeevanandam, J., Barhoum, A., Chan, Y.S. et al. (2018). Review on nanoparticles and nanostructured materials: history, sources, toxicity and regulations. *Beilstein J. Nanotechnol.* 9: 1050–1074. https://doi.org/10.3762/bjnano.9.98.

[81] Li, L., Chen, L., Huang, L. et al. (2021). Biodegradable mesoporous manganese carbonate nanocomposites for LED light-driven cancer therapy via enhancing photodynamic therapy and attenuating survivin expression. *J. Nanobiotechnol.* 19 (1): 310. https://doi.org/10.1186/s12951-021-01057-2.

[82] Ayala-Orozco, C., Urban, C., Bishnoi, S. et al. (2014). Sub-100 nm gold nanomatryoshkas improve photo-thermal therapy efficacy in large and highly aggressive triple negative breast tumors. *J. Controlled Release* 191: 90–97. https://doi.org/10.1016/j.jconrel.2014.07.038.

[83] Castelli, R., Ibarra, M., Faccio, R. et al. (2021). T908 polymeric micelles improved the uptake of sgc8-c aptamer probe in tumor-bearing mice: a co-association study between the probe and preformed nanostructures. *Pharmaceuticals (Basel)* 15 (1): 15. https://doi.org/10.3390/ph15010015.

[84] Biancacci, I., Sun, Q., Möckel, D. et al. (2020). Optical imaging of the whole-body to cellular biodistribution of clinical-stage PEG-b-pHPMA-based core-crosslinked polymeric micelles. *J. Controlled Release* 328: 805–816. https://doi.org/10.1016/j .jconrel.2020.09.046.

[85] Kutlehria, S., Behl, G., Patel, K. et al. (2018). Cholecalciferol-PEG conjugate based nanomicelles of doxorubicin for treatment of triple-negative breast cancer. *AAPS PharmSciTech.* 19 (2): 792–802. https://doi.org/10.1208/s12249-017-0885-z.

[86] Paulmurugan, R., Bhethanabotla, R., Mishra, K. et al. (2016). Folate receptortargeted polymeric micellar nanocarriers for delivery of orlistat as a repurposed drug against triple-negative breast cancer. *Mol. Cancer Ther.* 15 (2): 221–231. https://doi.org/10.1158/1535-7163. MCT-15-0579.

[87] Adimule, V., Yallur, B.C., and Bhowmik, D. (2021). Morphology, structural and photoluminescence properties of shaping triple semiconductor Y_xCoO:ZrO_2 nanostructures. *J. Mater. Sci. Mater. Electron.* 32: 12164–12181. https://doi .org/10.1007/s10854-021-05845-2.

[88] Zhang, L., Varma, N.R., Gang, Z.Z. et al. (2016). Targeting triple negative breast cancer with a small-sized paramagnetic nanoparticle. *J. Nanomed. Nanotechnol.* 7 (5): 404. https://doi.org/10.4172/2157-7439.1000404.

[89] Finlay, J., Roberts, C.M., Lowe, G. et al. (2015). RNA-based TWIST1 inhibition via dendrimer complex to reduce breast cancer cell metastasis. *Biomed. Res. Int.* 2015: 382745. https://doi.org/10.1155/2015/382745.

[90] Cao, Y. and Luo, Y. (2019). Pharmacological and toxicological aspects of carbon nanotubes (CNTs) to vascular system: a review. *Toxicol. Appl. Pharmacol.* 385: 114801. https://doi.org/10.1016/j.taap.2019.114801.

[91] Adimule, V., Revaigh, M.G., and Adarsha, H.J. (2020). Synthesis and fabrication of Y-doped ZnO nanoparticles and their application as a gas sensor for the detection of ammonia. *J. Mater. Eng. Perform.* 29: 4586–4596. https://doi.org/10.1007/ s11665-020-04979-4.

[92] Luo, X., Wang, H., and Ji, D. (2021). Carbon nanotubes (CNT)-loaded ginsenosides Rb3 suppresses the PD-1/PD-L1 pathway in triple-negative breast cancer. *Aging (Albany NY)* 13 (13): 17177–17189. https://doi.org/10.18632/aging.203131.

[93] Badea, M.A., Prodana, M., Dinischiotu, A. et al. (2018). Cisplatin loaded multiwalled carbon nanotubes induce resistance in triple negative breast cancer cells. *Pharmaceutics* 10 (4): 228. https://doi.org/10.3390/pharmaceutics10040228.

[94] Adimule, V., Kerur, S.S., and Chinnam, S. (2022). Guar Gum and its nanocomposites as prospective materials for miscellaneous applications: a short review. *Top. Catal.* https://doi.org/10.1007/s11244-022-01587-5.

[95] Rolih, V., Caldeira, J., Bolli, E. et al. (2020). Development of a VLP-based vaccine displaying an xCT extracellular domain for the treatment of metastatic breast cancer. *Cancers (Basel)* 12 (6): 1492. https://doi.org/10.3390/cancers12061492.

[96] Bolli, E., O'Rourke, J.P., Conti, L. et al. (2017). A virus-like-particle immunotherapy targeting epitope-specific anti-xCT expressed on cancer stem cell inhibits the progression of metastatic cancer in vivo. *Oncoimmunology* 7 (3): e1408746. https://doi.org/10.1080/2162402X.2017.1408746.

[97] George, T.A., Chen, M.M., Czosseck, A. et al. (2021). Liposome-encapsulated anthraquinone improves efficacy and safety in triple negative breast cancer. *J. Controlled Release* 342: 31–43. https://doi.org/10.1016/j.jconrel.2021.12.001.

[98] Albakr, L., Alqahtani, F.Y., Aleanizy, F.S. et al. (2021). Improved delivery of miR-1296 loaded cationic nanoliposomes for effective suppression of triple negative breast cancer. *Saudi Pharm J.* 29 (5): 446–455. https://doi.org/10.1016/j .jsps.2021.04.007.

[99] Ding, Y., Yang, R., Yu, W. et al. (2021). Chitosan oligosaccharide decorated liposomes combined with TH302 for photodynamic therapy in triple negative breast cancer. *J. Nanobiotechnol.* 19 (1): 147. https://doi.org/10.1186/ s12951-021-00891-8.

[100] De Vita, A., Liverani, C., Molinaro, R. et al. (2021). Lysyl oxidase engineered lipid nanovesicles for the treatment of triple negative breast cancer. *Sci. Rep.* 11 (1): 5107. https://doi.org/10.1038/s41598-021-84492-3.

[101] Corti, C., Giachetti, P.P.M.B., Eggermont, A.M.M. et al. (2022). Therapeutic vaccines for breast cancer: has the time finally come? *Eur. J. Cancer* 160: 150–174. https://doi.org/10.1016/j.ejca.2021.10.027.

[102] Criscitiello, C., Corti, C., Pravettoni, G., and Curigliano, G. (2021). Managing side effects of immune checkpoint inhibitors in breast cancer. *Crit. Rev. Oncol Hematol.* 162: 103354.

[103] Hutchins, L.F., Makhoul, I., Emanuel, P.D. et al. (2017). Targeting tumor associated carbohydrate antigens: a phase I study of a carbohydrate mimeticpeptide vaccine in stage IV breast cancer subjects. *Oncotarget* 8 (58): 99161e78.

[104] Norton, N., Youssef, B., and Hillman, D.W. (2020). Folate receptor alpha expression associates with improved disease-free survival in triple negative breast cancer patients. *NPJ Breast Cancer* 6: 4.

[105] Murtaza Kasi, P., Kalli, K., and Block, M.S. (2015). A phase I trial of the safety and immunogenicity of a multi-epitope folate receptor alpha peptide vaccine used in combination with cyclophosphamide in subjects previously treated for breast or ovarian cancer. *J. Clin. Oncol.* 33 (15): e14028–e14028.

[106] Jain, A.G., Talati, C., and Pinilla-Ibarz, J. (2021). Galinpepimut-S (GPS): an investigational agent for the treatment of acute myeloid leukemia. *Expert Opin. Invest. Drugs* 30 (6): 595–601.

[107] Chung, V.M., Kos, F., Hardwick, N. et al. (2018). A phase 1 study of p53MVA vaccine in combination with pembrolizumab. *J. Clin. Oncol.* 36 (5): 206.

[108] Nandi, S.S., Suryavanshi, A., Adimule, V., and Maradur, S.R. (2020). Semiconductor current-voltage characteristics of some novel perovskite ionic nanocomposites of $Sr_{0.5}$, $Cu_{0.4}$, $Y_{0.1}$ and $Sr_{0.5}$, $Mn_{0.5}$ and their electronic sensor applications. *AIP Conf. Proc.* 2274: 020006. https://doi.org/10.1063/5.0022453.

[109] (2020). FDA grants accelerated approval to pembrolizumab for locally recurrent unresectable or metastatic triple-negative breast cancer. https://www.fda.gov/ drugs/drug-approvals-and-databases/fda-grants-accelerated-approval-pembrolizumab-locally-recurrent-unresectable-or-metastatic-triple.

[110] Loibl, S., Schneeweiss, A., and Huober, J. (2021). Durvalumab improves long-term outcome in TNBC: Results from the phase II randomized GeparNUEVO study investigating neodjuvant durvalumab in addition to an anthracycline/taxane based neoadjuvant chemotherapy in early triple-negative breast cancer (TNBC). *J. Clin. Oncol.* 39: 506.

[111] (2021). FDA grants regular approval to sacituzumab govitecan for triple-negative breast cancer. https://www.fda.gov/drugs/resources-information-approved-drugs/ fda-grants-regular-approval-sacituzumab-govitecan-triple-negative-breast-cancer.

[112] Maya Pai, M., Yallur, B.C., and Batakurki, S.R. (2022). Synthesis and catalytic activity of heterogenous hybrid nanocatalyst of copper/palladium MOF, RIT 62-Cu/Pd for stille polycondensation of thieno[2,3-b]pyrrol-5-one derivatives. *Top. Catal.* https://doi.org/10.1007/s11244-022-01618-1.

[113] Ehmsen, S. and Ditzel, H.J. (2021). Signaling pathways essential for triple-negative breast cancer stem-like cells. *Stem Cells* 39 (2): 133–143. https://doi.org/10.1002/ stem.3301.

[114] Lieberman, J., Gilboa-Geffen, A., and Wheeler, L.A. (2021). Methods and compositions for the treatment of cancer. US Patent 11,180,762.

[115] Adimule, V., Medapa, S., Rao, P.K., and Kumar, L.S. (2014). Synthesis of Schiff bases of 5-[5-(4-fluorophenyl) thiophen-2-yl]-1, 3, 4-thiadiazol-2-amine and its anticancer activity. *Int. J. Adv. Pharm. Sci.* 5 (1): 1761–1768.

[116] Adimule, V., Nandi, S.S., and Adarsha, H.J. (2021). A facile synthesis of Cr doped WO_3 nanostructures study of their current-voltage power dissipation and impedance properties of thin films. *J. Nano Res.* 67: 33–42.

[117] Stafford, R., Yam, A., Li, X. et al. (2020). Anti-folate receptor antibody conjugates, compositions comprising anti-folate receptor antibody conjugates, and methods of making and using anti-folate receptor antibody conjugates. US Patent 10,596,270.

[118] Glackin, C.A., Rossi, J., Zink, J.I. et al. (2020). Twist signaling inhibitor compositions and methods of using the same. US Patent 10,519,442.

[119] Nandi, S.S., Suryavanshi, A., Adimule, V., and Yallur, B.C. (2020). Super capacitor characteristics of novel rare earth perovskite nanomaterials of $Sr_{0.5}$, $Cu_{0.4}$, $Y_{0.1}$. *AIP Conf. Proc.* 2274: 020007. https://doi.org/10.1063/5.0022454.

[120] Adimule, V., Nandi, S.S., and Gowda, A.H.J. (2021). Enhanced power conversion efficiency of the P3BT (poly-3-butyl thiophene) doped nanocomposites of $GdTiO_3$ as working electrode. In: *Techno-Societal 2020* (ed. P.M. Pawar, R. Balasubramaniam, B.P. Ronge, et al.), 55–68. Cham: Springer.

[121] Adimule, V., Yallur, B.C., Batakurki, S.R., and Gowda, A.H.J. (2021). Microwave assisted synthesis of Cr doped Gd_2O_3 nanostructures and investigation on morphology optical photoluminescence properties. *Nanosci. Technol. An Int. J.* https://doi.org/10.1615/NanoSciTechnolIntJ.2021039643.

[122] Adimule, V., Nandi, S.S., Yallur, B.C. et al. (2021). Enhanced photoluminescence properties of $Gd_{(x-1)}$ Sr_xO: CdO nanocores and their study of optical structural and morphological characteristics. *Mater. Today Chem.* 20: 00438.

第 10 章　激素受体阳性乳腺癌发生及治疗
Etiology and Therapy of Hormone Receptor-Positive Breast Cancer

Nalini Kurup　Darshana Warekar　著
吕力挺　译

乳腺癌是始于乳房的癌症。它是健康乳腺细胞无法控制的生长，形成一团称为肿瘤的细胞，可能是恶性或良性的。在女性中，乳腺癌仅次于皮肤癌。根据 WHO 概况介绍，2020 年，全球约有 230 万女性被诊断出乳腺癌，其中 68.5 万人死亡。截至 2020 年底的前 5 年中，有 780 万女性患乳腺癌，使其成为世界上最常见的癌症。人类的乳房从胎儿发育的 6 周开始发育，经过 10 个进展阶段。乳房由导管和小叶组成。可以分泌乳汁的腺体是小叶，导管的作用是将乳汁从小叶输送到乳头。成人乳房发育从青春期开端就开始了。激素在乳房的发育中起着至关重要的作用。在乳房发育过程中对乳房有重大影响的激素是雌激素。类固醇激素黄体酮和生长激素也起着调节乳房发育的作用[1]。

当乳腺细胞开始异常生长时，乳腺癌的发展就开始了。这是因为在基因中发生了突变，其功能是调节细胞生长，因此，细胞开始比正常健康细胞发育得更快，并且它们的积累导致形成肿块或肿块。这导致了乳腺癌的发展[2]。

乳腺癌的出现可能发生在乳房的不同区域，如导管、小叶，在某些情况下，还可以出现在两者之间的组织中。WHO 已经承认了大约 20 种形态学上的乳腺癌亚型。乳腺癌可以是浸润性、非浸润性和转移性类型。浸润型是从乳腺和导管开始，并进一步生长到乳腺组织中的类型。它开始扩散到附近的淋巴结[3]。进一步的分类是浸润性导管癌、浸润性小叶癌、导管原位癌等。浸润性导管癌是最普遍的类型，进一步分为管状、髓样、黏液性、乳头状等。基因分析将乳腺癌的类型分为 Luminal A 乳腺癌、Luminal B 乳腺癌、三阴性 / 基底样型乳腺癌、HER2 过表达的乳腺癌和正常样乳腺癌。

非浸润性癌有时也称为癌前病变或原位癌（carcinoma in situ，CIS），意思是“在同一个地方”。它们停在乳房的小叶或乳管内，不会长出乳房[4]。非浸润性癌进一步分为导管原位癌和小叶原位癌[1]。在转移性乳腺癌中，癌细胞开始从乳房扩散到身体的其他部位。乳腺癌细胞可能会扩散到肺、肝、脑和骨骼。症状取决于身体的哪个部位受到影响。第四阶段的乳腺癌也称为转移性乳腺癌[5]。随着对靶向治疗和激素治疗的更多研究，乳腺癌的治疗取得了显著的进展[5]。

一、病因学

激素受体（hormone receptor，HR）阳性乳腺癌是一种激素导致乳房细胞过度生长的类型，这是对激素（尤其是雌激素和孕激素）的反应。

（一）雌激素的作用

雌激素是一组激素，包括雌三醇、雌酮和雌二醇。雌激素由卵巢产生，少量也由位于肾脏顶部的肾上腺和脂肪组织产生[6]。雌激素有助于刺激导管生长，并增加脂肪沉积。受体是雌激素效应的关键介质。ERα 受体有助于介导雌激素效应[7]。

（二）黄体酮激素的作用

黄体酮是女性性激素之一。它是在卵巢的黄体中产生的。在少量时，它也是由胎盘和肾上腺产生。黄体酮激素的主要作用是调节月经和支持女性妊娠[8]。据观察，高黄体酮浓度与乳腺癌风险增加有关。风险比为黄体酮每标准差为 1.16（95%CI 1.00～1.35）[9]。

乳腺癌细胞表达一些蛋白质，这些蛋白质被称为雌激素和孕激素受体。当雌激素和孕激素分别与雌激素和 PR 相互作用时，导致刺激癌细胞的生长。基于此，乳腺癌也被称为 HR 阳性或 HR 阴性乳腺癌。黄体酮是生殖、月经周期、中枢神经系统、心血管系统、免疫系统、乳腺发育和类固醇生物合成等生理功能的关键组成部分。黄体酮是一种妊娠剂，但它具有更广泛的应用，而不仅仅是妊娠剂。黄体酮是醛固酮、睾酮、皮质醇和雌二醇的前体，醛固酮是性腺激素和非性腺激素，主要负责各种功能，如血压调节、肾脏中钠的转化、男性和女性第二性征的发育、血糖水平的调节[10]。雌激素是一种甾体激素。雌激素是胆固醇代谢、心血管系统、电解质平衡、骨密度调节、皮肤生理学、女性生殖系统和中枢神经系统等各种生理和生物功能的关键组成部分。雌激素在胃肠道中也起着重要作用，并导致各种胃肠道疾病的发展，如结肠癌、消化性溃疡、胃酸综合征和炎症性肠病[11]。

（三）雌激素受体

乳腺癌的一个重要生物标志物是雌激素受体的存在。ER 属于核受体超家族，由 553 个氨基酸组成。ER 分为六个功能不同的域。它包括结构域 A、结构域 B、结构域 C、结构域 D、结构域 E 和结构域 F。结构域 A 和结构域 B 含有 17% 的氨基酸。结构域 C 是中心区域，是 DNA 结合结构域。结构域 D 包含核定位信号，它将结构域 C 与结构域 E（一种多功能羧基末端）连接起来。这也称为配体结合域（ligand-binding domain，LBD）。结构域 E 由 56% 的氨基酸组成。结构域 F 由 18% 的氨基酸组成，位于受体的羧基末端[12]。ERα 和 ERβ 是 ER 的两种亚型。它们由两个不相同的基因加密。女性性激素 17β-E_2 是内质网的配体，在生理状态下介导乳腺导管的分化和生长。

当激素通过细胞膜扩散时，雌激素信号通路激活并与 ER 结合。这些配体 – 受体复合物然后促进基因转录[13]。

激动剂、拮抗剂或混合激动剂 – 拮抗剂的分子可以与 ER 结合。当激动剂分子与该受体结合时，它会发生相关变化。它以二聚体形式与目标基因结合，进而诱导其表达。拮抗剂分子只不过是受体结合位点的激动剂竞争者。最近发现的许多共调节因子可以与 ER 结合，并有助于刺激或抑制靶向基因的激活。

根据临床和实验数据，发现 ER 在乳腺癌发展中起着显著的作用，这就是靶向 ER 已成为乳腺癌的有用治疗策略的原因。内质网也是肽配体的靶标，这反过来又会破坏内质网 /ERP 介导的基因转录[14]。

（四）孕激素受体

对 ER 进行了广泛研究的 Horwitz 和 Mcguire 提出，孕激素受体可能会作为乳房雌激素信号通路功能成分的基准。PR 来自配体激活转录因子的类固醇受体亚组，该亚组是大型核受体超家族的一部分。PR 由 946 个氨基酸组成。PR 有两种亚型，即 PR-A 和 PR-B，它们由同一基因编码。PR 受 E_2 和相关雌激素的约束。在乳腺癌的情况下，PR 是由肿瘤合成的，肿瘤是 ER 相互作用后由雌激素激发的细胞[15]。

PR 是乳腺和子宫内膜组织中孕激素作用的有效和特异性介质。它对于控制乳腺癌发展各个阶段的复杂分化和增殖至关重要。参与 DNA 和激素结合的特定结构域的 PR 复合物。靶组织中 PR 的激活是由受体的磷酸化和二聚化启动的。这反过来又导致与 DNA 上的孕激素反应元件结合。PR 是对乳腺癌反应性的重要生物标志物。ER 阳性乳腺癌中 PR 表达的存在表明对内分泌治疗的反应更好。PR-A 和 PR-B 的比率对内分泌治疗绝对重要[16]。

二、HER2

它是一种跨膜酪氨酸激酶受体，属于 EGFR 家族。它由 Erb B2/HER2-neu 癌基因编码。HER2 或 neu 和 EGFR 相似，氨基酸和 3 个酪氨酸激酶结构域的同源性为 80%[17]。该家族由四种跨膜受体激酶组成，即 HER-1，也称为 EGFR、HER2、HER-3 和 HER-4。在乳腺癌中观察到 HER 家族的活性和表达改变。大约 25% 的乳腺癌显示 HER2 受体过表达。EGFR 在三阴性乳腺癌中高表达[18]。这些受体位于细胞膜上，存在于各种组织中。HER2 受体和 HER 家族负责乳房的正常生长和发育。HER2 表达失调与乳腺癌有关。HER2 受体过表达的机制是由于 HER2 基因的扩增。HER2 基因的这种扩增导致 HER2 受体的过表达并扰乱正常的控制机制，最终导致肿瘤细胞的形成。癌细胞中的 HER2 蛋白水平是正常细胞的 100 倍。在乳腺癌患者中，大约 92% 的病例是由于 HER2 过表达。HER2 现在被认为是新疗法的良好靶点，该疗法对 HER 过表达乳腺癌具有特异性[19]。

三、激素受体乳腺癌下检测到的各种类型的乳腺癌

（一）雌激素受体阳性

这种类型的乳腺癌具有受体，允许它通过使用雌激素发展。抗雌激素治疗（内分泌治疗）可以阻止癌细胞生长[20]。根据雌激素受体蛋白的表达，我们有两种不同类型的雌激素阳性乳腺癌，即“强 ER 阳性和弱 ER 阳性乳腺癌”[21]。基因 RNA 表达进一步将 ER 阳性乳腺癌分为“管腔 A 型和管腔 B 型”。雌激素和 ER 是合成 PR 基因所必需的一种蛋白质编码基因，它是雌激素调节基因[22]。

（二）孕激素受体阳性

这种乳腺癌具有受体，这些受体通过使用称为黄体酮的激素使其能够发展。内分泌治疗可阻断癌细胞的生长[2]。发现黄体酮阳性乳腺癌在 30—50 岁的个体中更为常见。PR 阳性乳腺癌患者表现出更具侵袭性的肿瘤特征，包括阴性淋巴结和更小的肿瘤大小。PR 阳性患者组显示 ERBB2 阳性肿瘤比例高[21]。

（三）激素受体阴性

这种类型的癌症没有激素受体，阻碍体内激素的内分泌疗法不会产生任何效果。它约占所有乳腺癌的 30%。HR 阴性乳腺癌的临床病程更为复杂。HR 阴性肿瘤分化差，复发率高，组织学分级高[23]。

活检或手术后分离乳腺癌细胞，并对其进行检查，以明确它们是否拥有雌激素或 PR 蛋白。雌激素和孕激素与 HR 结合时会刺激癌细胞生长[20]。

由于这些受体是否存在，乳腺癌被归类为 HR 阳性乳腺癌或 HR 阴性乳腺癌。在决定治疗替代方案时，了解 HR 状态至关重要。

受体是存在于细胞内部或细胞表面的蛋白质，可能与血液中的某些化学物质结合。正常乳腺细胞和某些乳腺癌细胞具有雌激素和 PR，这些激素是细胞发育所必需的。乳腺癌细胞中可能存在一种、两种或都不存在这些受体。

在所有浸润性乳腺肿瘤中都应该检查这两种 HR。在活检样本上或在手术切除肿瘤后进行检测。这些接收者中至少有一个存在于几乎 70% 的乳腺肿瘤中。老年女性的比例高于年轻女性。

四、检测

McCarty 等 1985 年提出了 H 分数半定量评分系统。它由以下公式计算[24]。

H 分数 =∑（肿瘤细胞染色百分比 × 对应强度的序数值）

最高可能分数为 300。小于 1 的分数被视为负数。小于 100 的分数被视为弱阳性，介于 101～200 的分数被认为是中等阳性，而介于 201～300 的分数被认为是强阳性的。

Allred 等得出了 Allred 评分，计算公式如下[24]。

Allred 评分 = 比例评分 + 强度评分

结果根据两个分数进行解释，即阳性染色细胞评分（0～5 等级）和肿瘤细胞评分的染色强度（0～3 等级）的比例。这两个分数相加为最终分数。如果最终分数为 0～2，则认为为负，3～8 的分数被视为正[24]。

日本研究人员引入了改良 J 评分。他们只评估了阳性细胞的数量，不考虑染色强度。如果 J 分数为 1～2，则 HR 状态为负值；如果 J 分数为 3，则 HR 状态为阳性。然而，在西方世界，这种方法并不受欢迎[25]。

美国临床肿瘤学会和美国病理学家学会指南于 2010 年公布，以提高乳腺癌免疫组织化学 ER 和 PR 检测的可靠性。

一种称为免疫组织化学的测试现在最常用于确定癌细胞是否具有雌激素和 PR。如果不少于 1% 的测试细胞具有雌激素或 PR，则测试结果将被解释为肿瘤为 HR 阳性。否则为 HR 阴性。

已经确定了几种新的基因分类测试来确定激素状态。

Oncotype Dx 是具有 21 基因特征的分子检测方法之一，其是由 16 个癌症基因和 5 个参考基因组成。这是一种基于反转录酶 – 聚合酶链反应（qRT-PCR）的定量测试，该测试在福尔马林固定的旁分泌包埋组织上进行，产生的分数为 0～100。评分低于 18 分的患者被归类为低疾病复发风险，评分为 18～30 分的患者为中等风险，评分高于 31 分的患者疾病复发风险高[26]。

HR 阳性（或激素阳性）乳腺癌细胞具有雌激素受体或孕激素受体，或两者兼而有之。大约 70% 的乳腺癌是由于这两种受体的表达引起的[27]。

HR 阴性（或激素阴性）乳腺癌既不具有雌激素也不具有 PR。

三阴性乳腺癌细胞不表达雌激素或 PR，也不产生任何或过多的称为 HER2 的蛋白质。

五、治疗

手术、放疗、化疗和激素治疗是乳腺癌治疗的主要手段。激素 / 内分泌治疗对激素受体阳性肿瘤患者非常有益。激素治疗可显著降低乳腺癌的死亡率。激素治疗通常被认为是雌激素受体阳性乳腺癌和非危及生命的晚期疾病患者或不适合联合化疗的老年患者的最佳选择。激素治疗大致可应用于 ER 阳性、PR 阳性、三阴性和 HER2 阳性等乳腺癌亚型①，见图 10–1。

激素疗法通过降低体内雌激素的含量或阻止雌激素附着在乳腺癌细胞上起作用。乳腺癌的激素治疗不应与更年期激素治疗（menopausal hormone therapy，MHT）混淆，它是一种单独使用雌激素或与黄体酮联合治疗以缓解女性更年期症状。这里的激素疗法是用于治疗激素敏感性转移性乳腺癌。

使用的激素疗法的主要类型包括以下几种。

（一）选择性雌激素受体反应调节剂

这些类型的治疗剂通过与乳腺细胞中的 ER 结合来分块乳腺组织中雌激素的作用。他莫昔芬（图 10–2）是用于治疗乳腺癌的首选选择性雌激素受体反应调节药（selective estrogen receptor modulator，SERM）[28]。这些是一类用于预防和治疗乳腺癌和骨质疏松症等疾病的治疗性药物[29]。SERM 常表现出组织选择性活性。它在肝脏、骨骼和心血管组织中起激动剂的作用，而在乳房和脑组织中也起拮抗剂的作用，并且在子宫中显示出混合的激动剂 – 拮抗剂活性，他莫昔芬（图 10–2）、雷洛昔芬、托瑞米芬和几种新的化学治疗药物现在用作 SERM。目前正在开发的新型 SERM 包括 EM-652、LY-353381、GW-5638 和 SP500263，它们具有化学预防的潜力[30]。SERM 通过三种交互机制起作用，它们是通过 ERE 相互作用的差异 ER 表达和基因激活，配体结合时的差异 ER 构象。SERM 诱导受体确认的独特变化，这与目标组织中所需的药

① 译者注：原文如此，但是与通常的认识有不一致性

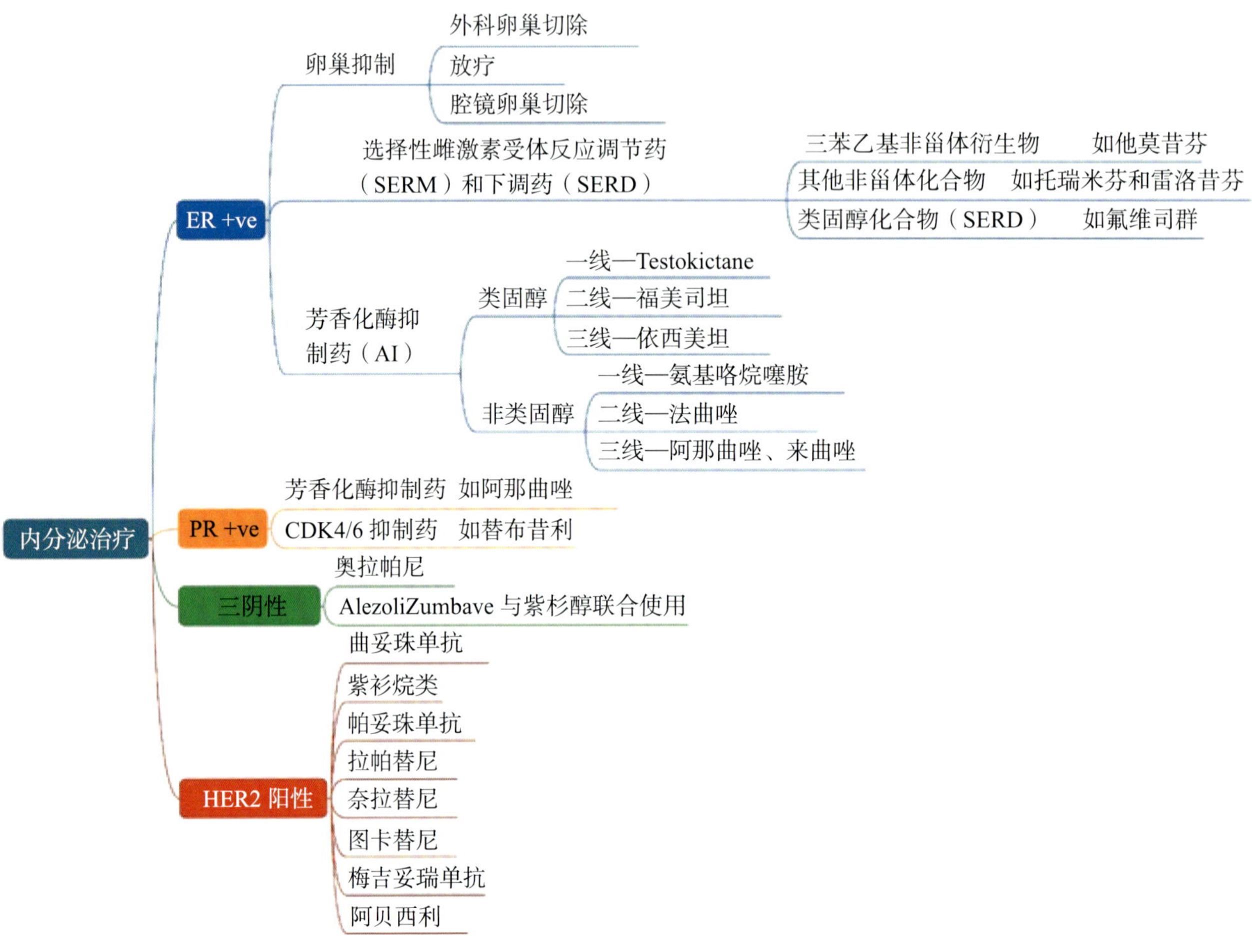

▲ 图 10–1　内分泌治疗药物分类

理作用有关。SERM 堵塞受体上的雌激素结合位点并阻断雌激素的作用，从而阻止雌激素进入 ER[30]。

（二）芳香化酶抑制药

芳香化酶抑制药抑制绝经后女性的雌激素产生。芳香化酶抑制药通过抑制芳香化酶起作用，芳香化酶在体内将睾酮转化为微量的雌激素。芳香化酶抑制药进一步分为甾体和非甾体芳香化酶抑制药。芳香化酶是 CYP19 基因 P450 家族产物的成员。这种酶在卵巢卵泡和胎盘的颗粒细胞中高度表达。甾体芳香化酶抑制药在芳香化酶部分的同一位点不可逆地结合，并被芳香化酶转化为反应性中间体。非甾体芳香化酶抑制药通过碱性氮原子可逆地与酶的血红素基团结合[31]。芳香化酶抑制药包括治疗药物，如阿那曲唑（图 10–3）、依西美坦（图 10–4）和来曲唑（图 10–5）[32]。

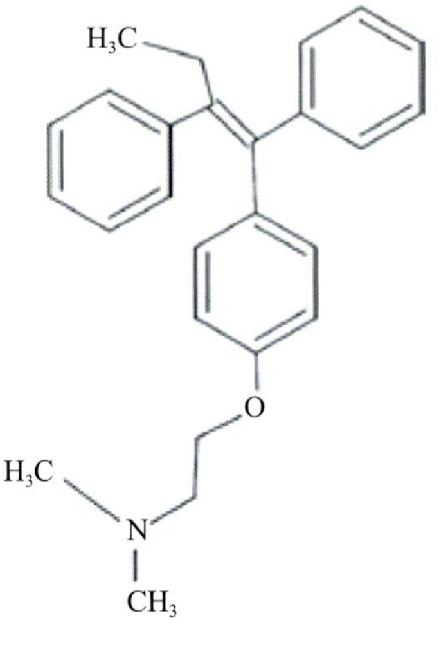

▲ 图 10–2　他莫昔芬的结构

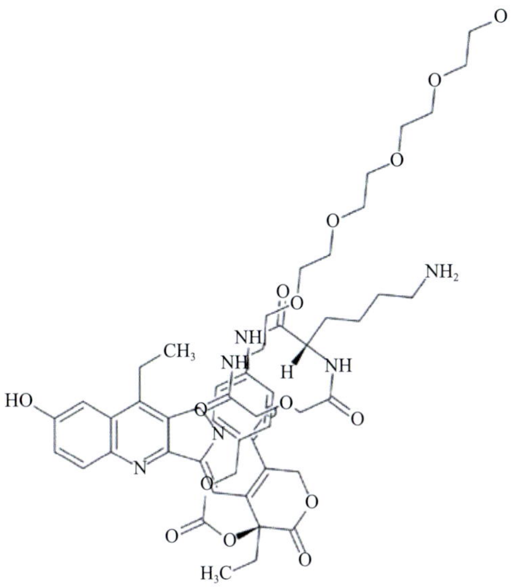

▲ 图 10–3　阿那曲唑的化学结构

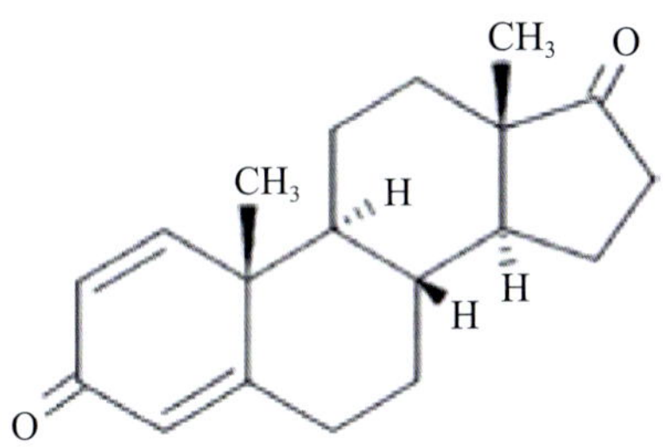

▲ 图 10–4　依西美坦的化学结构

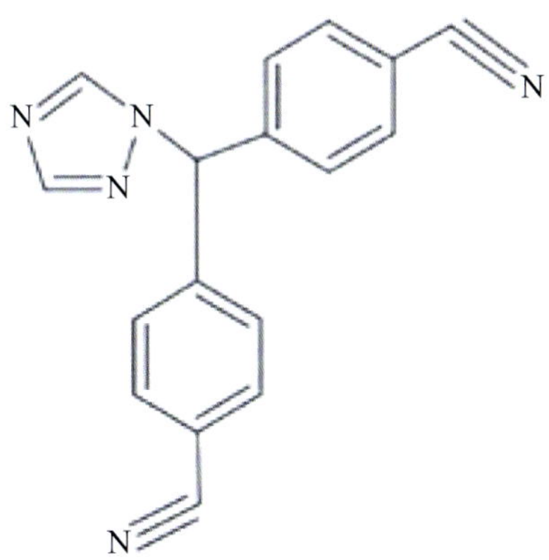

▲ 图 10–5　来曲唑的化学结构

（三）雌激素受体下调药

雌激素受体下调药（estrogen receptor down regulator，ERD）可密封雌激素在乳房组织中的作用。这些在药理活性和分子活性上与选择性 ER 调节药不同。虽然它们都通过抑制雌激素活性产生作用，ERD 表现出明显的下游效应[33]。ERD 通过破坏 ERα 辅助因子相互作用起抗雌激素的作用，并导致细胞中的接收转换。ERD 通常用于对 SERM 耐药的患者[34]。芙仕得（氟维司群）（图 10–6）是首选药物，可用作治疗激素受体阳性乳腺癌检测的绝经后女性的单一疗法。为了改善 ERD 的药理学和药学特性，开发新的 ERD 正在进行中。Willson 等发现的 ERD 新化合物 GW-5638，它包含一个较短的羧基盟友，而不是一个叔氨基侧链[35]。GW-5638 在结构上与 ERα 配体结合结构域相似，因此可以与其结合。其他新的 ERD 包括 GW-7604、ZK-703 和 ZK-253，它们正在开发中，用于治疗乳腺癌[36]。

（四）黄体生成素释放激素药物

促黄体激素释放激素（luteinizing hormone-releasing hormone agent，LHRH）导致卵巢停止工作并停止产生雌激素，下调可用于支持激素受体阳性乳腺癌生长的雌激素量。LHRH 药物包括 LHRH 激动药和拮抗药[37]，如戈舍瑞林（诺雷得）、亮丙瑞林（卢普龙）和曲普瑞林（Trelstar）。

帕博西利（爱博信）（图 10–7）和阿贝西利（唯择）（图 10–8）是另外两种使用的药物，它们

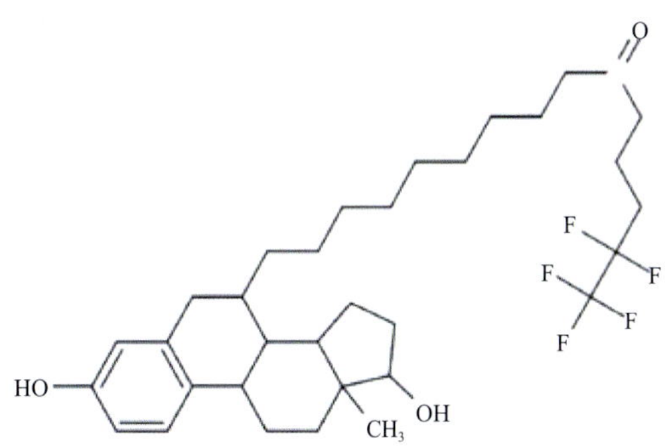

▲ 图 10–6　氟维司群的化学结构

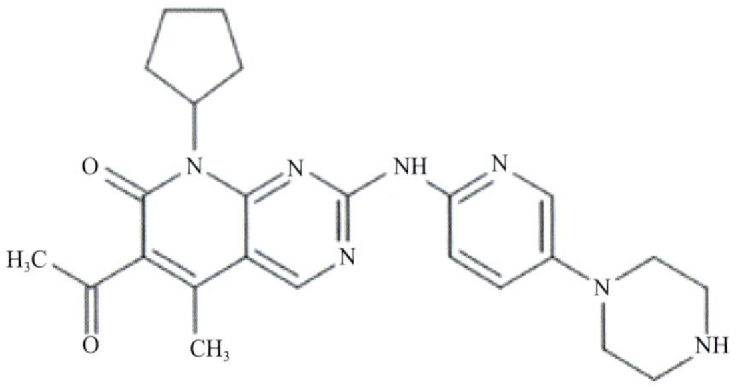

▲ 图 10-7　帕博西利的化学结构

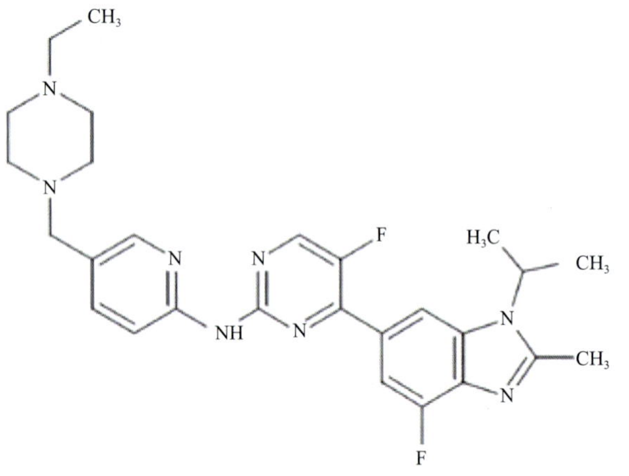

▲ 图 10-8　阿贝西利的化学结构

都阻断两种 CDK（CDK4 和 CDK6），这似乎会促进 HR 阳性乳腺癌细胞的增殖。帕博西利还被授权与氟维司群联合用于治疗绝经后女性的 HR 阳性乳腺癌[28]。

卵巢抑制可以通过卵巢切除术、LHRH 类似物和化疗药物进行。其他很少使用的激素疗法是醋酸甲地孕酮、雄激素和高剂量雌激素。

六、激素治疗的局限性

激素治疗的复杂性，在治疗开始时可能会变得更糟，这是令人担忧的主要部分。这些不良反应限制了激素治疗的应用。有几种药物被批准用于该疗法，但它们显示出某些不良反应。以下是一些具有不良反应的药物。

（一）他莫昔芬

它是 SERM 类药物。与该药物相关的不良反应包括绝经前女性骨质流失、血栓风险、睡眠障碍、阴道干燥、性欲下降、静脉血栓栓塞事件风险、抑郁、潮热、子宫肉瘤等。

（二）雷洛昔芬

它是一种非甾体 SERM 类药物，显示出抑制卵巢、骨质流失、抑郁和性欲下降的不良反应。

（三）芳香化酶抑制药

这些类别的药物显示出心力衰竭、高胆固醇血症、关节疼痛、骨质流失、心脏病发作和心绞痛等不良反应。

（四）氟维司群

它是一种甾体 SERD 类药物。它显示出一些不良反应，如肌肉骨骼疼痛、关节疼痛、胃肠道紊乱（如恶心、呕吐和便秘）、呼吸问题、头痛、潮热、呼吸急促、厌食症等。

七、三阴性乳腺癌

15%～20% 的乳腺癌患者被诊断出患有三阴性乳腺癌。TNBC 被解释为缺乏 ER、PR 和 HER2 表达的乳腺细胞。TNBC 是一种通过 IHC 诊断的异质性疾病（具有多种病因），其特征是肿瘤显示缺乏 ER、PR 表达，并且不会过度表达 HER2。ER 和（或）PR IHC 表达为 0 且 HER2 IHC 表达为 0 和 1+ 或基因扩增不足的癌症定义为 TNBC[38]。二代测序（next-generation sequencing，NGS）揭示了 TNBC 的许多分子特征，包括 TP53（产生肿瘤蛋白 p53 的基因）突变率高、PI3K 和 MEK 通路激活（蛋白激酶），以及与浆液性卵巢癌相似的遗传学特征，包括 BRCA 通路的上调[39]。已确定的 TNBC 遗传怀疑催生了有前景的治疗方法，包括 DNA 损伤药（即铂盐和聚二磷酸腺苷－核糖聚合酶抑制药）及免疫疗法[40]。

（一）三阴性乳腺癌的临床病史

从研究中观察到，TNBC 的临床特征与所有其他形式的乳腺癌不同[41]。与其他乳腺癌患者相比，TNBC 患者在诊断后 5 年内复发的可能性和死亡率增加。复发的定性模式也有所不同。已经发现，3 年内的复发率很高，3 年后复发率下降。虽然 TNBC 的不良反应轻微，但与其他形式的乳腺癌相比，它具有更具侵袭性的临床特征[42]。

为了比较 TNBC 与非三阴性乳腺癌的临床特征，Janet Yeh 等在 2010 年 1 月进行了一项研究。研究了 1964 例浸润性乳腺癌患者，其中 190 例患者患有 TNBC，1774 例患有非三阴性乳腺癌。结果显示，与非三阴性乳腺癌相比，*BRCA* 突变携带者的年龄百分比最高。还观察到 10.6%～30.9% 的 TNBC 患者表现出 *BRCA1* 和 *BRCA2* 突变的携带率[43]。

（二）三阴性乳腺癌的影像学特点

TNBC 的乳腺 X 线摄影结果通常报告为无钙化的肿块、边缘模糊或不明确的肿块、形状不规则的肿块。TNBC 的超声特征通常报告为具有不对称形状和非限制性边缘的低回声肿块。TNBC 的其他特性包括水平的分布和不可探及的表面边界。由于 TNBC 的侵袭性和快速生长，它不太可能被乳腺 X 线摄影或超声检测到。临床上主要通过身体检查乳房和临床症状（如乳房疼痛或缺损）或自身乳房检查来发现[44]。

（三）三阴性乳腺癌的亚型

1. 基底样亚型：BL1 和 BL2

基底样亚型（basal-Like subtype，BL）是通过第一代 cDNA 微量测定发现[36]。基底样肿瘤被归类为 TNBC，因为缺乏 ER、PR 和 HER2 受体表达。基底样乳腺癌的特征是基因表达谱类似于正常乳房的基底肌上皮层。70%～75% 的 TNBC 是基底样的，其余 25%～30%TNBC 不表现出基底样亚型[45]。

基底样亚型进一步分为 BL1 和 BL2。BL1 的特征是细胞分裂成分、通路和细胞周期的增强。增殖途径伴随着 DNA 损伤的增加，这在很大程度上得到了核 Ki67 染色和 Ki67 mRNA 高表达的支持。BL2 亚型的特征是富含生长因子受体，如 EGFR、EPHA2 和 MET[46]。

2. Claudine 低表达亚型

Claudine 低表达的 TNBC 亚型通过基因表达谱鉴定，并与低存活率和低复发率相关。该亚型与 TNBC 的另一种亚型不同，因为它显示管腔上皮细胞分化、上皮细胞分化、上皮细胞间黏附标志物的表达较低，并且负责宿主防御、免疫和肿瘤细胞侵袭性的基因水平升高[47]。

3. 免疫调节亚型

免疫调节（immunomodulatory subtype，IM）亚型是负责免疫细胞过程的因素（包括免疫细胞信号传导）的增强。这种亚型预后良好，STAT 基因高表达，并且 STAT 转录激活[48]。

4. 间充质亚型

间充质（mesenchymal，M）亚型负责参与细胞分化途径、细胞运动和细胞外受体相互作用的通路和成分[48]。

5. 间充质茎样亚型

间充质茎样（mesenchymal stem-like subtype，MSL）亚型显示出与间充质型相似的生物过程。该亚型涉及细胞分化、生长途径和细胞运动，但这种亚型因其代表基因的成分和生长因子信号通路而独一无二，其中包括 EGFR、ERK1/2、钙信号传导和 G 蛋白耦联受体。这种亚型具有脂肪细胞和骨细胞独有的基因[48]。

6. 管腔雄激素受体亚型

管腔雄激素受体（luminal androgen receptor subtype，LAR）亚型与 TNBC 的其他亚型不同。该亚型负责激素相关途径，包括卟啉代谢、雄激素/雌激素代谢和类固醇合成。该亚型显示 ERα 阴性染色，但表现出 ER、AR ErbB4 和主动信号传导。该亚型的 AR 表达比 TNBC 的其他亚型高 10 倍[46]。

（四）三阴性乳腺癌的治疗

Ⅰ～Ⅲ期 TNBC：可以通过手术、放疗和乳房切除术来治疗。

Ⅳ期 TNBC：可以用化疗治疗，如蒽环类药物、紫衫烷类、卡培他滨（图 10-9）、吉西他滨（图 10-10）。

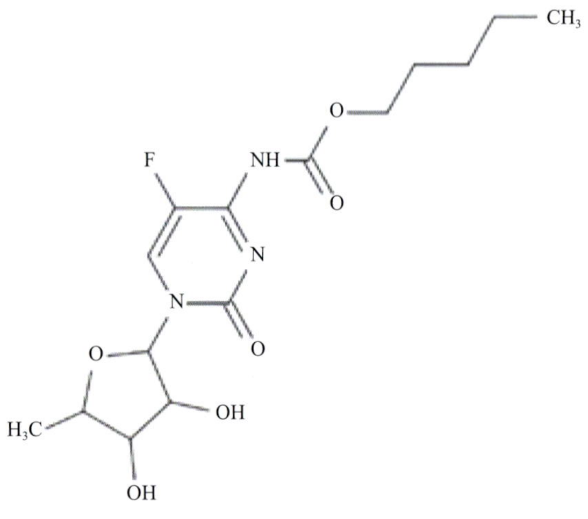

▲ 图 10-9　卡培他滨的化学结构

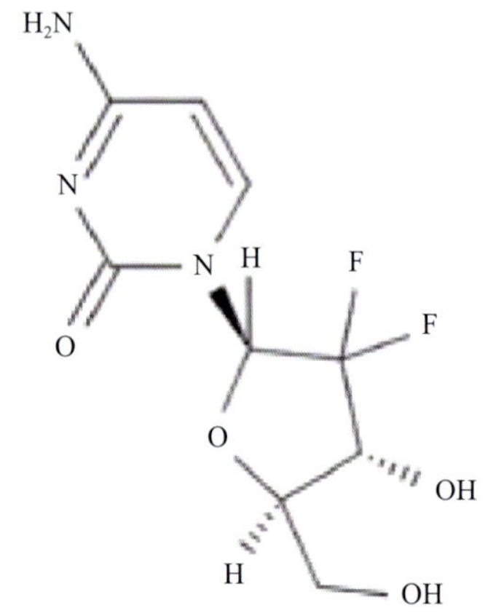

▲ 图 10-10　吉西他滨的化学结构

（五）进展期 TNBC

它可以用免疫疗法、免疫耦联物和铂类治疗。

免疫疗法和免疫耦联物：发现免疫疗法在治疗 TNBC 方面具有令人兴奋的机会。

单克隆抗体形式的免疫疗法充当检查点抑制药。这些免疫调节剂可以通过抑制下调免疫系统的免疫调节蛋白来增加对肿瘤的免疫反应。

免疫治疗包括免疫检查点抑制药、抗体 – 药物结合门和复发性 TNBC[49]。

免疫检查点抑制药：PD-1、其配体 PD-L1 和参与 T 淋巴细胞活性的细胞毒性相关蛋白 4，如阿替利珠单抗、帕博利珠单抗等。

抗体 – 耦联药物：如戈沙妥珠单抗。

目前，FDA 已批准帕博利珠单抗（Keytruda®）联合化疗用于治疗肿瘤表达 PD-L1 的转移性 TNBC 患者。目前的研究方向是针对早期和晚期 TNBC 开发新的治疗方法。正在进行的关于治疗剂在肿瘤不同微环境中的可变反应的研究需要开发生物标志物来识别对给定治疗反应良好的患者。调查较新的靶向治疗和联合策略的临床试验反映了对了解 TNBC 分子和免疫学方面的进一步尝试。研究表明，在少数对抗雄激素药物有反应的病例中，雄激素受体与管腔型 TNBC 有关。

（六）药物基因组学

药物遗传学是对遗传引起的药物反应可变性的探针。它还与基因 – 药物相互作用有关。由于药物基因组学具有危及生命的不良反应和化疗药物的低治疗指数，因此在肿瘤学中具有重要的应用[50]。与其他选择相比，TNBC 中缺乏雌激素、孕激素和 HER2 受体对化疗的反应良好。TNBC 的复发和转移率高于非三阴性乳腺癌。基因组和分子异质性的影响已被证明会影响接受 TNBC 治疗的患者。根据基因的表达和癌症的其他几个特征，可能的目标已被识别并用于乳腺癌的治疗。

药物遗传学报道了大多数基于 CYP2D6 基因型的药物代谢变化。基于此，科学家将患者分为四种代谢表型，即超快速、差、广泛和中等[51]。

TNBC 患者对顺铂治疗反应良好，但甲基化和 p53 突变导致 BRCA1 表达改变[52]。

CD73 高表达的患者对多柔比星治疗表现出耐药性[53]。

乳腺肿瘤的基因组改变包括 PTEN 和 RB1 缺失、Myc 和 H1F1-α 过度表达、p53 突变（网络 TCGA，人类乳腺肿瘤的综合分子图谱）。

已发现 MCL1、AKT1、CDK4、JAK2 和 EGFR 等基因的额外扩增，以及 BRCA1/2、CDKN2A 和 ATM 突变的缺失，这已被证明对乳腺癌的靶向激素治疗有影响[54]。

已经确定了各种药物基因组学标志物，以改变和改善对用于 HR 阳性和 TNBC 的各种药物的反应。CYP2D6 是他莫昔芬鉴定的潜在生物标志物，因为它对人类药物的代谢有重大贡献。在他莫昔芬中其他非 CYP2D6 药物基因组生物标志物也已鉴定出，包括 CYP2B6*6、CYP2C19*2、CYP3A4*1B 和 CYP3A5*3[55]（表 10–1）。

如果可以预测哪些患者可以从治疗中受益，哪些患者可能会因化疗和激素治疗相关毒性而遭受痛苦，那么对癌症患者的护理将大大改善。以下是一些经过充分研究的药物 – 基因药物基因组学对示例：二氢嘧啶脱氢酶基因型和氟嘧啶、胸苷酸合成酶、亚甲基四氢叶酸还原酶、硫嘌呤 S– 甲基转移酶（TPMT）和硫嘌呤、UGT 基因型和伊立替康、谷胱甘肽 S– 转移酶基因多态性和铂配合物、ERCC1、ERCC2、ATP 结合盒（ABCB1、ABCC2、ABCG2）、XRCC1[50]。许多药物作为单一疗法和一些作为联合疗法的药物正在不同的阶段进行临床试验（表 10–2）。

表 10–1 可影响乳腺癌预后的基因

序列号	治疗药物	基　因	建议结果
1	芳香化酶抑制药	CYP19A1，ESR1	因毒性风险停药
		CYP19	对来曲唑反应较差
2	多柔比星	MPO	改善生存
		NOS	缩短进展率
		CBR3 11A	中性粒细胞减少增加
3	环磷酰胺	GSTP1	血液毒性低
		CYP2B6	缩短进展率
4	他莫昔芬	UGT2B15	复发风险
		SULT1A1	复发风险
		ESR2	减少潮热
		CYP2D6	增加停药风险
5	曲妥珠单抗	FcγRⅢa-158V/V	无进展生存
6	紫杉醇	CYP1B1*3	无进展生存
		CYP2C*8	神经病变风险增加
		ABCB1	提高利用率

改编自 Westbrook and Stearns[56]

结论

在乳腺癌的治疗中，类固醇激素及其相关受体的重要性和意义怎么强调都不为过。他莫昔芬虽然是乳腺癌激素治疗的传统首选药物，但由于乳腺癌患者的不良反应和激素耐药性，其使用受到限制。TNBC 是影响患者免疫力的疾病，并且导致较其他类型乳腺癌预后更差。因此，拥有准确的工具来诊断 TNBC 并为患者提供正确的治疗非常重要。因此，新的治疗药物正在进行临床试验，不良反应较少，治疗效果更好，可以绕过激素治疗耐药性的药物正在研究中。随着专业化和靶向药物输送系统的提高，有可能改善乳腺癌治疗。

表 10–2 正在进行的 TNBC 临床试验

序列号	靶　点	药　物	时　期
1	CDK	阿贝西利	Ⅱ期
		特拉西利	Ⅱ期
		达尔西利 + 表柔比星	Ⅰ期
2	EGFR	厄洛替尼 + 化疗	Ⅱ期
		艾克替尼	Ⅱ期
		西妥昔单抗 + 伊沙匹隆	Ⅱ期
3	HER2	曲妥珠单抗 + 紫杉醇 + 环磷酰胺	Ⅱ期
4	VEGFR2	阿帕替尼 + 长春瑞滨	Ⅱ期
5	PARP	奥拉帕尼 + 卡铂 + 紫衫	Ⅰ期
		奥拉帕尼 + 西地尼布	Ⅱ期
		奥拉帕尼	Ⅱ期
		卢卡替尼 + 顺铂	Ⅱ期

经 John Wiley & Sons 许可转载，引自 Level et al[57]

参考文献

[1] Sun, S.X., Bostanci, Z., Kass, R.B. et al. (2018). *Breast Physiology: Normal and Abnormal Development and Function*, 5e. Elsevier Inc.

[2] Chun, C. (2021). A comprehensive guide to breast cancer. *Healthline* 66 (1): 1–20. https://www.healthline.com/health/breast-cancer.

[3] Bruce, D.F. (2019). Invasive breast cancer: symptoms, treatments, prognosis. *webmd* 1–5.

[4] Breastcancer.org. (2018). Non-invasive or invasive breast cancer. Https://Www .Breastcancer.Org/Symptoms/Diagnosis/Invasive, pp. 2–4. https://www.breastcancer .org/symptoms/diagnosis/invasive %0Afile:///C:/Users/pc/Downloads/Documents/ RESEARCH BANK/types of BCA/non inva.pdf.

[5] Feng, Y., Spezia, M., Huang, S. et al. (2018). Breast cancer development and progression: risk factors, cancer stem cells, signaling pathways, genomics, and molecular pathogenesis. *Genes Dis.* 5 (2): 77–106. https://doi.org/10.1016/j.gendis.2018.05.001.

[6] Snowdon, C.T. and Ziegler, T.E. (2009). Reproductive hormones. *Handb. Psychophysiol.* 319–346. https://doi.org/10.1017/cbo9780511546396.014.

[7] Javed, S. and Lteif, A. (2013). Development of the human breast. *Semin. Plast. Surg.* 27: 5–12.

[8] Beatty, T. (2013). Everything you need to know about UDIs. *Med. Device Diagnostic Ind.* Nov: 1–9. https://doi.org/10.1037/a0038309.

[9] Khan, S.A. (2020). Progesterone exposure and breast cancer risk-addressing barriers. *JAMA Netw. Open* 3 (4): e203608. https://doi.org/10.1001/jamanetworkopen .2020.3608.

[10] Nagy, B., Szekeres-Barthó, J., Kovács, G.L. et al. (2021). Key to life: physiological role and clinical implications of progesterone. *Int. J. Mol. Sci.* 22 (20): https://doi .org/10.3390/ijms222011039.

[11] Chen, C., Gong, X., Yang, X. et al. (2019). The roles of estrogen and estrogen receptors in gastrointestinal disease (Review). *Oncol. Lett.* 18 (6): 5673–5680. https://doi.org/10.3892/ol.2019.10983.

[12] Yaşar, P., Ayaz, G., User, S.D. et al. (2017). Molecular mechanism of estrogen- estrogen receptor signaling. *Reprod. Med. Biol.* 16 (1): 4–20. https://doi.org/10.1002/ rmb2.12006.

[13] Björnström, L. and Sjöberg, M. (2005). Mechanisms of estrogen receptor signaling: convergence of genomic and nongenomic actions on target genes. *Mol. Endocrinol.* 19 (4): 833–842. https://doi.org/10.1210/me.2004-0486.

[14] Sommer, S. and Fuqua, S.A.W. (2001). Estrogen receptor and breast cancer. *Semin. Cancer Biol.* 11 (5): 339–352. https://doi.org/10.1006/scbi.2001.0389.

[15] Horwitz, K.B. and Mcguire, W.L. (1975). *Specific Progesterone Receptors in Human Breast Cancer*. Elsevier.

[16] Graham, J.D. and Clarke, C.L. (1997). Physiological action of progesterone in target tissues. *Endocr. Rev.* 18: 502–519.

[17] Saule, S., Lagrou, C., Rommens, C. et al. (1979). Three new types of viral oncogene of cellular origin specific for haematopoietic cell transformation. *Macmillan J. Ltd.* 281 (11): 452–455.

[18] Nuciforo, P., Radosevic-Robin, N., Ng, T., and Scaltriti, M. (2015). Quantification of HER family receptors in breast cancer. *Breast Cancer Res.* 17 (1): 1–12. https://doi .org/10.1186/s13058-015- 0561- 8.

[19] Yarden, Y. (2001). Biology of HER2 and its importance in breast cancer. *Oncology* 61 (Suppl 2): 1–13.

[20] American Cancer Society (2021). "Understanding a Breast Cancer Diagnosis, Atlanta.," Https://Www.Cancer.Org/Cancer/Breast-Cancer/About/Types-of- Breast- Cancer. Html#References, pp. 1–36.

[21] Badve, S. and Nakshatri, H. (2009). Oestrogen-receptor-positive breast cancer: towards bridging histopathological and molecular classifications. *J. Clin. Pathol.* 62: 6–12. https://doi.org/10.1136/jcp.2008.059899.

[22] Cleator, S.J., Ahamed, E., Coombes, R.C., and Palmieri, C. (2009). A 2009 update on the treatment of patients with hormone receptor-positive breast cancer. *Clin. Breast Cancer* 9 (Suppl 1): S6–S17. https://doi.org/10.3816/CBC.2009.s.001.

[23] Nahleh, Z. (2008). Androgen receptor as a target for the treatment of hormone receptor-negative breast cancer: an unchartered territory. *Future Med.* 4: 15–21.

[24] Phillips, T., Murray, G., Wakamiya, K. et al. (2007). Development of standard estrogen and progesterone receptor immunohistochemical assays for selection of patients for antihormonal therapy. *Appl. Immunohistochem Mol. Morphol.* 15 (3): 325–331.

[25] Kurosumi, M. (2007). Immunohistochemical Assessment of Hormone Receptor Status Using a New Scoring System (J-Score) in Breast Cancer. Springer

[26] Paik, S., Shak, S., Tang, G. et al. (2004). "A multigene assay to predict recurrence of tamoxifen-treated, node-negative breast cancer. *N. Engl. J. Med.* 351 (27): 2817–2826.

[27] Lim, E., Metzger-filho, O., Winer, E.P. et al. (2012). The natural history of hormone receptor-positive breast cancer. *Oncology* 26 (8): 688–694.

[28] Krauss, K. and Stickeler, E. (2020). Endocrine therapy in early breast cancer. *Breast Care* 15 (4): 337–346. https://doi.org/10.1159/000509362.

[29] National Cancer Institute (2021). Hormone therapy for breast cancer what are hormones and hormone receptors? pp. 1–10. https://www.cancer.gov/types/breast/ breast-hormone- therapy- fact- sheet.

[30] Lewis, J.S. and Jordan, V.C. (2005). Selective estrogen receptor modulators (SERMs): mechanisms of anticarcinogenesis and drug resistance. *Mutat. Res.* 591: 247–263. https://doi.org/10.1016/j.mrfmmm.2005.02.028.

[31] Smith, I.E. and Dowsett, M. (2003). Aromatase inhibitors in breast cancer. *NEJM* 2431–2442.

[32] Miller, W.R. (2003). Aromatase inhibitors: mechanism of action and role in the treatment of breast cancer breast cancer. *Semin. Oncol.* 7754 (04): 3–11. https://doi .org/10.1016/S0093-7754(04)00302-6.

[33] Hussain, S.A., Williams, S., Stevens, A., and Rea, D.W. (2004). Endocrine therapy for early breast cancer. *Expert Rev. Anticancer Ther.* 4 (5): 877–888. https://doi .org/10.1586/14737140.4.5.877.

[34] Wittmann, B.M., Sherk, A., and McDonnell, D.P. (2007). Definition of functionally important mechanistic differences among selective estrogen receptor downregulators. *Cancer Res.* 67 (19): 9549–9560. https://doi.org/10.1158/0008-5472 .CAN-07- 1590.

[35] Willson, T.M., Henke, B.R., Momtahen, T.M. et al. (1994). 3-[4-(1,2-diphenylbut-1-enyl)phenyl]acrylic acid: a non-steroidal estrogen with functional selectivity for bone over uterus in rats. *J. Med. Chem.* 37: 1550–1552.

[36] Wang, D.Y., Jiang, Z., Ben-David, Y. et al. (2019). Molecular stratification within triple-negative breast cancer subtypes. *Sci. Rep.* 9 (1): 1–10. https://doi.org/10.1038/ s41598-019- 55710- w.

[37] Liu, S.V., Liu, S., and Pinski, J. (2011). Luteinizing hormone-releasing hormone receptor targeted agents for prostate cancer. *Expert Opin. Investig. Drugs* 20 (6): 769–778. https://doi.org/10.1517/13543784.2011.574611.

[38] Lehmann, B.D., Bauer, J.A., Chen, X. et al. (2011). Identification of human triple-negative breast cancer subtypes and preclinical models for selection of targeted therapies. *J. Clin. Invest.* 121 (7): 2750–2767. https://doi.org/10.1172/ JCI45014.

[39] Griffiths, C.L. and Olin, J.L. (2012). Triple negative breast cancer:

a brief review of its characteristics and treatment options. *J. Pharm. Pract.* 25 (3): 319–323. https:// doi.org/10.1177/0897190012442062.

[40] Wahba, H.A. and El-Hadaad, H.A. (2015). Current approaches in treatment of triple-negative breast cancer. *Cancer Biol. Med.* 12 (2): 106–116. https://doi .org/10.7497/j.issn.2095-3941.2015.0030.

[41] Anders, C.K., Abramson, V., Tan, T., and Dent, R. (2016). The evolution of triplenegative breast cancer: from biology to novel therapeutics. *Am. Soc. Clin. Oncol. Educ. B.* 36: 34–42. https://doi. org/10.14694/edbk_159135.

[42] Dent, R., Trudeau, M., Pritchard, K.I. et al. (2007). Triple-negative breast cancer: clinical features and patterns of recurrence. *Clin. Cancer Res.* 13 (15): 4429–4434. https://doi.org/10.1158/1078–0432.CCR-06–3045.

[43] Yeh, J., Chun, J., Schwartz, S. et al. (2017). Clinical characteristics in patients with triple negative breast cancer. *Int. J. Breast Cancer* 2017: 21–23. https://doi .org/10.1155/2017/1796145.

[44] Krizmanich-Conniff, K., Paramagul, C., Patterson, S.K. et al. (2012). Triple receptor-negative breast cancer: imaging and clinical characteristics. *AJR Am. J. Roentgenol.* 199 (2): 458–464.

[45] Hubalek, M. and Müller, H. (2017). Biological subtypes of triple-negative breast cancer. *Breast Care* 12: 8–14. https://doi. org/10.1159/000455820.

[46] Lehmann, B.D. (2011). Identification of human triple-negative breast cancer subtypes and preclinical models for selection of targeted therapies. *J. Clin. Invest.* 121 (7): 1–18. https://doi.org/10.1172/ JCI45014DS1.

[47] Dias, K., Dvorkin-Gheva, A., Hallett, R.M. et al. (2017). Claudin-low breast cancer; clinical & pathological characteristics. *PLoS One:* 1–17. https://doi.org/10.1371/ journal.pone.0168669.

[48] Burstein, M.D., Tsimelzon, A., Poage, G.M. et al. (2015). Comprehensive genomic analysis identifies novel subtypes and targets of triple-negative breast cancer. *Clin. Cancer Res.* 21 (7): 1688–1698. https://doi.org/10.1158/1078-0432. CCR-14- 0432. Epub 2014 Sep 10. PMID: 25208879; PMCID: PMC4362882.

[49] Herrera Juarez, M., Tolosa Ortega, P., Sanchez De Torre, A., and Ciruelos Gil, E. (2020). Biology of the triple-negative breast cancer: immunohistochemical, RNA, and DNA features. *Breast Care* 15 (3): 208–216. https://doi.org/10.1159/000508758.

[50] Miteva-marcheva, N.N., Ivanov, H.Y., Dimitrov, D.K., and Stoyanova, V.K. (2020). Application of pharmacogenetics in oncology. *Biomark. Res.* 4: 1–10.

[51] Hicks, J., Swen, J., and Gaedigk, A. (2014). Challenges in CYP2D6 phenotype assignment from genotype data: a critical assessment and call for standardization. *Curr. Drug Metab.* 15 (2): 218–232. https:// doi.org/10.2174/ 1389200215666140202215316.

[52] Silver, D.P., Richardson, A.L., Eklund, A.C. et al. (2010). Efficacy of neoadjuvant cisplatin in triple-negative breast cancer. *J. Clin. Oncol.* 28 (7): 1145–1153. https:// doi.org/10.1200/JCO.2009.22.4725.

[53] Loi, S., Pommey, S., Haibe-Kains, B. et al. (2013). CD73 promotes anthracycline resistance and poor prognosis in triple-negative breast cancer. *Proc. Natl. Acad. Sci. U. S. A.* 110 (27): 11091–11096. https:// doi.org/10.1073/pnas.1222251110.

[54] Balko, J.M., Giltnane, M., Schwarz, K.J. et al. (2014). Actionable therapeutic targets. *Cancer Discov.* 4 (2): 232–245. https://doi. org/10.1158/2159-8290. CD-13- 0286 .Molecular.

[55] Slanař, O., Hronová, K., Bartošová O., and Šíma, M. (2021). Recent advances in the personalized treatment of estrogen receptor-positive breast cancer with tamoxifen: a focus on pharmacogenomics. *Expert Opin. Drug Metab. Toxicol.* 17 (3): 307–321. https://doi.org/10.1080/1 7425255.2021.1865310.

[56] Westbrook, K. and Stearns, V. (2013). Pharmacology & therapeutics pharmacogenomics of breast cancer therapy: an update. *Pharmacol. Ther.* 139 (1): 1–11. https://doi.org/10.1016/j.pharmthera.2013.03.001.

[57] ClinicalTrials.gov Search Results (accessed 07 May 2022).

表 11-1 少数光敏剂被筛选用来抗各种乳腺癌细胞株

化学结构	杂环化合物	乳腺癌细胞系	活 性	类 型	参考文献
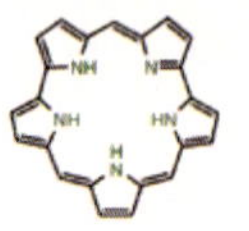	Smaragdyrin	MDAMB-231-cell	IC50 细胞活力约 90%	PTT	[44]
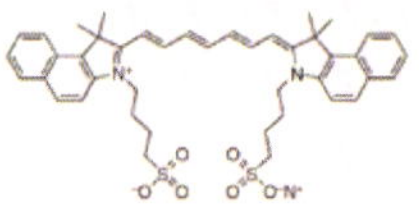	吲哚菁绿	M4M2	ICG（100μmol/L）	PTT	[45]
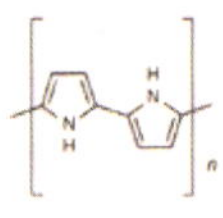	聚吡咯	MCF-7	在 100μg/ml 时，细胞活力降至 56.6%。MPDAPPy 的光细胞毒性为 –0.97	PTT	[46]
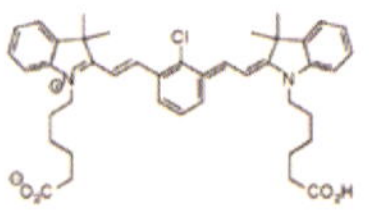	七甲川菁	ES2	ICG（100μmol/L）	PTT	[47]
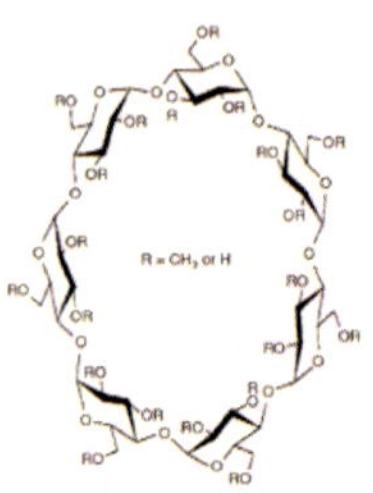	甲基 –β– 环糊精	HTB-38	ICG-CD（730nm）	PTT	[48]
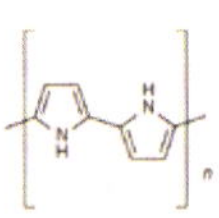	聚吡咯	MCF7	PPy-80（500μg/ml）	PTT	[49]
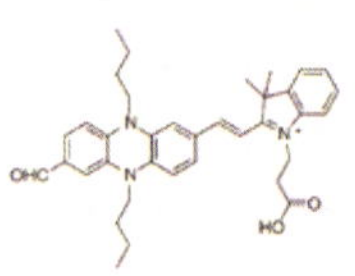	吩嗪菁	4T1	PH-1（200ml，500mmol/L）	PTT	[50]
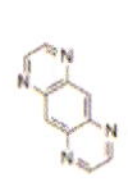	吡嗪 –2，3–g– 喹喔啉	4T1	NP：PQ-TPA NP（20μg/ml）	PQs-TPAPTT	[51]
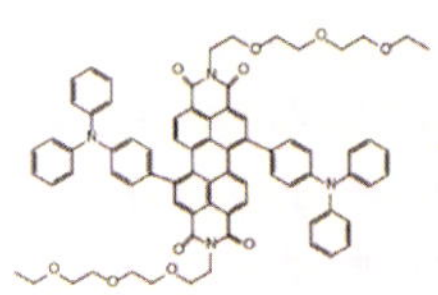	三苯胺 – 二酰亚胺	A549	不同 PIT NP 浓度下 635nm 处的 PA 强度（ii）THF、NaOH、TsCl，93%	PTT	[52]
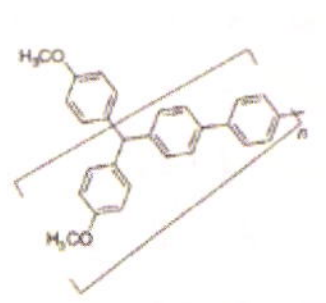	二酮吡咯聚苯胺	HCT-116	100μl 等分 DPP-TPA NP（40μg/ml）	PTT	[53]
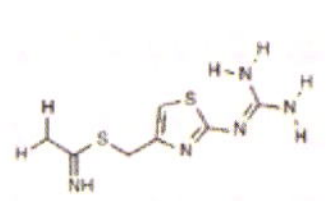	2– 二氰基亚甲基噻唑	4T1	TPTHM NP（100ml，2.5mg/kg）/ 水	PTT	[54]

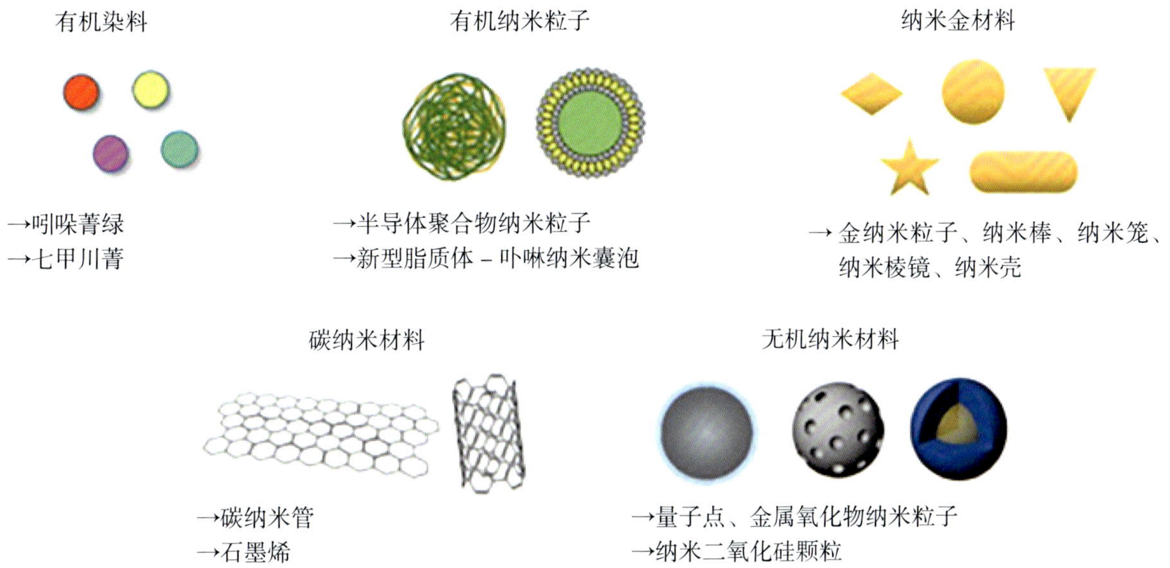

▲ 图 11–3　用于光热疗法的不同材料

改编自 Adimule et al[63]

线态（S_1）[64]。图 11–4 所示的 Jablonski 能级图描述了 PTT，这些 S1 态会释放能量，有助于产生 ROS，而在光动力疗法中，单线态会通过系统窜越（intersystem crossing，ISC）跃迁到更高的三线态[65]。这种三线态也不稳定，因此会降落到较低的三线态（T_1），从而产生 ROS，这将杀死癌细胞中常见的分子氧。三线态氧可以通过电荷转移或能量转移两种机制产生 ROS。氧自由基是通过电荷转移机制产生的，而单线态氧则是通过能量转移产生的。这两种机制都有助于杀死分子氧。然而，产生的单线态氧会形成氧化物，特别是一氧化氮，这对癌细胞同样有害。

通过选择适当的能量最高的分子轨道（即最高占据轨道 HOMO）的分子作为供体，能量最低的分子轨道（即最低未占轨道 LUMO）的分子作为受体，设计出分子的供体－受体结构。这样的供体－受体分子被共轭体系分开，从而降低了带隙能，增加了对更长波长的吸收[66, 67]。通过改变供体和受体或增加 D-A 分子之间的链长，可以实现各种物理和化学特性，通过修饰供体或受体或增加链长来实现所需的电子特性，可用作荧光材料和光敏剂[68, 69]。

三苯胺（triphenylamine，TPA）作为电子供体，苯并噻二唑［1，2–c：4，5–c′］(［1，2，5］噻二唑)（BBT）作为电子受体，是构建近红外－Ⅱ荧光团常用的 D-A 单元[70, 71]。

Kai Sun 等利用芳基自由基设计了一类新型电子供体－受体复合物，该复合物通过噻蒽化芳烃进行光活化[72]。此外，在紫外光照射下，喹喔啉 –2（1H）–酮自由基通过电子转移反应生成芳基化反应，形成 EDA 络合物。共设计并合成了约 102 个 N– 甲基喹喔啉 –2（1H）–酮分子，这些分子含有供电子、吸电子和中性官能团，如 –Me、–Et、–Bn、–OAc、–Ph、–OMe、–OPh、–F、–Cl、–Br、–CN、–CHO、–COOMe、$-COCH_3$，在芳基化过程中还使用了邻香兰素、对香兰素、姜酮和布洛芬，结果得到了预期的高产率产物，并被筛选用于 PTT 应用。然而，吲哚吡啶、喹啉和含氧苯并恶唑等杂环化合物氮未能用作 PTT 药剂。

Yu Kaiwu 等[73] 从 TPA 和（E）–2– 氰基 –3–（噻吩 –2– 基）丙烯酸和（Z）–2–［4–（吡啶 –4– 基）苯基］–3–（噻吩 –2– 基）丙烯腈出发，设计了分子 TPA-2TCC 与 TPA-2TCP 的供体－受体（D-A）构型，作为高效光稳定光敏剂，产生的 ROS 可导致 4T1 乳腺癌细胞高效凋亡。这两种分子中存在的独特的受体 –π– 供体 –π– 受体（A-π-Dπ-A）结构模式可能会在 PDT 中得到应用。

Leilei Shi 等[74]设计并合成了新的喹啉基 QpyNHOH 分子作为组蛋白去乙酰化酶（histone deacetylases，HDAC）抑制药。QpyNHOH 分子对 MCF-7、MDA-MB-231 和 HUVEC 细胞进行了筛选，发现 QpyNHOH 是一种有效的 HDAC 抑制药候选物。

Shao 等[75]以苯并双（噻二唑）TPA 为受体，以噻吩桥为供体，设计了供体 – 受体 – 供体概念（CSM0、CSM1 和 CSM2）。合成的分子（CSM）通过共沉淀法（使用 Pluronic F127 胶束）进一步转化为纳米粒子。CSMN2 在近红外 – Ⅰ 和近红外 – Ⅱ 波段的 700～1200nm 显示出广泛的吸附性。

五、有机供体 – 受体范例

吲哚菁绿

ICG 是一种经美国 FDA 批准[76]的用于近红外临床成像的光敏剂[59]，60 年来被广泛用作化疗药物[60]。尽管长期使用，ICG 仍有一些局限性，如体外水稳定性差、浓度依赖性聚集、排出体外快速、缺乏靶向特异性[61]，这些都阻碍了 ICG 的单独使用。因此，为了改善上述局限性，ICG 与聚乳酸[77]、还原石墨烯[78]、聚多巴胺[79]等聚合物结合使用。

将药物输送到目标部位是任何药物发挥作用的首要条件。近年来，各种纳米粒子被用于有效的药物递送，不仅有助于给药，还能提高药物的生物利用度，在许多情况下，它们还能提供协同效应以抑制癌细胞株，提高细胞的免疫力，帮助愈合，并为靶点周围的健康细胞和组织注入活力。聚多巴胺纳米粒子被用于装载 ICG[80]。

此外，还观察到还原石墨烯和聚多巴胺增强了 ICG 在近红外波长的光吸收，从而改善了 4T1 乳房皮下模型的完全缓解[76]。ICG 吸附在含有聚多巴胺的还原氧化石墨烯层上，是通过 Michael 加成反应合成的。由于 rGO 的水溶性、生物利用度和多巴胺的生物相容性、强黏附性，是成熟的化疗药物等，所有这些都导致形成了黏附 ICG 的聚合物层，从而增强了 ICG-PDA-rGO 的光热效应，使其成为化疗光热疗法的有效首选材料。

ICG 与 7- 乙基 -10- 羟喜树碱（SN38）的纳米制剂增强了 π-π 堆积和疏水相互作用，被用于抑制 BCap37 细胞。通过与 SN38 药物自组装，ICG 实现了协同化学光疗，与游离 ICG 相比，其热转换效率更高[81]。

将 ICG 包埋于含金属有机骨架的埃洛石纳米管中，并与标准抗癌药物盐酸多柔比星一起作为光敏剂照射和杀伤 MDA-MB-231 细胞。此外，用生物材料 HNT@ZIF-8@DOX@ICG 包被透明质酸，可促进 CD44 阳性 MDA-MB-231 细胞的凋亡[82]。

利用 17β-E_2 与 ICG 染料合成了新型染料共轭物（novel dye conjugate，nDC）。在二甲基亚砜（dimethyl sulfoxide，DMSO）溶剂中，染料在 757nm 和 787nm 波长处显示光热吸收，染料与 ER 阳性细胞株（MCF-7）显示出特异性结合亲和力，而与 ER 阴性细胞株（MDA MB 231）则未观察到特异性结合位点[83]。

六、聚合物制剂

杂化 D-A 聚合物颗粒（H-DAPP）由于具有易获得的激子，通常用于光声和荧光成像，从而提高了药物分子对癌细胞的效力。聚（9, 9- 二己基芴）-co-2, 1, 3- 苯并噻二唑 -co-4, 7- 二（噻吩 -2- 基）-2, 1, 3- 苯并噻二唑（PFBTDBT10）与聚 4, 4- 双（2- 乙基己基）– 环戊二烯并［2, 1-b；3, 4-b′］二噻吩 -2，6- 二酰 -alt-2, 1, 3- 苯并硒二唑 -4, 7- 二酰（PCPDTBSe）作为光敏剂，通过光热效应诱导 BALB/cCL.7、EO771 及 4T1（小鼠乳腺癌细胞系）的细胞凋亡[68]。图 11-5 描述了用于治疗乳腺癌的 D-A 混合聚合物材料。

酞菁

研究最多的光敏剂是卟啉，它是一种平面环状分子。卟啉与金属铁共轭生成嗜血卟啉后，被

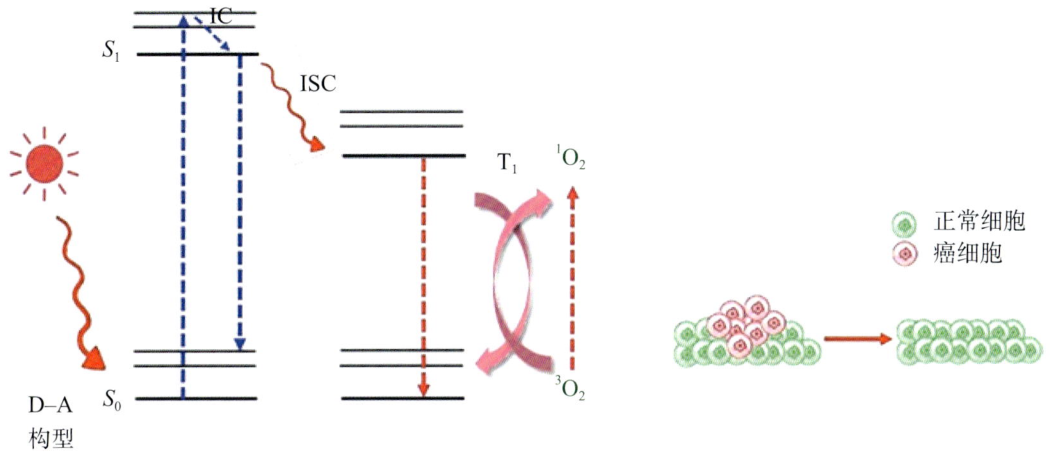

◀ 图 11–4　利用 Jablonski 图解说光动力疗法的机制

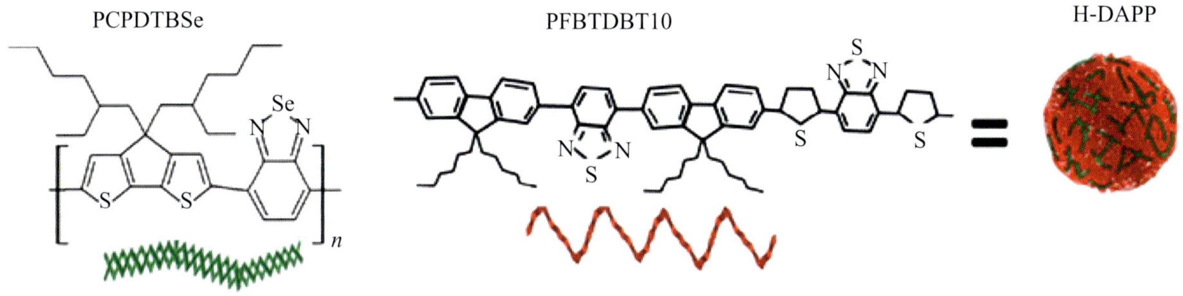

▲ 图 11–5　用于治疗乳腺癌的供体 – 受体混合聚合物材料
引自 Graham-Gurysh et al [68]

用来消灭副嗜血杆菌。被称为酞菁的四吡咯大环具有连接不同吡咯单元的氮原子。1907 年，从卟啉中产生了第三代分子。在研究 1，2– 氰基苯甲酰胺的特性时，卟啉被共轭到苯环上，并通过氮原子而不是甲基碳原子连接起来 [84]。由于这种化学变化，酞菁的吸收光谱从 630nm（其前体卟啉）变为大约 680nm [85]。随着光谱和光化学能力的增强，酞菁复制了前体分子卟啉的生物学意义，从而提高了其对癌症靶点的特异性。酞菁分子包含一个核心空腔，可容纳 63 种不同的元素离子，具有更强的组织穿透力，在电磁波谱的红色或近红外部分具有强烈的吸收带等特殊性质 [86]。取代基的存在改善了酞菁环的光谱、光物理和光化学特性。因此，在光动力疗法中，有时会用发烟硫酸代替酞菁光敏剂，以提高其穿过水基循环系统和其他有机溶剂的能力 [87]。

含硫酞菁已证明具有更好的组织渗透性、最佳的效力和更低的毒性 [88]。酞菁是一种用途广泛的化学物质，可用于生物学以外的领域。由于酞菁能与金属阳离子结合生成丰富多彩的络合物，因此也可用于工业领域。由于酞菁具有很强的光化学稳定性，早在 20 世纪 30 年代，它就被用作纺织和造纸工业中的耐光颜料染料。其应用范围不断扩大，包括用作电子催化剂、光动力疗法中的光敏剂、复印机中的光导剂 [89]。其商业用途还包括 CD-R 和 DVD-R 光盘的记录层染料、太阳能电池的光伏材料、Xenography 的光电导体、功能聚合物、液晶、非光学和纳米技术。这些应用都得益于它们独特的光学和氧化还原特性，而这些特性可以通过应用必要的外围替代进行调整 [90]。如果在酞菁的大循环中加入锌、硅或铝等抗磁性金属，就能提高化合物在可见光照射下的三线态和单线态氧量子产率。由于光敏剂具有与生俱来的荧光功能，因此在治疗癌症的过程中，光敏剂的作用不仅仅是产生单线态氧 [91]。它们还可用于肿瘤组织诊断和原位剂量测定 [89, 92]。

结论

过去20年来，乳腺癌的诊断和治疗取得了重大进展。对乳腺癌治疗的广泛研究促进了光动力疗法的发展，这种疗法使用光敏剂和特定波长的光。这种疗法针对性更强，伤害更小。光敏剂被光线激活，引发一系列光生物学和光化学过程，从而破坏癌细胞。各种供体－受体杂环化合物被合成并用作光敏剂、光动力治疗剂和化疗药物。有机D-A小分子释放的ROS可终止存在于癌细胞内的分子氧。通过小杂环分子桥引入不同类型的电子供体和受体，可以增加近红外－Ⅰ区和近红外－Ⅱ区的波长吸收，从而在PTT和PDT应用中产生更高效的光敏剂。然而，通过几个乳腺癌复发和耐药的例子，由于转移性乳腺癌的异质性，单药治疗已成功证明不足以解决乳腺癌复发和耐药性问题。联合疗法及其协同效应可在降低毒性的同时增强乳腺癌细胞的凋亡，这可能是将这些负面影响降至最低的一种新技术。这篇综述文章深入探讨了如何设计新的小型有机供体－受体杂环分子，使其既可以作为光敏剂，也可以作为化疗药物，从而达到阻止乳腺癌细胞的联合作用。

参考文献

[1] Hamed, G., Marey, M.A., Amin, S.E., and Tolba, M.F. (2020). Deep learning in breast cancer detection and classification. In: *The International Conference on Artificial Intelligence and Computer Vision* (8 April 2020), pp. 322–333. Cham: Springer.

[2] Hjerkind, K.V., Johansson, A.L., Trewin, C.B. et al. (2022). Incidence of breast cancer subtypes in immigrant and non-immigrant women in Norway. *Breast Cancer Res.* 24 (1): 1–4.

[3] Elovainio, M., Komulainen, K., Lipsanen, J. et al. (2022). Long-term cumulative light exposure from the natural environment and sleep: a cohort study. *J. Sleep Res.* 31 (3): e13511.

[4] Ren, Q., Luo, F., Ge, S., and Chen, P. (2023). Major depression disorder may causally associate with the increased breast cancer risk: evidence from two-sample Mendelian randomization analyses. *Cancer Med.* 12 (2): 1984–1996.

[5] Soldato, D., Havas, J., Crane, T.E. et al. (2022). Coffee and tea consumption, patient-reported, and clinical outcomes in a longitudinal study of patients with breast cancer. *Cancer* 128 (19): 3552–3563.

[6] Mohan Gift, M.D., Pattnaik, B., Nandi, S.S. et al. (2022). Determination of prohibition mechanism of cationic polymer/SiO_2 composite as inhibitor in water using drilling fluid. *Mater. Today Proc.* https://doi.org/10.1016/j.matpr.2022.08.171.

[7] Keri, P.B., R.S., Adimule, V., Kendrekar, P. et al. (2022). The nano-based catalyst for the synthesis of benzimidazoles. *Top. Catal.* https://doi.org/10.1007/ s11244–022–01562–0.

[8] Tan, P.H., Ellis, I., Allison, K. et al. (2020). WHO classification of tumours editorial board the 2019 World Health Organization classification of tumours of the breast. *Histopathology* 77 (2): 181–185.

[9] Vinayak, A., Santosh, N., Basappa, Y. et al. (2021). Enhanced photoluminescence properties of $Gd_{(x-1)}$ Srx O: CdO nanocores and their study of optical, structural, and morphological characteristics. *Mater. Today Chem.* 20 (3): 100438.

[10] Ma, X., Gong, J., Hu, F. et al. (2023). Pretreatment multiparametric MRI-based radiomics analysis for the diagnosis of breast phyllodes tumors. *J. Magn. Reson. Imaging* 57 (2): 633–645.

[11] Dahan, M., Cortet, M., Lafon, C., and Padilla, F. (2022). Combination of focused ultrasound, immunotherapy, and chemotherapy: new perspectives in breast cancer therapy. *J. Ultrasound Med.* 42(3): 559–573.

[12] Adimule, V., Nandi, S.S., and Yallur, B.C. (2022). Devices and sensors based on additively manufactured shape-memory of hybrid nanocomposites. In: *Shape Memory Composites Based on Polymers and Metals for 4D Printing* (ed. M.R. Maurya, K.K. Sadasivuni, J.J. Cabibihan, et al.). Cham: Springer https://doi .org/10.1007/978–3–030–94114–7_15.

[13] Atmaca, H., Ilhan, S., Korkmaz, E., and Zora, M. (2022). Endoplasmic reticulum stress-induced apoptotic effects of novel 1-pyrroline (3,4-dihydro-2H-pyrrole) derivatives on breast cancer cells. *Chem. Biodivers.* 19 (7): e202200123.

[14] El Rabeeb, S.I., El Deeb, M.A., Sarg, M.T., and Hassan, A.Y. (2022). Imidazo [1,2,4] triazolone and fused imidazo [1,2,4] triazolone derivatives: synthesis, in vitro anticancer screening, CDK2 inhibitory activity, and molecular modeling studies. *J. Heterocycl. Chem.* 59 (12): 2207–2224.

[15] Dutta, K., Majumdar, A.G., Kushwah, N. et al. (2022). Synthesis of novel indoleoxadiazole molecular hybrids by a regioselective C-3 sulfenylation of indole with 1,3,4-oxadiazole-2-thiols using iodine-dimethyl sulfoxide and their anticancer properties. *J. Heterocycl. Chem.* 59(12): 2165–2176.

[16] Singh, R., Kumar, R., Pandrala, M. et al. (2021). Facile synthesis of C6-substituted benz [4,5] imidazo [1,2-a] quinoxaline derivatives and their anticancer evaluation. *Arch. Pharm.* 354 (7): 2000393.

[17] Adimule, V., Yallur, B.C., Batakurki, S.R., and Nandi, S.S. (2022). Synthesis, morphology and enhanced optical properties of novel Gd*x*Co3O4 nanostructures. *Adv. Mater. Res.* 1173: 71–82. https://doi.org/10.4028/p-3pkhf6.

[18] Hwang, T.J., Kesselheim, A.S., Tibau, A. et al. (2022). Clinical benefit and expedited approval of cancer drugs in the United States, European Union, Switzerland, Japan, Canada, and Australia. *JCO Oncol. Pract.* 18 (9): e1522–e1532.

[19] Nandi, S.S., Adimule, V., and Yallur, B.C. (2022). Synthesis, structural and optical properties of co doped Sm_2O_3 nanostructures. *Adv. Mater. Res.* 1173: 59–69. Trans Tech Publications, Ltd.

[20] Wang, W. and Sun, Q. (2020). Novel targeted drugs approved by the NMPA and FDA in 2019. *Signal Transduct. Target Ther.* 5 (1): 65. https://doi.org/10.1038/ s41392-020-0164-4. PMID: 32385226; PMCID: PMC7205905.

[21] Shaikh, N.M., Adimule, V., Bagihalli, G.B. et al. (2022). A novel mixed Ag-Pd nanoparticles supported on SBA silica through [DMAP-TMSP-DABCO]OH basic ionic liquid for Suzuki coupling reaction. *Top. Catal.* https://doi.org/10.1007/ s11244-022-01586-6.

[22] Malvezzi, M., Carioli, G., Bertuccio, P. et al. (2019). European cancer mortality predictions for the year 2019 with focus on breast cancer. *Ann. Oncol.* 30 (5): 781–787.

[23] Adimule, V., Yallur, B.C., Pai, M.M. et al. (2022). Biogenic synthesis of magnetic palladium nanoparticles decorated over reduced graphene oxide using *Piper betle* petiole extract (Pd-rGO@Fe_3O_4 NPs) as heterogeneous hybrid nanocatalyst for applications in Suzuki-Miyaura coupling reactions of biphenyl compounds. *Top. Catal.* 1–14.

[24] Di Meglio, A., Gbenou, A.S., Martin, E. et al. (2021). Unhealthy behaviors after breast cancer: capitalizing on a teachable moment to promote lifestyle improvements. *Cancer* 127 (15): 2774–2787.

[25] Bean, H.R., Diggens, J., Ftanou, M. et al. (2021). Insomnia and fatigue symptom trajectories in breast cancer: a longitudinal cohort study. *Behav. Sleep Med.* 19 (6): 814–827.

[26] Woldeamanuel, Y.W., Blayney, D.W., Jo, B. et al. (2021). Headache outcomes of a sleep behavioral intervention in breast cancer survivors: secondary analysis of a randomized clinical trial. *Cancer* 127 (23): 4492–4503.

[27] Adimule, V., Medapa, S., Rao, P.K., and Kumar, L.S. (2014). Synthesis of Schiff bases of 5-[5-(4-fluorophenyl) thiophen-2-yl]-1,3,4-thiadiazol-2-amine and its anticancer activity. *Int. J. Adv. Pharm. Sci. 5* (1): 1761–1768.

[28] Khodabandeh, Z., Valilo, M., Velaei, K., and Pirpour Tazehkand, A. (2022). The potential role of nicotine in breast cancer initiation, development, angiogenesis, invasion, metastasis, and resistance to therapy. *Breast Cancer* 29 (5): 778–789.

[29] Adimule, V., Batakurki, S., Yallur, B.C. et al. (2022). Enhanced photoluminescence, optical, structural properties of ZrO_2-incorporated Sm_2O_3:Co_3O_4 nanocomposite and their applications in photocatalytic degradation of methylene blue. *J. Mater. Res.* 37: 2396–2405.

[30] Aebi, S., Davidson, T., Gruber, G., and Cardoso, F. (2011). Primary breast cancer: ESMO clinical practice guidelines for diagnosis, treatment and follow-up. *Ann. Oncol.* 22: vi12–vi24.

[31] Becker, S. (2015). A historic and scientific review of breast cancer: the next global healthcare challenge. *Int. J. Gynecol. Obstet.* 131: S36–S39.

[32] He, Z., Chen, Z., Tan, M. et al. (2020). A review on methods for diagnosis of breast cancer cells and tissues. *Cell Prolif.* 53 (7): e12822.

[33] Ginsburg, O., Yip, C.H., Brooks, A. et al. (2020). Breast cancer early detection: a phased approach to implementation. *Cancer* 15 (126): 2379–2393.

[34] Menko, F.H., Monkhorst, K., Hogervorst, F.B. et al. (2022). Challenges in breast cancer genetic testing. A call for novel forms of multidisciplinary care and longterm evaluation. *Crit. Rev. Oncol. Hematol.* 5: 103642.

[35] Batakurki, S.R., Adimule, V., Pai, M.M. et al. (2022). Synthesis of Cs-Ag/Fe_2O_3 nanoparticles using *Vitis labrusca* rachis extract as green hybrid nanocatalyst for the reduction of arylnitro compounds. *Top. Catal.* 1–14. https://doi.org/10.1007/ s11244-022-01593-7.

[36] Boeri, C., Chiappa, C., Galli, F. et al. (2020). Machine learning techniques in breast cancer prognosis prediction: a primary evaluation. *Cancer Med.* 9 (9): 3234–3243.

[37] Allugunti, V.R. (2022). Breast cancer detection based on thermographic images using machine learning and deep learning algorithms. *Int. J. Eng. Comput. Sci.* 4 (1): 49–56.

[38] McCart Reed, A.E., Kalita-De Croft, P., Kutasovic, J.R. et al. (2019). Recent advances in breast cancer research impacting clinical diagnostic practice. *J. Pathol.* 247(5): 552–562.

[39] Plewes, D.B., Bishop, J., Samani, A., and Sciarretta, J. (2000). Visualization and quantification of breast cancer biomechanical properties with magnetic resonance elastography. *Phys. Med. Biol.* 45 (6): 1591.

[40] Shaikh, N.M., Sawant, A.D., Bagihalli, G.B. et al. (2022). Highly active mixed Au-Pd nanoparticles supported on RHA silica through immobilised ionic liquid for Suzuki coupling reaction. *Top. Catal.* 1–10.

[41] Vinayak, A., Sudha, M., Lalita, K.S., and Kumar, R.P. (2015). Synthesis, characterization and cytotoxic evaluation of novel derivatives of 1-[2-(aryl substituted)-5-(4′-Fluoro-3-methyl biphenyl-4-yl)-[1,3,4] oxadiazole-3-yl]-ethanone. *Arch. Appl. Sci. Res. 7* (5): 4–8.

[42] Liu, Y., Bhattarai, P., Dai, Z., and Chen, X. (2019). Photothermal therapy and photoacoustic imaging via nanotheranostics in fighting cancer. *Chem. Soc. Rev.* 48 (7): 2053–2108.

[43] Li, B., Hao, G., Sun, B. et al. (2020). Engineering a therapy-induced "immunogenic cancer cell death" amplifier to boost systemic tumor elimination. *Adv. Funct. Mater.* 30(22): 1909745.

[44] Laxman, K., Reddy, B.P., Robinson, A. et al. (2020). Cell-penetrating peptideconjugated BF2-oxasmaragdyrins as NIRF imaging and photothermal agents. *ChemMedChem* 15 (19): 1783–1787.

[45] Fan, H., Chen, S., Du, Z. et al. (2022). New indocyanine green therapeutic fluorescence nanoprobes assisted high-efficient photothermal therapy for cervical cancer. *Dyes Pigm.* 1 (200): 110174.

[46] Huang, J., Wang, S., Xing, Y. et al. (2019). Interface-hybridization-enhanced photothermal performance of polypyrrole/polydopamine heterojunctions on porous nanoparticles. *Macromol. Rapid Commun.* 40 (19): 1900263.

[47] St. Lorenz, A., Buabeng, E.R., Taratula, O. et al. (2021). Near-infrared heptamethine cyanine dyes for nanoparticle-based photoacoustic imaging and photothermal therapy. *J. Med. Chem.* 64 (12): 8798–8805.

[48] Kadapure, S.A., Kadapure, P., Nandi, S., and Shet, A. Overview on catalyst and co-solvents for sustainable biodiesel production. *Proc. Inst. Civ. Eng. Energy* 1–9.

[49] Bhattarai, D.P., Tiwari, A.P., Maharjan, B. et al. (2019). Sacrificial template-based synthetic approach of polypyrrole hollow fibers for photothermal therapy. *J. Colloid Interface Sci.* 15 (534): 447–458.

[50] Yan, Y., Chen, J., Yang, Z. et al. (2018). NIR organic dyes based on phenazinecyanine for photoacoustic imaging-guided photothermal therapy. *J. Mater. Chem. B* 6 (45): 7420–7426.

[51] Zhang, L.P., Kang, L., Li, X. et al. (2021). Pyrazino [2,3-g] quinoxaline-based nanoparticles as near-infrared phototheranostic agents for efficient photoacoustic-imaging-guided photothermal therapy. *ACS Appl. Nano Mater.* 4 (2): 2019-29.

[52] Li, H., Yue, L., Li, L. et al. (2021). Triphenylamine-perylene diimide conjugatebased organic nanoparticles for photoacoustic imaging and cancer phototherapy. *Colloids Surf., B* 205: 111841.

[53] Cai, Y., Liang, P., Tang, Q. et al. (2017). Diketopyrrolopyrrole-triphenylamine organic nanoparticles as multifunctional reagents for photoacoustic imagingguided photodynamic/photothermal synergistic tumor therapy. *ACS Nano* 11 (1): 1054–1063.

[54] Adimule, V.M., Nandi, S.S., Kerur, S.S. et al. (2022). Recent advances in the one-pot synthesis of coumarin derivatives from different starting materials using nanoparticles: a review. *Top. Catal.* 1–31.

[55] Vlachopoulos, A., Karlioti, G., Balla, E. et al. (2022). Poly(lactic acid)-based microparticles for drug delivery applications: an overview of recent advances. *Pharmaceutics* 14 (2): 359.

[56] Vinayak, A., Sudha, M., Jaadeesha, A.H. et al. (2014). Synthesis, characterization of some novel 1,3,4-oxadiazole compounds containing 8-hydroxy quinolone moiety as potential antibacterial and anticancer agents. *Int. J. Pharm. Res. 4* (4): 180–185.

[57] Espinoza, S.M., Patil, H.I., San Martin Martinez, E. et al. (2020). Poly-ε- caprolactone (PCL), a promising polymer for pharmaceutical and biomedical applications: focus on nanomedicine in cancer. *Int. J.*

第 12 章　药品监管事务和程序透视

An Insight into Drug Regulatory Affairs and the Procedures

Shaik A. Begum　Joshna Rani S　著
吕仙梅　译

一、肿瘤药物和生物制剂获批的临床试验终点

临床试验终点的作用多种多样。在传统的肿瘤药物研发中，早期临床试验调查安全性，并找出生物治疗效果的证据，如肿瘤缩小。后期疗效试验经常使用终点来确定药物是否具有治疗效果，如提高生存率或改善症状等[1]。

二、药物有效性的法则和监管需求

1962 年，联邦食品药品和化妆品法案（Federal Food，Drug，and Cosmetic Act，FD&C Act）修订要求新药要证明其疗效。这项法律尤其规定，药物疗效的确切证据必须来源于质量良好且有充分对照的临床试验。根据公共卫生服务法，生物制剂还必须是安全、纯净和有效的[2]。

主要的临床结果（如提高生存期、改善症状等）不仅用于证明药物获得审批是合理的，而且已知能够预测临床获益的替代终点（如血压）的效果也用来证明药物审批的合理性。

1992 年快速审批法案（21CFR 314.H，21CFR 601.E）允许额外的试验终点用于治疗严重疾病或威胁生命疾病的药物或生物制剂的审批，这些药物或生物制剂通常证实了现有疗法的改善或提供新的治疗方法[3]。在这种情形下，FDA 可能会根据替代终点结果批准放行，而该替代终点结果相当有望预示治疗效果。相对于传统的临床试验终点，替代终点是不完善的，如心血管疾病的血压。

FDA 也可能根据对临床终点的疗效授予加速批准，该临床终点可以在不可逆发病率或死亡率之前测量，并且有理由预测对不可逆患病率或死亡率或其他临床终点的影响[4]。

临床获益（如中级临床终点）。加速审批流程允许一个药物快速审批通过。这个流程需要公司开展临床研究以确保并且充分描述临床获益。如果除其他原因外，上市后研究未能确定临床益处或申请人未能相当勤勉地执行必要的研究，FDA 可以撤回药物或适应证的批准。术语“常规批准”是指基于临床获益或预测临床获益的替代终点效应的长期药物批准方法。这区别于快速审批，快速审批和替代终点或中间临床终点相关，这些终点合理可能预示临床获益去支持药物审批[5]。

（一）支持早期肿瘤学审批的终点

为获得常规审批，申请人必须提供临床获益或替代终点预示疗效改进的直接证据。在肿瘤学中，生存期的改善被视为评估治疗有效的合适指标。其他终点也被申办者用来为肿瘤治疗争取批准。FDA 过去常根据放射学研究或体格检查获得的肿瘤评估结果来批准肿瘤药物。20 世纪 80 年代初，FDA 在与肿瘤药物咨询委员会（Oncologic Drugs Advisory Committee，ODAC）协商后决定，肿瘤药物的批准应基于更直接的临床益处证据，如生存期延长、生活质量提高、身体功能改善、与肿瘤相关的症状改善[6]。

随着时间的推移，肿瘤缩小和肿瘤增长延缓的数量有了更大的增长，肿瘤测量终点已被用于支持传统审批和加速审批。无病生存期（disease-free survival，DFS）的提高有助于在特定辅助治疗方案下用于药物审批，这种情况预示大部分患者在复发时出现肿瘤症状。在白血病领域，传统批准标准是持久的完全应答（complete response，CR），而 CR 与感染、出血和血液制品运用的减少有关。某些肿瘤的传统审批标准是无进展生存期（progression-free survival，PFS）有明显改善，或有较高、可验证的持久客观缓解率（objective response rate，ORR），但有效程度、肿瘤相关症状的治疗、药物毒性都应考虑在内的。ORR 用作乳腺癌内分泌治疗随机对照试验的终点，也可用于转移性 ROS1 阳性非小细胞肺癌（non-small cell lung cancer，NSCLC）单臂临床试验的终点。在一些临床试验中，肿瘤相关症状改善、ORR 提高、充分的反应持续时间都支持传统审批[7]。

（二）基于肿瘤评估的终点

这个部分将讨论肿瘤评估的几个终点。影像学肿瘤评估直接量化反映肿瘤的疾病成分，而且肿瘤测量结果更常用于指导临床实践中的治疗决策。因此，与其他标志物相比，基于肿瘤的结果被认为更有治疗价值。DFS［包括无事件生存期（event-free survival，EFS）］、ORR、CR、疾病进展时间（time to progression，TTP）和无进展生存期（progression-free survival，PFS）都是基于肿瘤测量目标的例子，这些都用于支持传统或加速审批[8]。

选择肿瘤评估终点必需有两个判断。首先，要确定这个终点是否适合加速或传统审批。其次，必须评估终点偏差或不确定性的风险。如果药物申请仅依赖肿瘤评估终点来确认疗效，则可能需要第二次研究的数据。肿瘤测量的精准度因肿瘤周围环境而异。如果没有确切的边界，ORR 评估中使用的肿瘤测量值可能不准确（如腹膜或后腹膜间皮瘤、胰腺癌和脑肿瘤）[9]。

（三）转移性乳腺癌患者诊断、分期和治疗指南

尽管实际上转移性乳腺癌（metastatic breast cancer，MBC）是个不可治愈的疾病，恰当的治疗决策仍能改善生存率。系统治疗是转移性乳腺癌治疗的金标准，结合患者疾病情况，仍然会补充局部治疗（locoregional therapies，LRT）[10]。最终需要多学科讨论（multidis ciplinary team，MDT）去决定最佳的治疗策略。即使现在的靶向药物可能在将来会导致亚型的改变，就像起初与肿瘤无关的药物审批，这些指南都建立在乳腺癌的生物学亚型上[11]。

不论患者何种年龄，做治疗决策，要考虑患者并发症、患者特征和患者偏好与决策过程的适配性。在老年患者中全面综合的老年病学评估可能能提供有用的信息。支持治疗应该始终是治疗策略的一部分，及早引入经验丰富的姑息关怀有助于症状控制[12]。

如果在末次治疗后无病间隔（disease-free interval，DFI）大于 12 个月且无显著的残存药物毒性，重新挑战早期乳腺癌（early breast cancer，EBC）的治疗方案也是可取的。在适应证许可下，允许生物类似药替代原研药。鼓励疾病早期的患者去积极参加临床试验，如果每一线疗法都有临床研究，应优先考虑参加[13]。

（四）FAD 对肿瘤药物和诊断的监管

FDA 正在改革其审查肿瘤产品的方式。肿瘤药物产品办公室（Office of Oncology Drug Productss，OODP）成立之初有三个部门负责审查肿瘤产品：生物制品、药物和影像[14]。

血液学和肿瘤学产品办公室（Office of Hematology and Oncology Products，OHOP），新机构包括四个部门：①血液学产品部（Division of Hematology Products，DHP）；②血液学肿瘤毒理学部（Division of Hematology Oncology Toxicology，DHOT）；③肿瘤学产品部 1（Division of Oncology Products 1，DOP 1）；④肿瘤学产品部 2（Division of Oncology Products 2，DOP 2）。

审查人员将在肿瘤商品的两个部门内专门从事各种肿瘤疾病（如乳腺癌、胃肠道肿瘤和黑色

素瘤）的审查，类似于目前学术综合肿瘤中心的做法。这次重组的目的是改善FDA工作人员的职业发展，并通过助推FDA工作人员与外部肿瘤专家之间的互动，提高审查的一致性。此外，FDA还成立了DHOT，这是一个毒理学－药理学部门，将重点关注作用机制和常规毒理学，以应对日益增长的混合使用未经批准治疗方法的需求。还需要专题负责人，如在临床药理学或生物标志物方面有经验的人员[15]。

FDA的肿瘤学计划帮助协调机构内的活动，如与生物制品评估和研究中心（Center for Biologics Evaluation and Research，CBER）就肿瘤疫苗和细胞疗法的会议，或与设备和放射卫生中心（Center for Devices and Radiologic Health，CDRH）就体外诊断和其他肿瘤相关产品的会议，以及讨论肿瘤学药物开发的跨中心会议。目前，肿瘤药物研发的一个重要问题是决定如何正确地处理多种治疗组合，以及从监管的角度来看，如何获得无证药物组合的许可。FDA还谈到了药物诊断组合，以及如何检查预测治疗反应的生物标志物，以便提供量身定制的药物[4]。FDA还建议更多地利用生物标志物来预测和预防肿瘤药物毒性。

传统的肿瘤临床试验终点，如总生存期，可能是不够的，特别是评估新型靶向药物的价值，应该用其他具有生物学意义且能预测结果的终点来取代，这些终点尚未被用作监管审查或批准的依据[16]。

这些潜在终点之一可能是PCR。

人们也许能够理解其中一些生物终点的治疗价值，这有助于加快新药的开发。在人乳头状瘤病毒（human papillomaviras，HPV）疫苗试验中，研究人员对宫颈癌的生物学有足够的了解，可以将中－重度不典型增生作为终点。

（五）临床试验设计和评估的注意事项

FDA基于"充分且有良好对照的研究"来批准药物，正如相关法规（21CFR 314.126）所规定的那样。研究中需要对药物效果进行量化评估，并与对照组进行有意义的比较。在随机对照试验中，确定疗效的最可靠方法是有临床意义的终点显示出统计学上差异（即优越性）。

（六）单臂研究

在没有获批药物的情况下，如果可以推测肿瘤退缩是试验药物所致，FDA有时会将单臂研究中发现的ORR和反应持续时间视为快速批准的重要证据。在急性白血病等病例中，应答率被用于传统审批，因为应答率与输血减少、感染下降和预期寿命延长有关。OS、DFS（包括EFS）、TTP和PFS都是单臂试验中不能很好评估时间到事件终点的。由于各种肿瘤的自然病史各不相同，因此对于研究时间到事件的终点，随机试验至关重要[17]。

（七）非劣效随机研究

非劣效性（noninferiority，NI）试验通过证明一种新疗法的疗效不低于经典疗法(阳性对照)(NI界值)。NI界值应是临床上可接受的损失，不超过阳性对照药物的疗效。正常治疗方案应包括明确的治疗获益（生存获益）[18]。如果新疗法的不成功率超过NI界值，就会被认为是无用的。

NI研究使用外部对照（历史）数据来确定阳性对照组的治疗效果大小。在大多数肿瘤试验中，这种效果都没有明确记录的。在NI实验中，是要假设两组的一致性的。根据这一假设，阳性对照效果在外部对照试验与当前分析之间需要保持一致。这就假定了患者群体特征、支持治疗措施和评估程序在当前研究和外部对照数据之间也是一致的，而阳性对照效果正是从外部对照数据中获得的[19]。

要确定阳性对照治疗的影响程度，应对外部对照研究全面分析。与安慰剂组相比，这些试验应能可靠地复制阳性对照组的疗效。在NI试验中，确定阳性对照效果和选择应保留的效应量（NI界值）都是严峻的挑战。与优效试验相比，NI试验的样本量更大，通常需要可复制临床试验的结果。此外，后续药物和与阳性对照组的交叉使用也会干扰 NI 分析。在 NI 研究中，除 OS 和 ORR 之外的终点都存在问题的[20]。

三、临床试验设计注意事项

医疗方案和统计分析计划（statistical analysis plan，SAP）应该包括评估方法、测量和终点分析。为避免系统性偏差，访问和放射检查在两个研究组之间应对称进行。在可行的情况下，FDA 和申请方应事先就以下内容达成一致，申请方应在研究开始前完成这些项目[21]：①研究设计；②肿瘤进展的定义；③ SAP；④处理失访数据和剔除方式的方法学；⑤病例报告表（case report form，CRF）中记录的数据；⑥独立终点审查委员会（independent endpoint review committee，IRC）的操作程序。

四、临床试验分析的问题

数据缺失会给终点分析带来困难。对于依赖于肿瘤评估的目标，流程应为每位患者设计一个合适的评估访视（即完成所有预定肿瘤评估的访视）。分析计划应包括各治疗组随访充分性的比较。方案中应包括分析不完整和（或）缺失随访的方法及过滤机制。为评估结果的稳健性，分析策略应包括主要分析和一个或多个敏感性测试。尽管数据缺失的任何研究都可能存在困难，但主要分析和敏感性分析中的相似结果有助于改善结果。在适当的情况下，应将失去随访时间较长的住院患者的死亡人数纳入评估。例如，如果此类死亡人数不平衡，可能会高估随访时间较短的治疗组的 PFS 计算结果[20]。

五、将 PCR 作为支持高风险早期乳腺癌新辅助治疗加速审批的终点

FDA 的加速审批计划旨在加速开发用于治疗严重或危及生命疾病的药物，这些药物与现有疗法相比具有显著的治疗优势。尽管最近乳腺癌辅助治疗有进步，但我们认识到一些高风险或预后不良亚型的早期乳腺癌患者仍有大量医疗需求未得到满足。考虑将病理完全缓解（pathological complete response，PCR）作为新辅助治疗加速审批的一个可接受的研究终点，可推动行业创新，加速高风险早期乳腺癌新型疗法的开发[21]。

FDA 可能会根据联邦食品药品和化妆品法案 506©、2012 年 FDA 安全和创新法案修正，授予产品加速审批，如果产品对替代终点有影响，并且该替代终点有合理的可能性预测临床益处，或者可以在不可逆的残疾或死亡效果之前测量的临床终点。

加速审批规定还指出，“当替代终点与临床益处的关系，或观察到的临床益处与最终结果的关系存在不确定性时，根据本部分获得的批准将要求药品赞助商进一步研究该药物，以验证并描述其临床益处”。上市后研究通常是已经在进行的研究。当需要此类调查时，它们必须是充分且控制良好的。任何此类研究都必须由赞助商谨慎进行。

六、开发针对绝经前乳腺癌患者的治疗方法

本章为制药公司提供指导，这些公司生产 CDER 和 CBER 监管的药物或生物制品用于乳腺癌治疗。根据此建议，绝经前女性，根据血清激素水平定义，应被纳入乳腺癌临床试验（包括但不限于促卵泡激素和雌二醇）。本章中未涉及绝经前乳腺癌女性在妊娠和生育保护方面的问题。

多项评估改变激素轴药物对激素受体阳性乳腺癌治疗效果的临床研究已排除绝经前女性。在某些情况下，已经进行了单独的试验以确定在这一患者群体中的优势，这导致了这些药物对绝经前 HR 阳性乳腺癌女性可用性的延迟。

在绝经前和绝经后乳腺癌女性中，化疗、免疫疗法和靶向疗法（在激素轴之外发挥作用的药物）都同样有效。

基于对非临床、临床药理学和临床文献的审查，FDA 认为，给予绝经前女性适当雌激素抑制的激素药物将与给予绝经后女性的激素疗法具有相同的疗效和安全性特征。乳腺癌肿瘤产品开发

计划将包括绝经前女性，从而提供更完整的临床信息，以帮助临床决策和及时向这一患者群体提供安全有效的药物。

七、FDA 的建议

乳腺癌药物开发项目应探索纳入绝经前女性的可能性。FDA 鼓励药品赞助商在开发过程的早期与药品评估和研究中心（CDER）、生物制品评估和研究中心会面，讨论乳腺癌药物开发目标。

1. 根据 FDA 的说法，适当的雌激素抑制的绝经前女性和可接受的雌激素抑制的绝经后女性应同等有资格并被纳入激素轴改变药物或组合的临床研究中。

2. 如果对疗效和（或）安全性有担忧，可能需要在试验入组时根据绝经状态分层随机化。应提供生殖毒性的证据权重评估，包括已发表的文献和当前的非临床数据，以允许 FDA 确定对于拟纳入绝经前女性的适应证是否需要生殖毒性研究[1]。

3. 作为临床开发计划的一部分，应收集并分析所有患者乳腺癌药物的临床影响（如骨健康、心脏健康）的数据，一般而言，基于研究入组时的绝经状态（如果可用）进行分层。如果适用法律或法规有所规定，FDA 可能会要求或请求赞助商进行上市后研究，以调查额外的长期临床后果。

4. 为了评估这些药物在临床相关患者亚群中的短期和长期效果，对绝经前乳腺癌女性进行药物测试的临床研究应反映这一患者群体的种族和民族多样性。

5. 参考 FDA 关于在整个开发过程中收集患者体验数据的方法和建议（例如，更好地了解药物的耐受性）。

6. 虽然生育和生育保护不在本建议范围内，但在试验计划和监测过程中，应根据需要咨询妇科医生。

（一）探索性肿瘤药物的使用

在美国，经过实验室和动物研究后，FDA 批准了实验性药物进行人体测试[21]。然而，此时此类药物不得进行广告宣传、销售或开处方。“研究药物”是实验性药物的另一种说法。

（二）如何获取实验性药物

临床试验、改善获取途径或尝试权可能使得实验性药物变得可用。

（三）获取更多信息（同情使用）

在临床试验之外使用实验性药物治疗严重或生命威胁性疾病的情况被称为扩大使用或同情使用。FDA 负责此项工作。如果患者符合特定条件，患者可能有机会通过扩大使用途径获得实验性药物。要符合资格，必须符合如下条件：①患有生命威胁性疾病；②无法进行标准治疗；③不符合参加临床试验的条件。

通过扩大使用途径获取药物的唯一方式是在医生的协助下进行。需要执行以下操作：询问正在研发和测试实验性药物的公司是否愿意向你提供药物。如果公司认为提供药物不符合其最佳利益，或者药物数量不足，它可能会拒绝。如果药品制造商同意提供药物，向 FDA 提交申请。患者的医生应访问 FDA 的“扩大使用：医生信息”页面以获取更多信息。

如果患者通过扩大使用途径接受药物治疗，将有多项安全措施以确保你的安全：①使用必须得到机构审查委员会或其代表的批准；②使用必须得到FDA的批准；③患者将经历一个知情同意过程，以确保患者了解接受实验性药物的危险和好处。

八、什么是尝试权

尝试权与扩大使用类似，允许严重或生命威胁性疾病的患者在临床试验之外使用实验性治疗[21]。然而，与扩大使用不同的是，尝试权不受 FDA 的监管。如果符合特定条件，患者可能有机会通过尝试权途径获得实验性药物。以下是一些资格标准：①患有生命威胁性疾病；②不适合任何常规治疗；③不符合药物临床试验的条件。

寻求的药物也必须满足特定要求。以下是一些标准：①它已经完成了一期临床试验；② FDA

尚未批准其用于任何用途；③其所有者已向 FDA 申请批准或在进行临床试验以在申请批准前进一步调查该药物。

通过尝试权计划获取药物的唯一方式是在医生的协助下进行。为了了解更多信息，医生需要与正在研发和测试实验性药物的公司进行交谈。如果药物符合尝试权计划的使用条件，并且公司愿意提供药物（公司没有义务提供）。

九、乳腺癌批准药物的示例

2022 年 3 月，FDA 批准了针对可重置的非小细胞肺癌、BRCA 突变、HER2 阴性乳腺癌、不可切除或转移性黑色素瘤、高级别微卫星不稳定性和错配修复缺陷的晚期子宫内膜癌、转移性去势抵抗性前列腺癌患者的治疗[22]。FDA 还批准了一项伴随诊断检测，用于检测高风险早期乳腺癌中的 *BRCA* 突变。

该机构授予了多种快速通道指定、孤儿药分类和优先审查，涵盖多种癌症类型，包括胃肠道癌症、淋巴瘤、黑色素瘤、多发性骨髓瘤、白血病等。

2022 年 3 月，针对转移性结直肠癌（mCRC）患者的 CYAD-101 试验和针对晚期实体瘤患者的 NEON-2 试验都被暂停。FDA 还发布了更新的癌症临床试验标准，这与拜登总统 2016 年的癌症登月计划相符。

FDA 于 2022 年 5 月 4 日批准了 Fam-Trastuzumab Deruxtecan-Nxki（Enhertu，Daiichi Sankyo，Inc）用于成人患者，这些患者患有不可切除或转移性 HER2 阳性乳腺癌，之前已接受过基于抗 HER2 的治疗方案，无论是在转移性设置中，还是在新辅助或辅助设置中，并在治疗期间或治疗结束 6 个月内疾病复发。

2019 年 12 月，针对在转移性设置中接受过两种或两种以上基于抗 HER2 治疗的成人患者，Fam-Trastuzumab Deruxtecan-Nxki 获得了加速批准。确认性试验随后进行了，以支持这一快速批准。

DESTINY-Breast03（NCT03529110）是一项多中心、开放标签、随机试验，招募了 524 名 HER2 阳性、不可切除和（或）转移性乳腺癌患者，这些患者之前已接受过曲妥珠单抗和紫杉烷类药物的转移性疾病治疗，或在新辅助或辅助治疗结束 6 个月内疾病复发。患者被随机分配接受 Enhertu 或 Ado-Trastuzumab Emtansine 静脉注射，每 3 周一次，直到出现不可耐受的毒性或疾病进展。研究根据激素受体状态、过去是否接受过帕妥珠单抗治疗和内脏疾病史进行分层。

表 12-1 列出了 FDA 获批药物。

表 12-1　FDA 获批药物

通用名	商品名	肿瘤类型	靶　点	制造商	审批时间
非格司亭	Releuko	支持治疗：中性粒细胞减少	白细胞生长因子	Kashiv Biosciences	2022 年 2 月 25 日
^{177}Lu	Pluvicto	前列腺癌	PSMA 靶向放射治疗	Novartis	2022 年 3 月 23 日
纳武利尤单抗	欧狄沃联合铂联化疗	非小细胞肺癌	PD-1 抑制药	Bristol Myers Squibb	2022 年 3 月 4 日
纳武利尤单抗联合 Relatlimab-Rmbw（生物制剂）	Opdualag	黑色素瘤	PD-1 抑制药和 LAG-3 抑制药	Bristol Myers Squibb	2022 年 3 月 18 日
奥拉帕尼	利普卓	早期乳腺癌	PARP 抑制药	AstraZeneca	2022 年 3 月 11 日
帕博利珠单抗	可瑞达	子宫内膜癌	PD-1 抑制药	Merck	2022 年 3 月 21 日

改编自 FDA（2023）

参考文献

[1] Food and Drug Administration (2019). *2018 New Drug Therapy Approvals*. Washington, DC, USA: Food and Drug Administration.

[2] O'Shaughnessy, J.A., Wittes, R.E., Burke, G. et al. (1991). Commentary concerning demonstration of safety and efficacy of investigational anticancer agents in clinical trials. *J. Clin. Oncol.* 9: 2225–2232.

[3] Adimule, V., Yallur, B.C., and Gowda, A.H.J. (2022). Chapter 14–Advanced sensors based on carbon nanomaterials. In: *Carbon Nanomaterials-Based Sensors* (ed. J.G. Manjunatha and C.M. Hussain), 259–268. Elsevier https://doi.org/10.1016/B978-0-323-91174-0.00004-4.

[4] Martinalbo, J., Bowen, D., Camarero, J. et al. (2016). Early market access of cancer drugs in the EU. *Ann. Oncol.* 27: 96–105. https://doi.org/10.1093/annonc/mdv506.

[5] Eisenhauer, E.A., Therasse, P., Bogaerts, J. et al. (2009). New response evaluationcriteria in solid tumours: revised RECIST guideline (version 1.1). *Eur. J. Cancer* 45 (2): 228–247.

[6] Deisseroth, A., Kamiskas, E., Grillo, J. et al. (2012). U.S. food and drug administration approval: ruxolitinib for the treatment of patients with intermediate and high-risk myelofibrosis. *Clin. Cancer Res.* 18 (12): 3212–3217.

[7] Adimule, V., Nandi, S.S., and Yallur, B.C. (2022). Devices and sensors based on additively manufactured shape-memory of hybrid nanocomposites. In: *Shape Memory Composites Based on Polymers and Metals for 4D Printing* (ed. M.R. Maurya, K.K. Sadasivuni, J.J. Cabibihan, et al.). Cham: Springer https://doi .org/10.1007/978–3–030–94114–7_15.

[8] Huitfeldt, B. and Hummel, J., on behalf of European Federation of Statisticians in the Pharmaceutical Industry (EFSPI) (2011). The draft FDA guideline on noninferiority clinical trials: a critical review from European pharmaceutical industry statisticians. *Pharm. Stat.* 10: 414–419.

[9] Batakurki, S.R., Adimule, V., Pai, M.M. et al. (2022). Synthesis of Cs-Ag/Fe_2O_3 nanoparticles using *Vitis labrusca* rachis extract as green hybrid nanocatalyst for the reduction of arylnitro compounds. *Top. Catal.* https://doi.org/10.1007/ s11244–022–01593–7.

[10] Adimule, V., Medapa, S., Adarsha, H.J. et al. (2014). Synthesis, characterization and in vitro anticancer properties of 1-{5-aryl-2-[5-(4-fluoro-phenyl)-thiophen-2-yl]-[1, 3, 4] oxadiazol-3-yl}-ethanone. *Int. J. Pharm. Res. Rev.* 3 (12): 20–25.

[11] Adimule, V., Yallur, B., and Gowda, A. (2022). Crystal structure, morphology, optical and super-capacitor properties of Srx: α-Sb_2O_4 nanostructures. *Anal. Bioanal. Electrochem.* 14 (1): 1–17.

[12] Leo, C.P., Leo, C., and Szucs, T.D. (2020). Breast cancer drug approvals by the US FDA from 1949 to 2018. *Nat. Rev. Drug Discov.* 19: 11. https://doi.org/10.1038/ d41573–019–00201–w.

[13] Richey, E.A., Lyons, E.A., Nebeker, J.R. et al. (2009). Accelerated approval of cancer drugs: improved access to therapeutic breakthroughs or early release of unsafe and ineffective drugs? *J. Clin. Oncol.* 27: 4398–4405. https://doi.org/10.1200/ JCO.2008.21.1961.

[14] Adimule, V., Nandi, S.S., and Jagadeesha Gowda, A.H. (2021, 2020). Enhanced power conversion efficiency of the P3BT (poly-3-butyl thiophene) doped nanocomposites of Gd-TiO_3 as working electrode. In: *Techno-Societal* (ed. P.M. Pawar, R. Balasubramaniam, B.P. Ronge, et al.). Cham: Springer https://doi .org/10.1007/978–3–030–69925–3_6.

[15] Dugger, S.A., Platt, A., and Goldstein, D.B. (2018). Drug development in the era of precision medicine. *Nat. Rev. Drug Discov.* 17: 183–196. https://doi.org/10.1038/ nrd.2017.226.

[16] Gianni, L., Pienkowski, T., Im, Y.H. et al. (2012). Efficacy and safety of neoadjuvant pertuzumab and trastuzumab in women with locally advanced, inflammatory, or early HER2-positive breast cancer (NeoSphere): a randomisedmulticentre, open-label, phase 2 trial. *Lancet Oncol.* 13: 25–32. https://doi.org/10.1016/S1470–2045(11)70336–9.

[17] Temple, R. and Ellenberg, S.S. (2000). Placebo-controlled trials and active-control trials in the evaluation of new treatments - part 1: ethical and scientific issues. *Ann. Intern. Med.* 133: 455–463.

[18] De Mattos-Arruda, L., Cortes, J., Santarpia, L. et al. (2013). Circulating tumour cells and cell-free DNA as tools for managing breast cancer. *Nat. Rev. Clin. Oncol.* 10: 377–389.

[19] Adimule, V., Kerur, S.S., Chinnam, S. et al. (2022). Guar Gum and its nanocomposites as prospective materials for miscellaneous applications: a short review. *Top. Catal.* https://doi.org/10.1007/s11244–022–01587–5.

[20] Dale, D.C. (2003). Poor prognosis in elderly patients with cancer: the role of bias and undertreatment. *J. Support. Oncol.* 1: 11–17.

[21] Ring, A., Harder, H., Langridge, C. et al. (2013). Adjuvant chemotherapy in elderly women with breast cancer (AChEW): an observational study identifying MDT perceptions and barriers to decision making. *Ann. Oncol.* 24: 1211–1219.

[22] Adimule, V., Vageesha, P., Bagihalli, G. et al. (2019). Synthesis, characterization of hybrid nanomaterials of strontium, yttrium, copper doped with indole Schiff base derivatives possessing dielectric and semiconductor properties. In: *Emerging Research in Electronics, Computer Science and Technology*, Lecture Notes in Electrical Engineering, vol. 545 (ed. V. Sridhar, M. Padma, and K. Rao). Singapore: Springer https://doi.org/10.1007/978–981–13–5802–9_97.

第 13 章 热休克蛋白在乳腺癌发生发展中作用的综述

A Comprehensive Review of Some Heat-Shock Proteins in the Development and Progression of Human Breast Cancer

Xolani H. Makhoba Ofentse J. Pooe 著

陈超群 胡玲巧 译

热休克蛋白（heat-shock protein，HSP）由意大利科学家 Ritossa 首次发现，他错误地提高了果蝇幼虫的孵化温度，导致当时被称为“未知蛋白质”的特殊热保护蛋白过度表达[1]。在那次事件之后，许多科学家对这些因温度增加而表达增多的基因进行了研究。他们得出的结论是，这些是分子伴侣，其主要功能是阻止蛋白质聚集和细胞损伤。科学家对这些分子进行了大量研究，结果表明，HSP 不仅由温度产生，还由多种其他因素产生，包括暴露于紫外线辐射、病毒、毒素、生理或环境攻击[2, 3]。HSP 主要根据其分子大小进行分类，即小 HSP（HSP10、HSP21、HSP27）、中等 HSP（HSP60、HSP70）和大 HSP（HSP90、HSP100）。其分子量超过 60kDa 的 HSP 大多是三磷酸腺苷（adenosine triphosphate，ATP）依赖型，并通过水解将 ATP 转化为二磷酸腺苷（adenosine diphosphate，ADP），利用其酶活性诱导新合成的蛋白质的构象变化。HSP 在细胞结构中的分布不同，如细胞核、线粒体、叶绿体、内质网和各种类型的原核生物和真核生物的细胞质[4, 5]。

HSP 的主要作用是保护新合成的多肽，纠正蛋白质的错误折叠方式，并参与蛋白质的运输，在各种活动发生的地方或需要正确折叠的蛋白质发挥作用的地方发挥作用。在大多数细胞中，HSP 通常占总蛋白的 5%～10%，但在应激源的影响下，它们的细胞内浓度可能在几分钟内增加到 20 倍，以抑制或减轻不良影响[6]。在生理条件下，尤其是在正常温度下，HSP 通常与其转录因子——如热休克转录因子 1（heat-shock transcription factor 1，HSF-1）缠绕结合。然而，当温度升高引发蛋白质氧化应激时，HSF-1 与 HSP 解离，导致细胞系统中 HSP 基因转录分子机制的启动，这些机制在细胞功能和细胞活性中起蛋白质稳态作用[7]，因而控制蛋白质生物合成、折叠、转运和蛋白质定位之间的动态平衡。HSP 在细胞保护和蛋白质稳态中起着重要作用，但它们的作用可能会反过来对其所在的生物体造成不利影响。乳腺癌是全球女性癌症相关死亡的第二大原因。乳腺癌多为腺癌，包括浸润性导管癌（infiltrating ductal carcinoma，IDC）等浸润性类型和导管原位癌（ductal carcinoma in situ，DCIS）等非浸润性类型[2]。IDC 是乳腺癌最常见的亚型，占所有确诊病例的 75%～80%[8]。乳腺癌发病率在发达国家居高不下，而在发展中国家，由于医疗支持和基础设施不足，发病率迅速上升[9]。因此，有必要对肿瘤相关分子进行表征，用于乳腺癌的早期检测，并为更好的癌症治疗确定新的治疗靶点。因此，本章系统探讨了部分 HSP 在乳腺癌发生发展中的作用机制及其在蛋白质折叠阶段的协同效应，重点论述如何将这些分子机制应用于女性第二大癌症杀手的治疗——特别是在资源匮乏的发展中国家，如何将其作为乳腺癌最经济实惠的治疗或诊断手段[10, 11]。乳腺癌主要影响女性，男性乳腺癌病例很少，全世界男性乳腺癌约占男性癌症的 0.1%。

因此，迫切需要开发乳腺癌的创新治疗方法，从而深入研究癌症的发展方式。在本综述中，将讨论 HSP 在乳腺癌发展中的作用，以及如何使用这些分子来进行癌症治疗[12]。

癌症及其社会经济负担

近一半的癌症幸存者经历了经济困难[13]。癌症及其治疗带来的经济困难，即癌症治疗导致患者个人经济负担加剧，并影响近一半的癌症幸存者[1]，甚至那些有医疗保险的人同样存在这种情况[14]。对于那些有不良治疗效果的患者[15, 16]，如乳腺癌相关的淋巴水肿（breast cancer-related lymphedema，BCRL）[13, 14] 和并发症[15, 17]，癌症护理的成本甚至变得更高。在美国（2016 年），350 万乳腺癌幸存者中，高达 35% 的患者受到乳腺癌相关淋巴水肿的困扰[17, 18]。乳腺癌相关淋巴水肿是一种慢性炎症性疾病，当由于手术、辅助放疗和某些形式的化疗、感染、肥胖或淋巴系统的其他创伤而导致淋巴流动中断时，就会出现这种情况，导致淋巴液在上半身积聚，尤其是手臂、乳房和躯干[20, 21]。淋巴水肿引起的手臂肿胀和淋巴功能改变可能会影响乳腺癌幸存者的日常生活和工作的能力，导致社会心理问题、继发并发症[19, 22–24]，以及工作和职业机会减少[25–27]。先前的研究估计，在癌症治疗开始后的前两年内，美国癌症幸存者由于淋巴水肿导致的增量成本为 14 877 美元（不包括癌症相关的费用）[25]；然而，这些估算已有近 15 年的历史，只关注短期费用，并且早于 2010 年的平价医疗法案，该法案扩大了癌症相关护理的覆盖范围，并禁止拒绝为那些先前存在这些疾病的人提供保险。与其他竞争性需求相比，患者是否要花费资源在医疗护理上的决定是由自付成本驱动的。然而，之前的估计依赖于索赔和行政数据，而忽略了患者的自付成本。总而言之，美国现在缺乏关于淋巴水肿管理的自付成本数据，并且还忽略了成本和间接成本的长期影响，如生产力损失。

一、HSP 的结构功能特征

（一）热休克蛋白 40

新合成的蛋白质是细胞系统中最脆弱的蛋白质，如果不加以保护，它们会形成包涵体，并容易暴露于蛋白水解酶。因此，HSP40 在核糖体释放新合成的多肽时识别它们。HSP40 以其可作为蛋白质辅助伴侣而闻名，即使它不一定是新合成的蛋白质正确折叠的主要辅助因子[27]。HSP40 至少有三种类型，包括Ⅰ型，具有 J 结构域、锌指模序和肽片段；Ⅱ型具有 J 结构域和肽结合片段；Ⅲ型 J 结构域则被两侧的 J 结构域所包围（图 13–1）。在乳腺癌的发生和发展过程中，HSP40 作为辅助伴侣蛋白在蛋白质折叠过程中起着非常重要的作用[28]。

（二）热休克蛋白 60

HSP60 是最重要的分子伴侣之一。在癌细胞中，HSP60 在细胞外系统中被发现，它被认为在激活人体免疫系统中起着至关重要的作用。例如，当蛋白质需要进一步折叠时，HSP60 在其辅助伴侣蛋白 GroES 的帮助下确保未完成的蛋白质折叠得到妥善处理，这在大肠杆菌中尤为明显。图 13–2 展示了 HSP60 及其盖子在蛋白质折叠过程中的结构[29, 30]。

（三）热休克蛋白 70

HSP70 是主要的伴侣蛋白，迄今为止已研究了大约八种不同类型的 HSP70，表明它们在蛋白质折叠中起主要作用。借助 HSP40 作为辅助伴侣蛋白，HSP70 促进新合成多肽的正确折叠，但自己并不成为最终产物的一部分。HSP70 是一种依赖 ATP 的伴侣蛋白，它也有三个结构域，即 ATP 结构域、N 端结构域和结合结构域[31, 32]。在 ATP 形式下，HSP70 不能与新生蛋白质结合，但一旦 ATP 转化为 ADP 形式，HSP70 的结合能力就会被激活，从而识别新合成的蛋白质以进行正确折叠。在其折叠后，ADP 形式又转换成 ATP，因此 HSP70 释放折叠后的蛋白质（图 13–3）。一项研究表明，HSP70 在乳腺癌患者中过度表达，并

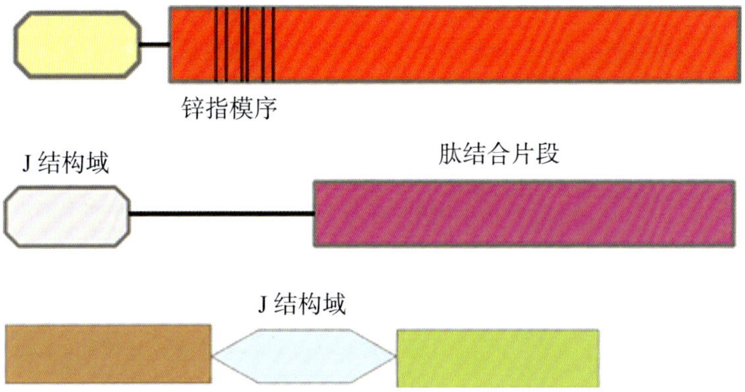

▲ 图 13-1　不同类型的 HSP40/DnaJ 及其子结构域

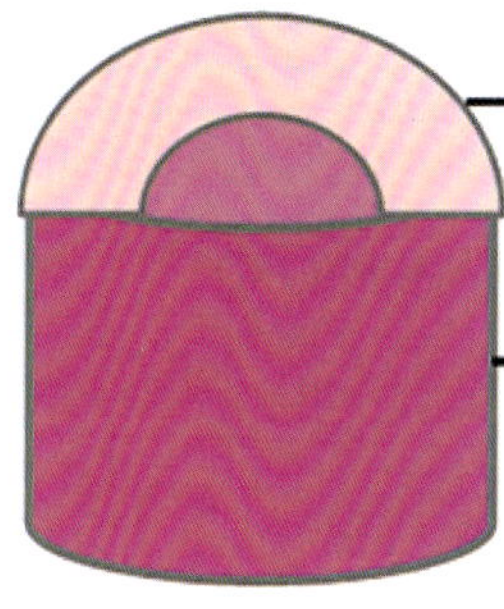

▲ 图 13-2　HSP60 的结构及其盖子

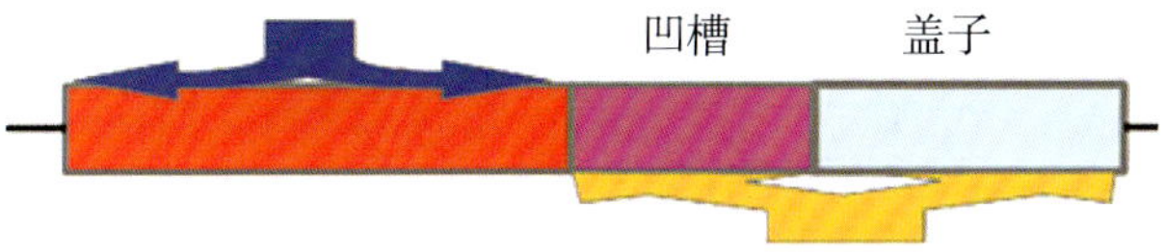

▲ 图 13-3　HSP70 的组织结构域，有 ATP 酶结构域，底物结合结构域有凹槽和盖子

参与了乳腺癌的恶性特性。这表明 HSP70 可能是开发更好乳腺癌治疗方法的潜在候选分子。简而言之，无论组织类型、分期和分级如何，在大多数乳腺癌患者（83%）中都检测到了 HSP70-2 的表达[33, 34]。本研究中使用的所有乳腺癌细胞（BT-474、MCF7、MDAMB-231 和 SK-BR-3）中也观察到了 HSP70-2 的表达。在 MDA-MB-231 和 MCF7 细胞中 HSP70-2 的缺失会显著减少细胞生长、运动、凋亡、衰老和细胞周期停滞，以及在异种移植模型中肿瘤生长的减少。在分子水平上，HSP70-2 的下调可导致细胞周期蛋白、CDK、抗凋亡分子和间质标记物的表达减少，以及 CDK 抑制药、半胱天冬酶、促凋亡分子和上皮标志物的表达增强[30]。图 13-4 概述了 HSP70 如何帮助新合成的蛋白质正确折叠。当蛋白质从核糖体中释放出来时，HSP40 识别出这种蛋白质，因此激活了 ATP 水解为 ADP，从而使 HSP70 能够与由 HSP40 传递的蛋白质结合。一旦蛋白质正确折叠，ADP 随后转化为 ATP，然后允许 HSP70 释放已经折叠的蛋白质（图 13-4）。

（四）热休克蛋白 90

90kDa 热休克蛋白（HSP90）是一种普遍存在且进化保守的分子伴侣[35]。它在真核生物中必不可少，参与 200 多种客户蛋白（包括许多转录因子、类固醇激素受体和蛋白激酶）的折叠、稳定性和激活[36]。此外，HSP90 还稳定并激活致癌蛋白，因此是开发治疗癌症药物的潜在靶标。HSP90 是一个同源二聚体，每个单体由三个结构域组成：一个具有 ATP 结合位点的 N 端结构域[10]；一个含有参与结合客户蛋白的残基的中间结构域；一个对二聚化至关重要的 C 端结构域，也参与客户蛋白的结合。HSP90 与 ATP 的结合和水解会触发巨大的构象变化，这对客户蛋白的结合、重塑和释放的循环是必要的[37]。在没有核苷酸的情况下，HSP90 二聚体主要以开放的 V 形构象存在，其亚基通过 C 端结构域相互作用[38]。ATP 的结合会触发 ATP 结合位点上 ATP 盖的关闭，随后是两个 N 端结构域的二聚化。ATP 水解和 ADP 的释放会导致 N 端结构域的解离，HSP90 恢复为开放构象。辅助伴侣蛋白和客户蛋白的结合会偏向 HSP90 伴侣循环，并稳定或破坏 HSP90 的各种构象（图 13-5）。

HSP70 和 HSP90 都是研究最多的分子伴侣之一，这些蛋白质本身负责细胞内其他蛋白质的折叠。HSP70 结合非天然蛋白质，而 HSP90 的底物通常具有类似天然的形式[39]。因此，需要 HSP70 和 HSP90 共同折叠的蛋白质在折叠过程中会从

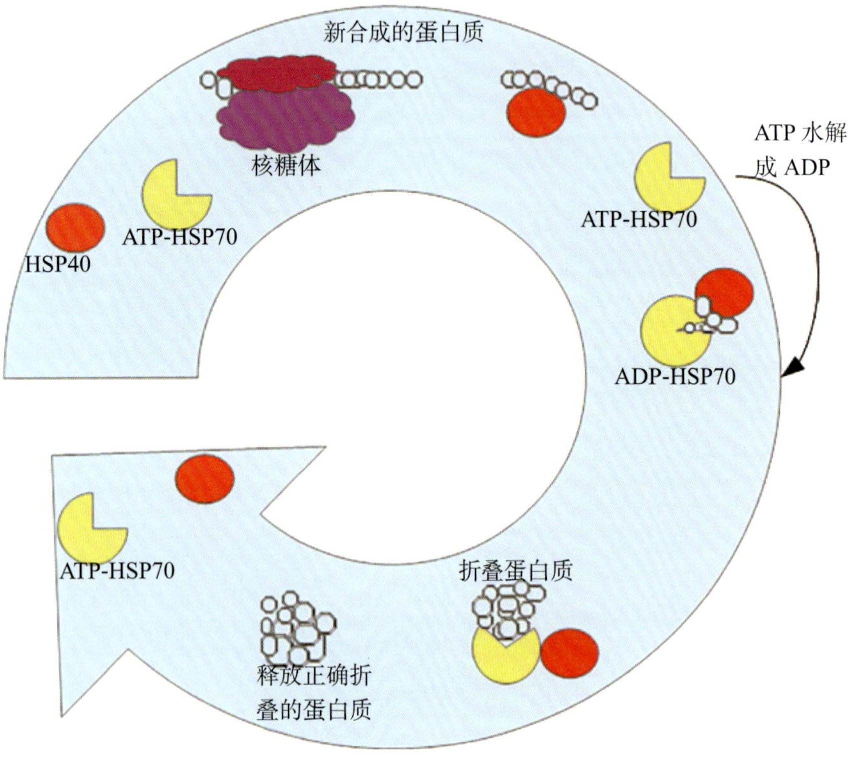

◀ **图 13-4　HSP40 和 HSP70 协同作用下新合成蛋白质的折叠过程**

HSP40. 热休克蛋白 40；ATP-HSP70. ATP-HSP70 复合物；ADP-HSP70. ADP-HSP70 复合物

HSP70 转移到 HSP90。真核生物的 HSP90 参与信号转导分子（如酪氨酸激酶和类固醇激素受体）的构象调节。例如，类固醇激素受体与 HSP90 结合，以便它们能够形成具有激素结合能力的构象[40]。在真核生物中，HSP70 和 HSP90 之间的基本相互作用是由 HSP70–HSP90 组织蛋白介导的。HSP70 和 HSP90 都具有位于 C 端的 EEVD 序列，它们分别通过其四肽重复（tetratricopeptide repeat，TPR）域 TPR1 和 TPR2A 与 HOP 相互作用。在乳腺癌细胞中，HSP70–HSP90 的功能性合作很可能促进了癌细胞发育过程中关键蛋白质的折叠，可能是参与信号转导的蛋白质[41]（图 13-6）。

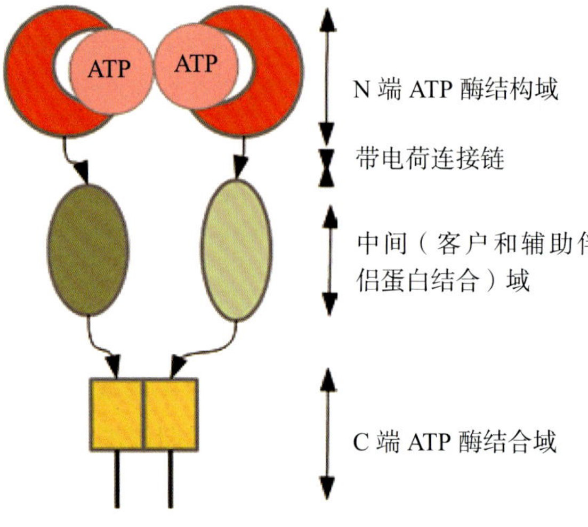

▲ **图 13-5　HSP90 结构的同源二聚体及其结构域**

ATP. 三磷酸腺苷

二、结论与未来展望

HSP 是细胞的“管家”，负责在蛋白质折叠阶段保护新生的蛋白质（表 13-1）。通过这种方式，细胞能够保持活力并具有良好的功能活性。随着乳腺癌中 HSP 的增加，它们似乎在癌细胞的发展、增殖和生长中起着主要作用。

以这种方式，HSP 可以作为乳腺癌治疗的生物标志物。此外，为了开发针对全球范围内女性最致命的乳腺癌形式的新型治疗方法，完全理解 HSP 的协同作用至关重要[41]，特别是在那些以医院和药物的可负担性为主要瓶颈的发展中国家。

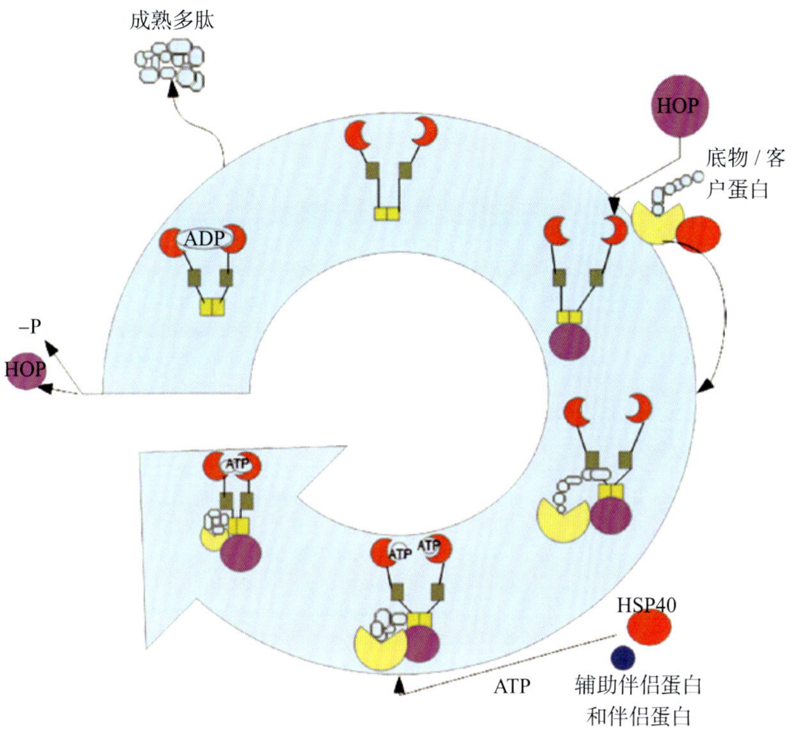

◀ 图 13–6　HSP70 呈递的底物蛋白或客户蛋白在辅助伴侣蛋白的帮助下折叠成 HSP90

HOP. 组蛋白占据和启动子；–P. 带负电的磷酸基团；ADP. 二磷酸腺苷；ATP. 三磷酸腺苷；HSP40. 热休克蛋白 40

表 13–1　总结热休克蛋白在蛋白质折叠过程中的大小和作用

名　称	功能性活动	参考文献
HSP40	识别新产生的蛋白质以便进行折叠过程，并将其交给 HSP70	[1, 2]
HSP60	稳定和折叠伴侣蛋白	[14, 17]
HSP70	与 HSP40 合作对新合成的蛋白质进行折叠	[5, 7]
HSP90	与 HSP40–HSP70 及热休克组织蛋白（HOP）合作，协助新合成的多肽链进行折叠过程	[9, 14]
HSP100	帮助新产生的蛋白质防止聚集	[1, 7]

参考文献

[1] Siegel, R., Miller, K.D., and Jemal, A. (2016). Cancer statistics, 2016. *CA Cancer J. Clin.* 66: 7–30.

[2] Makki, J. (2015). Diversity of breast carcinoma: histological subtypes and clinical relevance. *Clin. Med. Insights Pathol.* 8: 23–31. https://doi.org/10.4137/ CPath.S31563.

[3] Yoder, B.J., Wilkinson, E.J., and Massoll, N.A. (2007). Molecular and morphologic distinctions between infiltrating ductal and lobular carcinoma of the breast. *Breast J.* 13: 172–179. https://doi.org/10.1111/ j.1524–4741.2007.00393. x.

[4] Vineis, P. and Wild, C.P. (2014). Global cancer patterns: causes and prevention. *Lancet* 383: 549–557. https://doi.org/10.1016/S0140–6736 (13)62224–2.

[5] Calderwood, S.K., Khaleque, M.A., Sawyer, D.B., and Ciocca, D.R. (2006). Heat shock proteins in cancer: chaperones of tumorigenesis. *Trends Biochem. Sci.* 31: 164–172. https://doi.org/10.1016/ j.tibs.2006.01.006.

[6] Straume, O., Shimamura, T., Lampa, M.J. et al. (2012). Suppression of heat shock protein 27 induces long-term dormancy in human breast cancer. *Proc. Natl. Acad. Sci. U.S.A.* 109: 8699–8704. https://doi.org/10.1073/pnas.1017909109.

[7] Cheng, Q., Chang, J.T., Geradts, J. et al. (2012). Amplification and high-level expression of heat shock protein 90 marks aggressive phenotypes of human epidermal growth factor receptor 2 negative breast cancer. *Breast Cancer Res.* 14: R62. https://doi.org/10.1186/bcr3168.

[8] Johnson, J.L. (2012). Evolution and function of diverse HSP90 homologs and cochaperone proteins. *Biochim. Biophys. Acta,- Mol. Cell Res.* 1823: 607–613. https://doi.org/10.1016/j.bbamcr.2011.09.020.

[9] Nandi, S.S., Suryavanshi, A., Adimule, V., and Yallur, B.C. (2020). Super capacitor characteristics of novel rare earth perovskite nanomaterials of $Sr_{0.5}$, $Cu_{0.4}$, $Y_{0.1}$. *AIP Conf. Proc.* 2274: 020007. https://doi.org/10.1063/5.0022454.

[10] Taipale, M., Jarosz, D.F., and Lindquist, S. (2010). HSP90 at the hub

of protein homeostasis: emerging mechanistic insights. *Nat. Rev. Mol. Cell Biol.* 11: 515–528. https://doi.org/10.1038/nrm2918.

[11] Li, J., Soroka, J., and Buchner, J. (2012). The HSP90 chaperone machinery: conformational dynamics and regulation by co-chaperones. *Biochim. Biophys. Acta* 1823: 624–635. https://doi.org/10.1016/j.bbamcr.2011.09.003.

[12] Zuehlke, A. and Johnson, J.L. (2010). HSP90 and co-chaperones twist the functions of diverse client proteins. *Biopolymers* 93: 211–217. https://doi.org/10.1002 /bip.21292.

[13] Nandi, S.S., Suryavanshi, A., Adimule, V., and Maradur, S.R. (2020). Semiconductor current-voltage characteristics of some novel perovskite ionic nanocomposites of $Sr_{0.5}$, $Cu_{0.4}$, $Y_{0.1}$ and $Sr_{0.5}$, $Mn_{0.5}$ and their electronic sensor applications. *AIP Conf. Proc.* 2274: 020006. https://doi.org/10.1063/5.0022453.

[14] Trepel, J., Mollapour, M., Giaccone, G., and Neckers, L. (2010). Targeting the dynamic HSP90 complex in cancer. *Nat. Rev. Cancer* 10: 537–549. https://doi .org/10.1038/nrc2887.

[15] Bardwell, J.C. and Craig, E.A. (1988). Ancient heat shock gene is dispensable. *J. Bacteriol.* 170: 2977–2983. https://doi.org/10.1128/jb.170.7.2977–2983.1988.

[16] Thomas, J.G. and Baneyx, F. (2000). ClpB and HtpG facilitate de novo protein folding in stressed *Escherichia coli* cells. *Mol. Microbiol.* 36: 1360–1370. https://doi .org/10.1046/j.1365–2958.2000.01951. x.

[17] Yosef, I., Goren, M.G., Kiro, R. et al. (2011). High-temperature protein G is essential for activity of the *Escherichia coli* clustered regularly interspaced short palindromic repeats (CRISPR)/Cas system. *Proc. Natl. Acad. Sci. U.S.A.* 108: 20136–20141. https://doi.org/10.1073/pnas.1113519108.

[18] Grudniak, A.M., Markowska, K., and Wolska, K.I. (2015). Interactions of *Escherichia coli* molecular chaperone HtpG with DnaA replication initiator DNA. *Cell Stress Chaperones* 20: 951–957. https://doi.org/10.1007/ s12192-015-0623-y.

[19] Adimule, V., Kerur, S.S., Chinnam, S. et al. (2022). Guar Gum and its nanocomposites as prospective materials for miscellaneous applications: a short review. *Top. Catal.* https://doi.org/10.1007/s11244-022-01587-5.

[20] Genest, O., Reidy, M., Street TO et al. (2013). Uncovering a region of heat shock protein 90 important for client binding in *E. coli* and chaperone function in yeast. *Mol. Cell.* 49: 464–473. https://doi.org/10.1016/j.molcel.2012.11.017.

[21] Adimule, V., Suryavanshi, A., and Nandi, S.S. (2020). A facile synthesis of poly(3-octyl thiophene):$Ni_{0.4}Sr_{0.6}TiO_3$ hybrid nanocomposites for solar cell applications. *Macromol. Symp.* 392: 2000001. https://doi.org/10.1002/ masy.202000001.

[22] Southworth, D.R. and Agard, D.A. (2008). Species-dependent ensembles of conserved conformational states define the HSP90 chaperone ATPase cycle. *Mol. Cell.* 32: 631–640. https://doi.org/10.1016/j.molcel.2008.10.024.

[23] Graf, C., Stankiewicz, M., Kramer, G., and Mayer, M.P. (2009). Spatially and kinetically resolved changes in the conformational dynamics of the HSP90 chaperone machine. *Embo J.* 28: 602–613. https://doi.org/10.1038/emboj.2008.306.

[24] Adimule, V.M., Nandi, S.S., Kerur, S.S. et al. (2022). Recent advances in the one-pot synthesis of coumarin derivatives from different starting materials using nanoparticles: a review. *Top. Catal.* https://doi.org/10.1007/s11244-022-01571-z.

[25] Nandi, S.S., Adimule, V., and Yallur, B.C. (2022). Synthesis, structural and optical properties of co doped Sm_2O_3 nanostructures. *Adv. Mater. Res.* 1173: 59–69. Trans Tech Publications, Ltd.

[26] Adimule, V., Yallur, B.C., Batakurki, S., and Nandi, S.S. (2022). Synthesis, morphology and enhanced optical properties of novel $GdxCo_3O_4$ nanostructures. *Adv. Mater. Res.* 1173, Trans Tech Publications, Ltd.: 71–82.

[27] Richter, K., Haslbeck, M., and Buchner, J. (2010). The heat shock response: life on the verge of death. *Mol. Cell.* 40 (2): 253–266. https://doi.org/ 10.1016/j .molcel.2010.10.006.

[28] Morimoto, R., Tissieres, A., and Georgopoulos, C. (1990). *Stress Proteins in Biology and Medicine*. New York, NY: Cold Spring Harbor Laboratory Press.

[29] Tissières, A., Mitchell, H.K., and Tracy, U.M. (1974). Protein synthesis in salivary glands of *Drosophila melanogaster*: relation to chromosome puffs. *J. Mol. Biol.* 84 (3): 389–398. https://doi.org/ 10.1016/0022–2836(74)90447–1.

[30] Adimule, V., Yallur, B.C., Pai, M.M. et al. (2022). Biogenic synthesis of magnetic palladium nanoparticles decorated over reduced graphene oxide using piper betle petiole extract (Pd-rGO@Fe_3O_4 NPs) as heterogeneous hybrid nanocatalyst for applications in Suzuki-Miyaura coupling reactions of biphenyl compounds. *Top. Catal.* https://doi.org/10.1007/s11244–022–01672–9.

[31] Lemaux, P.G., Herendeen, S.L., Bloch, P.L., and Neidhardt, F.C. (1978). Transient rates of synthesis of individual polypeptides in *E. coli* following temperature shifts. *Cell* 13 (3): 427–434. https://doi.org/10.1016/0092–8674(78)90317–3.

[32] Adimule, V., Batakurki, S., Yallur, B.C. et al. (2022). Enhanced photoluminescence, optical, structural properties of ZrO_2-incorporated Sm_2O_3:Co_3O_4 nanocomposite and their applications in photocatalytic degradation of methylene blue. *J. Mater. Res.* https://doi.org/10.1557/s43578–022–00641–y.

[33] Peterson, N.S., Moller, G., and Mitchell, H.K. (1979). Genetic mapping of the coding regions for three heat-shock proteins in *Drosophila melanogaster*. *Genetics* 92 (3): 891–902. https://doi.org/10.1093/genetics/92.3.891.

[34] McAlister, L. and Finkelstein, D.B. (1980). Heat shock proteins and thermal resistance in yeast. *Biochem. Biophys. Res. Commun.* 93 (3): 819–824. https://doi .org/ 10.1016/0006–291x(80)91150–x.

[35] Adimule, V., Jagadeesha Gowda, A.H., Nandi, S.S., and Bowmik, D. (2022). Antimalarial activity of novel class of 1,3-benzoxaborole derivatives containing 1,3,4-oxadiazole moiety. In: *Drug Development for Malaria* (ed. P. Kendrekar). https://doi.org/10.1002/9783527830589.ch12.

[36] Young, J.C., Agashe, V.R., Siegers, K., and Hartl, F.U. (2004). Pathways of chaperone-mediated protein folding in the cytosol. *Nat. Rev. Mol. Cell. Biol.* 5 (10): 781–791. https://doi.org/10.1038/nrm1492.

[37] Jolly, C. and Morimoto, R.I. (2000). Role of the heat shock response and molecular chaperones in oncogenesis and cell death. *J. Natl. Cancer Inst.* 92 (19): 1564–1572. https://doi.org/10.1093/jnci/92.19.1564.

[38] Adimule, V., Batakurki, S., Yallur, B.C. et al. (2022). Samarium-decorated ZrO_2 @SnO_2 nanostructures, their electrical, optical and enhanced photoluminescence properties. *J. Mater. Sci: Mater. Electron.* 33: 18699–18715. https://doi.org/10.1007/ s10854–022–08718–4.

[39] Gomez-Pastor, R., Burchfiel, E.T., and Thiele, D.J. (2017). Regulation of heat shock transcription factors and their roles in physiology and disease. *Nat. Rev. Mol. Cell Biol.* 19 (1): 4–19. https://doi.org/ 10.1038/nrm.2017.73.

[40] Kadapure, S.A., Kadapure, P., Nandi, S.S., and Shet, A. (2022). Overview on catalyst and co-solvents for sustainable biodiesel production. *Proc. Inst. Civ. Eng. Energy* 1–9. https://doi.org/10.1680/jener.21.00092.

[41] Adimule, V., Nandi, S.S., and Yallur, B.C. (2022). Devices and sensors based on additively manufactured shape-memory of hybrid nanocomposites. In: *Shape Memory Composites Based on Polymers and Metals for 4D Printing* (ed. M.R. Maurya, K.K. Sadasivuni, J.J. Cabibihan, et al.). Cham: Springer https://doi .org/10.1007/978-3-030–94114–7–15.

第 14 章　基于纳米粒子的三阴性乳腺癌治疗方法

Nanoparticle-Based Therapeutics for Triple Negative Breast Cancer

Isidore A. Egebe　Kamalinder K. Singh　著

郭秋生　译

一、乳腺癌研究及实践现状

乳腺癌是一种源自乳腺细胞的恶性肿瘤，是全球发病率最高的恶性肿瘤之一，2020 年新发病例约为 230 万例，同时也是女性癌症相关死亡的主要原因之一[1]。乳腺癌在男女性中的发病率分别约为 1/100000 和 1/126，具有显著的性别差异[2]。与其他癌症类似，乳腺癌的发病率也遵循全球变化的模式。最近的统计数据显示，与欧裔美国人相比，非裔和西班牙裔美国人的乳腺癌发病率更高[3]。长期以来，乳腺癌在发达国家的发病率较高，但近年来，中低收入国家（lower and middle-income country，LMIC）的乳腺癌发病率已超过发达国家[3]，这表明社会和经济等因素对总体疾病负担有显著影响。

乳腺癌的生存分析显示出与全球发病率类似的不均衡模式。发达国家的 5 年生存率超过 80%，而在印度和南非，这一比例分别低于 70% 和 50%[1]。尽管乳腺癌的发病率和死亡率在很大程度上与年龄和 *BRCA1/2* 基因突变状态有关，但已有证据表明，其发病轨迹已转变为更多不可预测的因素。据报道，社会经济转型、预期寿命延长、肥胖症增加及其他健康相关因素将导致发展中国家乳腺癌发病率的上升[4]。与发达国家更强的医疗保健意识和更优越的医疗资源相比，LMIC 存在就诊延迟、癌症防治意识淡薄和医疗保健系统不完善等问题，使得情况更加复杂[5, 6]。为此，WHO 于 2021 年启动了全球乳腺癌倡议，以应对这些挑战。要提高乳腺癌患者的生存率并改善其生活质量，需依赖于早期诊断、恰当治疗和全面护理[7]。

鉴于统计数据预测全球乳腺癌的发病率和死亡率将会上升，目前工作的重点是合理的筛查和预防、准确的诊断（包括亚型分类）、有效的治疗。乳腺癌是一种异质性疾病，根据雌激素受体、孕激素受体、HER2 和 Claudin 受体的表达状态，可以将其分为不同的分子亚型[8]。科学家和肿瘤学家据此进行个性化治疗，以改善临床效果。

乳腺癌主要分为以下几种亚型：Luminal A 型、Luminal B 型、基底样型、HER2 阳性型、三阴性乳腺癌，以及其他一些少见亚型，如 Claudin– 低表达型、分子顶分泌型和 Luminal HER2 型[8]。对于治疗失败和疾病复发的患者，需要根据上述亚型进行分层，并采用个性化的治疗方案。

乳腺癌的主要治疗方法包括手术、化疗、放疗、免疫治疗、分子靶向治疗及新兴的纳米粒子疗法。治疗方案的选择需要考虑多种因素[8]。与所有其他非转移性可切除肿瘤类似，根治性手术切除是乳腺癌最有效的治疗方法。然而，由于确诊偏晚，以及复发和转移的发生，某些乳腺癌患者失去了手术机会[9]。因此，在治疗乳腺癌时，手术通常需要与化疗或放疗相结合。化疗相对容易实施，适用于乳腺癌的所有亚型和阶段，并且具有较高的成本效益，这使其成为治疗乳腺癌的常规方法。然而，在大多数情况下，由于肿瘤细胞会产生耐药性，从而导致复发[10]。化疗带来的不良反应促使科学家和临床医生探索其他有效且具有成本效益的治疗方法。放疗、免疫疗法和靶向疗

议使用以铂类、氟尿嘧啶类、环磷酰胺、紫杉醇和蒽环类为基础的药物组合治疗TNBC。因此，目前推荐的辅助治疗方案包括环磷酰胺+表柔比星+氟尿嘧啶+紫杉醇/多西他赛（CEF-T）、紫杉醇/多西他赛+多柔比星+环磷酰胺（AC）、甲氨蝶呤+环磷酰胺+氟尿嘧啶（MCF）、环磷酰胺+多柔比星+氟尿嘧啶（CAF）[39]。

化疗药物至今仍是治疗多种癌症最常用的药物。如前所述，联合化疗被推荐作为TNBC的治疗方法。然而，纳米医学技术的发展已经改变了这一状态，有望通过靶向难治性肿瘤如TNBC，从而改善治疗效果。基于NP的疗法已成功应用于TNBC的治疗，并且预计会产生更好的治疗效果。靶向TNBC的NP疗法可以分为被动和主动两种方式。被动靶向利用肿瘤周围的血管渗漏和不良的淋巴引流，通过增强的渗透性和保留效应增加肿瘤中NP的吸收。主动靶向则通过在NP表面附加特异性与肿瘤细胞表面蛋白质相结合的配体，引导化疗药物仅靶向肿瘤细胞。有鉴于此，接下来将讨论NP疗法在TNBC治疗方面的最新进展。

三、三阴性乳腺癌的NP疗法

NP是尺寸在纳米级内的物质或材料，一般定义为<100nm。NP疗法是NP和药物的结合，药物可以是多肽、小分子、siRNA、miRNA、化学物质等。在大多数情况下，NP的作用是将这些具有潜在治疗作用的物质携带到全身或身体的特定部位。值得一提的是，以NP作为递送载体，它们有可能根据目标位置控制这些药物在体内按照不同的剂量和浓度释放。此外，还可以改变它们的特性，通过防止降解、免疫清除和肾清除来延长治疗药物的半衰期和生物利用度。

一般来说，NP在生物系统中可以执行两个主要的功能。在诊断方面，它们被用于携带和传递具有荧光特性的物质，从而可以对整个身体或特定部位进行成像。在疾病治疗方面，它可以输送具有治疗作用的各种物质，以及用于引导手术的荧光物质[48]。

TNBC具有侵袭性、异质性且缺乏靶点，主要的治疗方法是化疗。密集的全身化疗用于治疗TNBC，会带来一系列药物不良反应，并导致肿瘤细胞耐药[13]。选择性靶向TNBC的治疗方案可减少药物不良反应和耐药性，这种需求变得越加迫切。NP疗法有潜力满足这些要求，已被应用于治疗TNBC[49-51]。目前已有一系列NP疗法被用于TNBC治疗或正在进行临床前和临床试验。表14-2总结了正在进行的应用NP治疗TNBC的临床试验。

（一）金属纳米粒子

金属NP本质上是无机物，可以分为四种主要类型：金属离子、金属氧化物、金属硫和合金NP。金属离子包括金、铜、银、钛、铂、镁和锌NP[58]，金属氧化物是药物试验中广泛使用的钛氧化物、银氧化物和锌氧化物NP[59]。金属硫NP包括银、铜和铁，具有优异的抗菌活性，因此广泛应用于医学领域。最后是合金NP，属于两种金属的组合，如铜硫、银硫、铁硫[58]。在金属NP中，金和银NP已广泛用于生物学领域，包括恶性肿瘤的诊断、治疗和药物输送[60]。

1. 金纳米粒子

金纳米粒子（gold nanoparticle，AuNP）因其低毒性且能够与抗肿瘤药物结合而被用于癌症治疗[61]。在体内实验中，将AuNP和紫杉醇组合提高了靶向细胞的药物递送效率，从而减少了乳腺癌细胞的增殖。Vemuri等将PTX、姜黄素与AuNP结合使用，并在不同的体外和体内TNBC模型中评估了它们的抗转移效果，从而证实了上述发现。他们发现，AuNP可降低血管内皮生长因子（vascular endothelial growth factor，VEGF）、细胞周期蛋白D1、信号转导及转录激活因子3（signal transducer and activator of transcription 3，Stat-3）基因的表达，并上调半胱天冬氨酸蛋白酶9（Caspase-9）以促进细胞凋亡。与仅接受姜黄素-PTX的对照组相比，使用AuNP-药物组合的治疗组TNBC肿瘤明显缩小[62]。Kong等的另一项

表 14-2　TNBC 领域中有关 NP 疗法的临床试验总结

研究类型	治疗类型 / 名称	阶　段	试验编号
使用卡铂和白蛋白结合型紫杉醇稳定纳米粒子对局部晚期或炎性 TNBC 进行新辅助治疗	实验分析 药物：卡铂，白蛋白结合型紫杉醇	Ⅱ	（NCT01525966）[52]
评估白蛋白结合型紫杉醇和 CORT125134 在实体瘤患者中的疗效	白蛋白结合型紫杉醇和 CORT125134	Ⅰ / Ⅱ	NCT02762981[53]
紫杉醇酯质体注射液每周 1 次和每 3 周 1 次治疗转移性乳腺癌	紫杉醇酯质体	Ⅳ	NCT02142790[54]
维利帕尼治疗既往治疗无反应 / 难治性恶性实体瘤	维利帕尼	Ⅰ	NCT00892736[55]
白蛋白结合型紫杉醇 / 帕博利珠单抗序贯表柔比星 / 帕博利珠单抗 / 环磷酰胺用于 TNBC 的新辅助治疗	帕博利珠单抗，环磷酰胺，表柔比星，白蛋白结合型紫杉醇	Ⅱ	NCT03289819[56]
卡铂 +AZD2281 用于乳腺癌和卵巢癌的治疗	卡铂和 AZD2281	Ⅰ	NCT01445418[57]
Genexol-PM 与 Genexol 相比用于复发性或转移性乳腺癌治疗的安全性和有效性评价	Genexol-PM 与 Genexol	Ⅲ	NCT00876486[27]

研究发现，AuNP 对健康细胞几乎没有毒性作用，但通过降低能量率减少了癌细胞的迁移和侵袭，从而杀死了癌细胞[63]。

2. 银纳米粒子（AgNP）

此类无机 NP 因其抗菌特性和对癌细胞的细胞毒作用而被广泛用于靶向乳腺癌、脑癌、血液系统恶性肿瘤、结肠癌和肝癌等[64, 65]。Swanner 等的研究表明，正常乳腺癌细胞和 TNBC 细胞都能有效吸收 AgNP，但由于转化细胞对这些粒子的降解速度很快，因此只有转化细胞具有细胞毒性。结果表明，粒子内化后，癌细胞的应激水平会升高，原因是内质网的抗氧化剂合成增加，而非癌细胞则没有变化[66]。同一团队使用体内模型证明了 AgNP 可以全身给药，证实了该方法可抑制小鼠模型中 TNBC 肿瘤的体积，但目前还没有太多在 TNBC 患者中使用 AgNP 的临床试验。

（二）树形高分子

树形高分子是一种对称且高度分支的 NP，其直径为 2～10nm（图 14-1）。这种 NP 具有单分散性和均匀性，这种独特特性使其成为优秀的靶向癌细胞的纳米输送系统[58]。Liu 等利用这种输送载体进行了一项癌症治疗研究，重点关注配体受体介导的内吞作用。他们将 siRNA 载入 PAMAM 树形高分子中，以沉默 MCF-7 细胞中的 MDR1 基因。通过修饰含有 siRNA 的 PAMAM-siMDR1 复合物，创造了一种名为树形复合物的纳米复合物。该复合物增加了 siMDR1 的摄取，导致基因表达的沉默，表现为 P-gp 的表达减少，并且多柔比星在细胞内积聚[67]。Chittasupho 等在一项研究中使用 PAMAM 树形高分子包装了经 LFC-131 多肽修饰的 DOX，以靶向抑制 BT-549 TNBC 细胞表面的趋化因子受体 4（chemokine receptor 4，CXCR4）[68]。其他研究人员已经应用聚丙烯亚胺（poly propylene imine，PPI）树形高分子将药物传递入 MCF-7 细胞，用于乳腺癌治疗。Kaur 等创制了一种叶酸耦联的 PPI 树形高分子，在其研究中高效地将甲氨蝶呤递送至 MCF-7 细胞[69]。

（三）脂质纳米粒子

从结构上看，脂质纳米粒子（lipid-based nanoparticles，LNP）由具有生物相容性和生物降解性的脂质组成，其中包括磷脂、甘油三酯、胆固醇等。由于 LNP 具有无毒特性，而且有机溶剂含量有限，因此与非金属 NP 和聚合物 NP 相比，LNP 更适合用于 TNBC 的药物输送[70, 71]。已经开发出了多种 LNP 用于治疗 TNBC，包括脂质体、纳米乳液（nanoemulsion，NE）、固体脂质纳米粒子、纳米结构脂质载体（nanostructured lipid carrier，NLC）、LPH-NP。表 14-3 对各种 LNP 的优点和局限性进行了比较。

1. 脂质体

1963 年，Alec Bangham 首次发现脂质体，这是一种囊泡型药物载体系统（图 14-1），可在水性介质中自发分散磷脂[79]。脂质体分为无电荷、正电荷、负电荷和两性离子。用于构建正电荷脂质体的脂质包括 N-［1-（2, 3- 二烯氧基）丙基］-N, N, N- 三乙基铵（DOTA）和 1, 2- 二烯酰基 -3- 三甲基铵丙烷（DOTAP）。而对于负电荷脂质体，则使用磷酸、磷脂酰甘油、磷脂酰肌醇和二乙酰磷酸酯。由磷氨乙醇胺、磷氨胆碱等组成两亲性脂质体[80]。证明带电脂质具有更好的药物封装性能，其中一些成分还能诱导包括乳腺癌细胞在内的癌细胞死亡[79]。在 TNBC 治疗方面，Guo 等研发了由 1, 2- 二油酰 -sn- 甘油 -3- 磷酸胆碱（DOPC）和 1, 2- 二硬脂酰 -sn- 甘油 -3- 磷酸乙醇胺 -N-［羧基（聚乙二醇）-2000］（DSPE-PEG-COOH）组成的双靶向脂质体，内部封装了 DOX，并在表面添加了靶向细胞间黏附分子 1（intercellular adhesion molecule 1，ICAM1） 和 EGFR 的抗体，可选择性地靶向 TNBC。该研究结果表明，MDA-MB-231（42.7%）和 MDA-MB-436（60.9%）的内化作用增强，体外增殖抑制率高达 40%[81]，这验证了双互补靶向脂质体是靶向 TNBC 的有效系统。

Slug 基因激活 TGF-β_1/Smad 信号通路，促进 TNBC 的增殖和侵袭。Yang 等合成了 tLyp-1 肽修饰的脂质体，由 DSPE-PEG 2000 构成，内封装 miRNA 以靶向和沉默该基因。与单独应用 miRNA（3.69 ± 0.08）相比，脂质体 -miRNA 复合物表现出更好的 TNBC 摄取（48.79 ± 0.42）。此外，该复合物对癌细胞增殖的抑制作用远优于单独使用 miRNA，表明使用 DSPE-PEG2000 脂质作为药物纳米载体具有总体抗癌活性[82]。Chen 等基于免疫化疗理念生成了可拆卸的免疫脂质体（immune liposome，ILip），可将抗 CD47 和 PTX 递送到

表 14-3 LNP 在 TNBC 治疗中的优点和局限性

脂质基纳米粒子	优　势	局限性	参　考
脂质体	用于耐药性肿瘤，脂质与肠外给药兼容，隐形涂衣可延长全身循环时间，易于配制为聚乙二醇脂质体，易于改变药代动力学和生物分布，具有较低的心脏毒性，对多耐药肿瘤有效	活性靶标形式中的附着配体可能会破坏其稳定性。具有普遍的稳定性问题	[72, 73]
固体脂质纳米粒子	具有长期稳定性，降低全身毒性，可装载亲水性和亲油性药物，可按比例放大并保护有效载荷不被降解	药物负载能力低，多态转变发生率高，药物排出问题，可能产生团聚	[74]
纳米结构脂质载体	纳米结构脂质载体分散体的含水量高，药物在储存过程中可能被排出，药物有效载荷增加，这些都是固体脂质纳米粒子的局限性所在	探头超声处理过程中受金属污染，使用的水相体积大，存在分散液稀释的可能性，不适用于不耐热药物的输送	75, 76]
脂质聚合物杂合纳米粒子	血清稳定性更好，可输送亲水性和亲油性药物，颗粒大小适中，可进行表面改性，载药量大，药物释放模式可接受	工业规模生产有限，由于无菌加工、实验室规模制备烦琐，成本效益不高	[77, 78]

TNBC 细胞中。他们的研究结果表明，ILip 增强了对基质金属蛋白酶 2（matrix metalloproteinase-2，MMP2）的 CD-47 表达反应，将巨噬细胞从 M_2 亚型极化为 M_1，从而推动 TNBC 吞噬和细胞毒性 T 淋巴细胞（cytotoxic lymphocyte，CTL）的活化[83]。

Alawak 等的另一项研究构建了一种热响应脂质体，内封装 DOX 以靶向 TNBC。脂质体通过共价耦合（LipTS-GD-MAB）与 MAB 1031 抗体功能化，靶向 TNBC 肿瘤患者体内过量表达的 ADAM 金属蛋白酶结构域 8（ADAM metallopeptidase domain 8，ADAM8）。该研究结果显示，与 DOX 脂质体相比，内化显著增加，毒性分析显示细胞存活率高达 80%[84]。此外，El-Senduny 等开发了一种载氮杂二烯酮脂质体（azadiradione-loaded liposome，AZD-lipo）用于 TNBC 的治疗，该研究结果显示，AZD-lipo 具有更强的抗肿瘤特性和良好的生物利用度。与游离的 AZD 相比，可以观察到在 TNBC 中包括细胞周期蛋白 D1（Cyclin D1，D1）、环氧合酶 –2（cyclooxygenase-2，COX-2）、存活素（surviving）、VEGF-A 等增殖和新生血管形成蛋白表达的减少[85]。

2. 纳米乳液

纳米乳液（nanoemulsions，NE）由两种处于单相平衡状态的不相溶液体通过添加表面活性剂和辅助表面活性剂组成（图 14–1）。Kim 等通过合成顺式脱氧胞苷（decitabine，DAC）和帕比司他（panobinostat，PAN）NE，进一步功能化了赖氨酸磷脂酰胆碱（lysophosphatidylcholine，LPC）和赖氨酸磷脂酸（lysophosphatidic acid，LPA），以靶向 TNBC 上的 LPC 和 LPAR1 受体。他们发现，DAC-PAN-LNE 能够恢复 E– 钙黏蛋白（CDH 1/E-cadherin）的表达，并同时抑制 FOX 转录因子 M1（forkhead box protein M1，FOXM1）的表达，从而抑制 TNBC 细胞的生长。此外，MDA-MB-231 细胞的存活率降低了 55%，证明了 NE 对 TNBC 具有治疗作用[86]。在 Xu 等的另一项研究中，利用大豆卵磷脂和 Kolliphor HS15 制备了一种被称为葛根素纳米乳剂（puerarin nanoemulsion，NanoPue）的 NE，可口服给药，并对 TNBC 具有强效作用。该研究结果表明，NanoPue 对癌症相关成纤维细胞的抑制作用增强了 6 倍，并将 CTL 的浸润程度提高了 2 倍，因此增强了纳米 PTX 在肌间质型 TNBC 中的化疗效果[87]。

此外，Han 等开发了榄香烯 NE（NE of elemene，E-NE），这是一种从姜黄根茎中提取的倍半萜化合物，其脂质相由大豆磷脂和胆固醇组成，可以治疗 TNBC 并抑制肺转移。研究发现，E-NE 能够减缓血管生成、NLR 家族蛋白 3（NACHT，LRR，and PYD domains-containing protein 3，NLRP3）炎症体系、IL-1β 的生成，并成功清除 ROS，从而稳定了缺氧诱导因子 –1α（Hypoxia-inducible factor 1-alpha，HIF-1α）[88]。此外，Saraiva 等制备了 Edelfolsine NE（ET-NE），其中磷脂酰胆碱和 Miglyol 812 为主要成分，在体内外显示出抗癌活性。研究表明，ET-NE 可穿越 MDA-MB-231 移植细胞系及斑马鱼胚胎的生理屏障，从而抑制癌细胞的增殖，该结论通过共聚焦显微镜得到了进一步证实[89]。自乳化系统（self-nanoemulsifying system，SNELS）生成了一个各向同性的热力学稳定的体系，在 DMBA 诱导的小鼠肿瘤模型和 MDA-MB-231 细胞的网膜素介导的内吞过程中，显示出增强的抗癌活性。细胞凋亡检测（65% 细胞死亡）和细胞周期分布（G_2/M 期抑制率达 47%）进一步证明了多西他赛加载的 SNELS 对癌细胞的细胞毒性[90]。

3. 固体脂质纳米粒子

SLN 是一种胶体 NP，具有外部水相和内部脂质相，由混合表面活性剂稳定[91]（图 14–1）。研究发现，其药物载体的机制是通过溶解亲脂性化疗药物在其脂质基质中或者形成围绕其脂质核心的富集壳层来实现[92, 93]。用于乳腺癌治疗的最常用的 SLN 包括葡萄脑磷脂、单甘酯（glyceryl monostearate，GMS）、甘油癸酸酯、肉豆蔻脂肪酸甘油酯、硬脂酸等脂质成分[94]。

在 TNBC 治疗方面，Eskiler 等制备了载有

BMN-673（塔拉佐帕尼）的 SLN，其中 GMS 为固体脂质相，Tween 80 为表面活性剂。SLN 提高了药物的治疗指数，并且对 BRCA1 突变和敏感性 TNBC 具有强大的作用。与单用 BMN-673 相比，BMN-673-SLN 显著减少了 HCC1937 和 HCC1937-R 细胞的数量，并对 MCF-10A 细胞的损害极小。BMN-673-SLN 还通过 DNA 双链断裂、G_2/M 细胞周期阻滞和 PARP 的裂解，对 TNBC 细胞产生毒性[95]。在 Siddhartha 等的另一项研究中，使用 pluronic F-68 和大豆卵磷脂作为表面活性剂与棕榈酸作为固态脂相混合，合成了负载二烯丙基二硫化物（Di-allyl-disulfide，DADS）的 SLN，并进一步标记了 RAGE 抗体，以增加 TNBC 细胞的摄取，实现有效靶向。结果表明，DADS-RAGE-SLN 相比单独使用 DADS 增加了 61.8% 的凋亡和细胞毒性，而单独使用 DADS 只增加了 15%。此外 DADS-RAGE-SLN 通过受体介导的内吞作用被细胞内化，有效绕过了 P-gp 外排泵[20]。

此外，Kothari 等使用硬脂酸（stearic acid，SA）、GMS、Compritol ATO 888（甘油癸酸酯）和 Tween 80 表面活性剂设计了一种 DTX-ALA-SLN，用于靶向 TNBC。结果显示，DTX-ALA-SLN 相比 ALA-SLN、DTX-SLN 和裸药在 4T1 细胞中引起了显著的细胞毒性。此外，DTX-ALA-SLN 导致了 32% 的凋亡，而单独使用 DTX 只有 11%[96]。

此外，Pindiprolu 等还使用 Tween 80、pluronic F-68 表面活性剂和硬脂基胺作为脂相，制作了咪硫磷 SLN（niclosamide SLN，Niclo-SLN），用于靶向 TNBC。在细胞周期的 G_0/G_1 期，Niclo-SLN 诱导了明显的细胞毒性，并提高了细胞吸收率（77.06%），而游离 Niclo 的吸收率仅为 69.50%。据推测，Niclo-SLN 的细胞内化能力增强是由于其能逃避细胞外排泵的作用，从而提高了细胞周围药物的吸收[97]。

4. 纳米结构脂质载体

NLC 是固体和液体脂质的混合物，通过一种或多种表面活性剂在水相中稳定[98]。它们被归类为第二代脂质 NP，其理想的载药能力是通过在脂质基质中加入固态和液态脂质，形成无定形结构或晶体不规则结构来实现（图 14–1）。液体脂质的加入有助于更好地将药物装载到脂质基质中并减少药物排出[99]。

NLC 制备常用的液体脂质包括聚氧化蓖麻油、Labrafil WL 2609 BS、油酸、Labrafil PG、Labrafil M2125 Cs、橄榄油、三十碳酸甘油酯等。固体脂质包括 Compritol ATO 888、硬脂酸、Precirol、甘油三棕榈酸酯、GMS 等。NLC 具有较高的耐受性和生物相容性，具有更好的 EPR 效应、较少的药物泄漏、凝胶化程度低，使其成为抗癌药物输送的一个良好选择。

对于 TNBC 的靶向治疗，NLC 已经进行了广泛的临床前研究。Pedro 等通过结合 Compritol ATO 888、中链甘油三酯、大豆卵磷脂和 Tween 80 制备了 PTX 载药的 NLC（PTX-loaded NLC，PTX-NLC）。他们观察到与单纯使用 PTX 相比，PTX-NLC 对 MDA-MB-231 细胞具有显著的细胞毒性和抗克隆效应。细胞存活分析显示，使用 PTX 时的存活率为 56%，而使用 PTX-NLC 时的存活率为 38%。此外，与仅使用 PTX 相比，在携带肿瘤的小鼠体内，0.5h 和 1.5h 分别有 1.5 倍和 1.7 倍的 PTX-NLC 在肿瘤周围积蓄[100]。

Zhang 等还发现，PTX 与 NLC 结合靶向 TNBC，可增强 MDA-MB-231 细胞的摄取[101]。Lages 等进一步证明了这一概念，他们还发现 DOX 和 α– 生育酚琥珀酸酯 NLC 对 TNBC 有效，能提高小鼠模型的存活率并防止肿瘤转移[102]。此外，Gadag 等的研究表明，负载白藜芦醇的 NLC 对 TNBC 有抑制作用，并能降低 MDA-MB-231 细胞的存活率，还能通过皮内给药提高生物利用度[103]。最近，Gilani 等开发出了负载木犀草素的 NLC，用于处理 TNBC 细胞。他们发现 MDA-MB-231 细胞的存活率降低，并且 NLC 在 24h 内缓慢释放有效载药量，具有增强的黏附性、胃肠稳定性和肠道吸收性[104]。

5. 脂质体聚合物杂合纳米粒子

LPH-NP 是一种新一代的 NP，将聚合物颗粒和 LNP 结合在一个单一的纳米系统中[105]。它们的基本结构由一个聚合物核心和一个脂质单层（图 14–1）组成，可以通过聚乙二醇基化进行进一步的功能化，以延长稳定性，或者进行配体功能化，以增强目标性。LPH-NP 中常用的主要聚合物包括聚 β– 氨基酯、聚己内酯、聚乳酸 – 羟基乙酸共聚物和聚乳酸，而常用的脂质包括 DOTAP/DOPE、硬脂酸、胆固醇、卵磷脂、磷脂氢化大豆磷脂酰胆碱（Lipoid GmbH）、DSPE-PEG 和 PEG2000–Mal[106]。

Zhang 等开发了 RGD 肽耦联的 DOX 和丝裂霉素（Mitomycin，MMC）双负载 LPH NP（DMPLN），并用来处理 TNBC 细胞。在 TNBC 肺转移模型中进行体内评估时，与仅使用药物相比，RGD-DMPLN 显示出细胞积累增加、肺转移减少、肝脏和心脏毒性降低，生存期延长[107]。Zhou 等的研究也表明，以钙磷为基础的 LPH-NP 装载 miRNA-221/222 和 PTX 抑制药，与仅使用 PTX 相比，能使 TNBC 细胞在相同药物浓度（0.67μg/ml）下的存活率降低 80%[108]。

此外，Garg 等还制作了负载 MTX 和对乙酰氨基酚（aceclofenac，ACL）装载的 LPH-NP（ACL-LPH-NP），用于处理 TNBC 细胞。他们观察到 MDA-MB-231 细胞对药物 –NP 共轭物的快速内化（2h 内），与游离药物相比，药物 –NP 共轭物的全身循环增加了 10 倍。此外，与游离药物相比，ACL-LPH-NP 使 MDA-MB-231 细胞生长减少了约 25%，平均停留时间增加了 5～6 倍[109]。为了进一步支持这一发现，Bakar-Ates 等合成了负载葫芦素 B 的 LPH-NP（Cucurbitacin B loaded LPH-NP，CuB-LPH-NP）来处理 TNBC。与对照组和仅用药物治疗相比，CuB-LPH-NP 能诱导 MDA-MB-231 细胞凋亡，并在 1μmol 和 5μmol 药物浓度下降低细胞存活率[110]。

我们已经讨论了主要的用于治疗 TNBC 的 NP 疗法，然而，在生物医学科学的新领域中，基于纳米技术的 TNBC 治疗正在被重新利用和进一步探索。它们包括外泌体（exosome，Exo）、CRISPR 和基于 RNA 和 DNA 的纳米疗法。下面将对它们进行简要概述，然后讨论可用于增强 NP 内化、吸收和靶向性的各种配体。

（四）CRISPR 纳米粒子

CRISPR 又称簇状有规律间隔短回文重复序列（通常与 Cas9 相关），已被广泛应用于基因组和生物医学工程，以靶向治疗包括乳腺癌在内的耐药性疾病[58]。CRISPR/Cas9 技术可以轻松纠正细胞和系统中导致疾病进展和（或）复发的基因改变，潜力无限，前景广阔。CRISPR 可以修复可能被破坏的 TNBC 治疗基因和耐药基因。这些进展有助于解决 TNBC 中现有的挑战性问题，从而推动当前精准医学时代的发展。在 TNBC 中，这项强大的技术被用于修复遗传信息，利用不同的 NP 系统进行封装，以克服将不稳定的 CRISPR/Cas9 穿过细胞屏障送到靶点的挑战[111]。CRISPR 技术的研究使其适用于癌症的临床和实验基因治疗。*BRCA1* 的表达与早期乳腺癌患者较差的预后有关，这表明可以利用 CRISPR/Cas9 靶向 PI3K 以逆转化疗耐药性[112]。

（五）外泌体

Exo 是一种细胞外囊泡，尺寸在纳米级别（30～150nm），由脂双层包裹可被所有细胞释放[113]。与微囊泡和凋亡体等其他细胞外囊泡相比，它们主要富含胆固醇和二酰甘油[114]。它们含有多种内体途径特有的表面蛋白，可以包裹药物、细胞膜蛋白、受体、核酸等[113, 115]。它们的自然生物分布、表面蛋白质的修饰可以避免系统性清除并实现针对特定细胞的靶向性，使其成为癌症治疗的有吸引力的载体[116]。

Naseri 等从骨髓间充质干细胞中分离出 Exo，并将其装载了锁定核酸修饰的抗 –miR–142–3p 寡核苷酸，用于乳腺癌的治疗。对这些 Exo 的体外和体内研究表明，细胞摄取和靶基因的表达调控能力都得到了增强[117]。同样，Gong 等将化疗药物 DOX 和胆固醇修饰的 miRNA 共同加载到 Exo 中，以靶向乳腺癌。囊泡表面经整合素和金属蛋白酶 15（Co-A15-Exo）修饰，以增强靶向性。流式细胞术分析显示，与仅使用Exo(15.23%)相比，A15-Exo的摄取率增加(78.60%)。此外，与仅使用DOX相比，Co-A15-Exo处理的MDA-MB-231细胞出现了更多的凋亡[118]。

(六)核酸疗法

核酸(nucleic acid，NA)是生物系统中携带基本信息的分子，控制着蛋白质的表达。在治疗领域，核酸具有重要价值，其正常或经过修饰的序列可以用于调节基因表达，并可应用于疾病的治疗和预防。基于RNA的治疗方法已经被用于靶向内生性癌症通路，目前临床试验中有关RNA的治疗方法主要是通过RNA干扰(RNA interference，RNAi)进行基因沉默。然而，主要的限制因素是如何将这些治疗模块特异性地递送到受影响的细胞和组织。纳米技术在这方面具有巨大的潜力，多种纳米平台正在研发中，RNA纳米治疗技术作为一种药物输送手段，目前也正在研究中，旨在治疗TNBC[119]。

RNAi作为一种治疗工具，可以是siRNA或miRNA。miRNA已广泛应用于TNBC的治疗中，用于调控基因表达。一项研究在RNA纳米技术中应用了miR-21，它是一种癌基因，参与了包括TNBC在内的癌症的肿瘤发生和转移，通过输送抗miRNA-21靶向肿瘤细胞而非其健康细胞，成功将其沉默[120]。在另一项研究中，基于脂质体的水凝胶NP被用来递送miR-1296-5p，以抑制乳腺癌中ERRB2基因的表达[121]。同样，Exo在递送miRNA并靶向乳腺癌以改善治疗效果方面也显示出了良好的潜力[117, 118]。

四、用于增强三阴性乳腺癌NP治疗效果的配体

如前所述，NP的靶向性递送可以通过特定的配体加入来进一步功能化其活性，此为主动靶向，与利用EPR效应的被动靶向相对应。这些配体通常是位于细胞表面和内部特定的小分子、肽或核苷酸等，它们通过配体–受体结合相互作用[51]。

(一)抗体

抗体是一种具有双表位的基本结构的Y型蛋白质，具有与其受体高亲和力和选择性的特点。它们已被应用于TNBC的治疗和诊断。Rousseau等在一项关于TNBC移植小鼠模型的临床前研究中，用^{131}I标记了B-B4抗体，并获得了良好的治疗和诊断成像效果[122]。

(二)肽

肽被归类为低分子量配体，能够高特异性地靶向细胞内成分，可用于疾病的诊断和治疗[123]。Crisp等开发了一种可激活的细胞穿透肽，当其与环状RGD肽共价连接时，可以结合MMP-2，在TNBC体内实验中显示出良好的成像对比度，并对化疗有反应[124]。

(三)适配体

适配体是一类单链RNA/DNA短寡核苷酸片段，有独特的三维构象，能够以高亲和力和高强度结合其靶标[51]。然而，它们在细胞内外都会受到核酸酶的降解。适配体主要应用于TNBC研究和诊断中的成像。Li等使用了最近发现的LXL-1适配体，通过SELEX方法靶向TNBC细胞上的膜蛋白[125]。同样，Huang等使用血小板衍生生长因子(platelet-derived growth factor，PDGF)适配体结合AuNP来靶向在TNBC上差异表达的PDGF[126]。

(四)小分子

小分子是分子量小于500Da的配体，在癌症成像领域具有巨大潜力，其中^{18}F-FDG(一种葡萄糖类似物)在临床上应用最广泛[51]。Thapa等报道了叶酸修饰的顺铂和DTX共载液晶NP在叶酸过表达的MDA-MB-231 TNBC细胞中显著更高的细胞摄取，这归因于靶向NP的叶酸受体介导的内吞作用。治疗后，MDA-MB-231 TNBC细胞中包括Bax、p21和Cleaved caspase-3在内的多种凋亡标志物的表达增加，以及抗迁移效果的改善，表明叶酸修饰的NP可用于治疗转移性乳腺癌。与

非靶向 NP 相比，叶酸修饰的 NP 在体外及 MDA-MB-231 肿瘤异种移植模型中均表现出显著更强的抗癌效力[127]。在 Misra 等的研究中，AMD3100 或 Plerixafor（CXCR4 配体）与聚乳酸 – 羟基乙酸共聚物 NP 共价结合，在 MDA-MB-321 TNBC 中显示了更强的细胞内吞作用，并介导 siRNA 基因沉默[128]。此外，高分子透明质酸与 CD44 受体亲和力结合，并与阳离子脂质体纳米复合物结合，以将吉西他滨和 DTX 定向输送至 CD44 高表达的 TNBC 细胞[129]。

结论

乳腺癌的发病率仍在上升，并且生存率和临床预后不容乐观。数据显示，TNBC 由于缺乏像其他乳腺癌亚型那样可供治疗的特异性受体，预后更差。近年来，基于 NP 的治疗方法在疾病靶向方面取得了革命性进展，其在 TNBC 中的应用也显示出令人鼓舞的前景。未来的研究应鼓励利用生物信息学和单细胞 RNA 测序数据来发现潜在的 TNBC 靶点，然后结合合适的配体功能化 NP 进行治疗。

参考文献

[1] Wilkinson, L. and Gathani, T. (2022). Understanding breast cancer as a global health concern. *Br. J. Radiol.* 95 (1130): 20211033.

[2] Gucalp, A., Traina, T.A., Eisner, J.R. et al. (2019). Male breast cancer: a disease distinct from female breast cancer. *Breast Cancer Res. Treatment* 173 (1): 37.

[3] Sung, H., Ferlay, J., Siegel, R.L. et al. (2021). Global cancer statistics 2020: GLOBOCAN estimates of incidence and mortality worldwide for 36 cancers in 185 countries. *CA Cancer J. Clin.* 71 (3): 209–249.

[4] Bray, F., Jemal, A., Grey, N. et al. (2012). Global cancer transitions according to the Human Development Index (2008-2030): a population-based study. *Lancet Oncol.* 13 (8): 790–801.

[5] Brand, N.R., Qu, L.G., Chao, A., and Ilbawi, A.M. (2019). Delays and barriers to cancer care in low- and middle-income countries: a systematic review. *Oncologist* 24 (12): e1371–e1380.

[6] Denny, L., de Sanjose, S., Mutebi, M. et al. (2017). Interventions to close the divide for women with breast and cervical cancer between low-income and middleincome countries and high-income countries. *Lancet* 389 (10071): 861–870.

[7] WHO (2021). *New Global Breast Cancer Initiative Highlights Renewed Commitment to Improve Survival. WHO News* https://www.who.int/news/item/08-03-2021-new-global-breast-cancer-initiative-highlights-renewed-commitment-to-improve-survival.

[8] Johnson, K.S., Conant, E.F., and Soo, M.S. (2021). Molecular subtypes of breast cancer: a review for breast radiologists. *J. Breast Imaging* 3 (1): 12–24.

[9] Cheung, K.L. (2020). Treatment strategies and survival outcomes in breast cancer. *Cancers* 12 (3): 735.

[10] Lairson, D.R., Parikh, R.C., Cormier, J.N. et al. (2015). Cost-effectiveness of chemotherapy for breast cancer and age effect in older women. *Value Health* 18 (8): 1070–1078.

[11] David, S., Tan, J., Siva, S. et al. (2022). Combining radiotherapy and immunotherapy in metastatic breast cancer: current status and future directions. *Biomedicines* 10 (4): 821.

[12] Afzal, M., Ameeduzzafar, Alharbi, K.S. et al. (2021). Nanomedicine in treatment of breast cancer – a challenge to conventional therapy. *Semin. Cancer Biol.* 69: 279–292.

[13] Liu, Y., Xu, J., Choi, H.H. et al. (2018). Targeting 17q23 amplicon to overcome the resistance to anti-HER2 therapy in HER2+ breast cancer. *Nat. Commun.* 9 (1): 1–16.

[14] Zheng, G., Zheng, M., Yang, B. et al. (2019). Improving breast cancer therapy using doxorubicin loaded solid lipid nanoparticles: synthesis of a novel arginine-glycineaspartic tripeptide conjugated, pH sensitive lipid and evaluation of the nanomedicine in vitro and in vivo. *Biomed. Pharmacother.* 116: 109006.

[15] Xia, T., He, Q., Shi, K. et al. (2016). Losartan loaded liposomes improve the antitumor efficacy of liposomal paclitaxel modified with pH sensitive peptides by inhibition of collagen in breast cancer. *Pharm. Dev. Technol.* 23 (1): 13–21.

[16] Jadon, R.S. and Sharma, M. (2019). Docetaxel-loaded lipid-polymer hybrid nanoparticles for breast cancer therapeutics. *J. Drug Delivery Sci. Technol.* 51: 475–484.

[17] Soe, Z.C., Kwon, J.B., Thapa, R.K. et al. (2019). Transferrin-conjugated polymeric nanoparticle for receptor-mediated delivery of doxorubicin in doxorubicin-resistant breast cancer cells. *Pharmaceutics* 11 (2): 63.

[18] Yang, J., Lu, W., Xiao, J. et al. (2018). A positron emission tomography imageguidable unimolecular micelle nanoplatform for cancer theranostic applications. *Acta Biomater.* 79: 306–316.

[19] Jin, G., He, R., Liu, Q. et al. (2019). Near-infrared light-regulated cancer theranostic nanoplatform based on aggregation-induced emission luminogen encapsulated upconversion nanoparticles. *Theranostics* 9 (1): 246.

[20] Siddhartha, V.T., Pindiprolu, S.K.S.S., Chintamaneni, P.K. et al. (2017a). RAGE receptor targeted bioconjuguate lipid nanoparticles of diallyl disulfide for improved apoptotic activity in triple negative breast cancer: in vitro studies. *Artif. Cells Nanomed. Biotechnol.* 46 (2): 387–397.

[21] Barenholz, Y. (2012). Doxil®—The first FDA-approved nano-drug: lessons learned. *J. Controlled Release* 160 (2): 117–134.

[22] Hawkins, M.J., Soon-Shiong, P., and Desai, N. (2008). Protein nanoparticles as drug carriers in clinical medicine. *Adv. Drug Delivery Rev.* 60 (8): 876–885.

[23] Cannon, S. and Yardley, D.A. (2015). A Study of NK012 in patients with advanced, metastatic triple negative breast cancer (Retrieved 23 October 2022). https:// clinicaltrials.gov/ct2/show/NCT00951054.

[24] Fujiwara, Y., Mukai, H., Saeki, T. et al. (2019a). A multi-national, randomised, open-label, parallel, phase III non-inferiority study comparing NK105 and paclitaxel in metastatic or recurrent breast

cancer patients. *Br. J. Cancer* 120 (5): 475–480.
[25] Tang, X., Loc, W.S., Dong, C. et al. (2017). The use of nanoparticulates to treat breast cancer. *Nanomedicine* 12 (19): 2367.
[26] Baselga, J., Manikhas, A., Cortés, J. et al. (2014). Phase III trial of nonpegylated liposomal doxorubicin in combination with trastuzumab and paclitaxel in HER2-positive metastatic breast cancer. *Ann. Oncol.* 25 (3): 592–598.
[27] Samyang Biopharmaceuticals Corporation (2013). Evaluate the efficacy and safety of Genexol®-PM compared to Genexol® in recurrent or metastatic breast cancer (Retrieved 30 October 2022). https://clinicaltrials.gov/ct2/show/NCT00876486.
[28] Caraglia, M., De Rosa, G., Salzano, G. et al. (2012). Nanotech revolution for the anti-cancer drug delivery through blood-brain-barrier. *Curr. Cancer Drug Targets 12* (3): 186–196.
[29] Shulman, L.N. (2007). Study of Xyotax (CT-2103) in patients with metastatic breast cancer (Retrieved 30 October 2022). https://clinicaltrials.gov/ct2/show/NCT00148707.
[30] Zagar, T.M., Vujaskovic, Z., Formenti, S. et al. (2014). Two phase I dose-escalation/ pharmacokinetics studies of low temperature liposomal doxorubicin (LTLD) and mild local hyperthermia in heavily pretreated patients with local regionally recurrent breast cancer. *Int. J. Hyperth. 30* (5): 285–294.
[31] Volm, M.D. (2001). Chemotherapy in treating patients with breast cancer (Retrieved 30 October 2022). https://clinicaltrials.gov/ct2/show/NCT00012129.
[32] Chawla, S.P. and Bruckner, H.W. (2011). Safety and efficacy study using Rexin-G for breast cancer (Retrieved 30 October 2022). https://clinicaltrials.gov/ct2/show/ NCT00505271.
[33] Lassen, U. and Nielsen, D. (2021). Phase I/II study to evaluate the safety and tolerability of LiPlaCis in patients with advanced or refractory tumours (Retrieved 30 October 2022). https://clinicaltrials.gov/ct2/show/NCT01861496.
[34] Ramanathan, R.K. (2006). Safety study of S-CKD602 in patients with advanced malignancies (Retrieved 30 October 2022). https://clinicaltrials.gov/ct2/show/ NCT00177281.
[35] Mishra, S.K. and Sharma, A. (2010). A clinical trial to study the effects of nanoparticle based paclitaxel drug, which does not contain the solvent cremophor. Advanced Breast Cancer (Retrieved 30 October 2022). https://clinicaltrials.gov/ct2/show/NCT00915369.
[36] BIND Therapeutics (2016). A study of BIND-014 given to patients with advanced or metastatic cancer (Retrieved October 30, 2022). https://clinicaltrials.gov/ct2/show/ NCT01300533.
[37] Gagnon, J., Lévesque, E., Borduas, F. et al. (2016). Recommendations on breast cancer screening and prevention in the context of implementing risk stratification: impending changes to current policies. *Curr. Oncol. 23* (6): e615.
[38] Han, Y., Wu, Y., Xu, H. et al. (2022). The impact of hormone receptor on the clinical outcomes of HER2-positive breast cancer: a population-based study. *Int. J. Clin. Oncol.* 27 (4): 707–716.
[39] Yin, L., Duan, J.J., Bian, X.W., and Yu, S.C. (2020). Triple-negative breast cancer molecular subtyping and treatment progress. *Breast Cancer Res. 22* (1): 61.
[40] Chaudhary, L.N., Wilkinson, K.H., and Kong, A. (2018). Triple-negative breast cancer: who should receive neoadjuvant chemotherapy? *Surg. Oncol. Clin. North Am.* 27 (1): 141–153.
[41] Collignon, J., Lousberg, L., Schroeder, H., and Jerusalem, G. (2016). Triple-negative breast cancer: treatment challenges and solutions. *Breast Cancer: Targets Ther. 8*: 93.
[42] Morris, G.J., Naidu, S., Topham, A.K. et al. (2007). Differences in breast carcinoma characteristics in newly diagnosed African-American and Caucasian patients. *Cancer* 110 (4): 876–884.
[43] Dent, R., Trudeau, M., Pritchard, K.I. et al. (2007). Triple-negative breast cancer: clinical features and patterns of recurrence. *Clin. Cancer Res. 13* (15): 4429–4434.
[44] Lin, N.U., Claus, E., Sohl, J. et al. (2008). Sites of distant recurrence and clinical outcomes in patients with metastatic triple-negative breast cancer. *Cancer* 113 (10): 2638–2645.
[45] Zhang, L., Fang, C., Xu, X. et al. (2015). Androgen receptor, EGFR, and BRCA1 as biomarkers in triple-negative breast cancer: a meta-analysis. *BioMed Res. Int.* 2015: 357485.
[46] Lehmann, B.D., Bauer, J.A., Chen, X. et al. (2011). Identification of human triple-negative breast cancer subtypes and preclinical models for selection of targeted therapies. *J. Clin. Invest.* 121 (7): 2750–2767.
[47] Lehmann, B.D. and Pietenpol, J.A. (2014). Identification and use of biomarkers in treatment strategies for triple-negative breast cancer subtypes. *J. Pathol.* 232 (2): 142–150.
[48] Murthy, S.K. (2007). Nanoparticles in modern medicine: state of the art and future challenges. *Int. J. Nanomed.* 2 (2): 129.
[49] Hou, K., Ning, Z., Chen, H., and Wu, Y. (2021). Nanomaterial technology and triple negative breast cancer. *Front. Oncol.* 11: 828810.
[50] Sharma, A., Goyal, A.K., and Rath, G. (2017). Recent advances in metal nanoparticles in cancer therapy. *J. Drug. Target.* 26 (8): 617–632.
[51] Thakur, V. and Kutty, R.V. (2019). Recent advances in nanotheranostics for triple negative breast cancer treatment. *J. Exp. Clin. Cancer Res.* 38 (1): 1–22.
[52] Yuan, Y. (2019). Carboplatin and paclitaxel albumin-stabilized nanoparticle formulation before surgery in treating patients with locally advanced or inflammatory triple negative breast cancer (Retrieved 29 October 2022). https:// clinicaltrials.gov/ct2/show/NCT01525966.
[53] Corcept Therapeutics (2020). Study to evaluate CORT125134 in combination with Nab-paclitaxel in patients with solid tumors (Retrieved 29 October 2022). https:// clinicaltrials.gov/ct2/show/NCT02762981.
[54] Ouyang, Q. (2016). Weekly and every 3 week administration of paclitaxel liposome injection in metastatic breast cancer (Retrieved 29 October 2022). https:// clinicaltrials.gov/ct2/show/NCT02142790.
[55] Puhalla, S. (2017). Veliparib in treating patients with malignant solid tumors that do not respond to previous therapy (Retrieved 29 October 2022). https:// clinicaltrials.gov/ct2/show/NCT00892736.
[56] Fasching, P.A. (2021). Neoadjuvant pembrolizumab (Pbr)/nab-paclitaxel followed by Pbr/Epirubicin/Cyclophosphamide in TNBC (Retrieved 29 October 2022). https://clinicaltrials.gov/ct2/show/NCT03289819.
[57] Lee, J.-M. (2019). ZD2281 plus carboplatin to treat breast and ovarian cancer (Retrieved 29 October 2022). https://clinicaltrials.gov/ct2/show/NCT01445418.
[58] Nahvi, I., Belkahla, S., Biswas, S., and Chakraborty, S. (2022). A review on nanocarrier mediated treatment and management of triple negative breast cancer: a Saudi Arabian scenario. *Front. Oncol.* 12: 953865.
[59] Umar, K., Haque, M.M., Mir, N.A. et al. (2013). Titanium dioxide-mediated photocatalysed mineralization of two selected organic pollutants in aqueous suspensions. *J. Adv. Oxid. Technol.* 16 (2): 252–260.
[60] Fahrenholtz, C.D., Swanner, J., Ramirez-Perez, M., and Singh, R.N. (2017). Heterogeneous responses of ovarian cancer cells to silver nanoparticles as a single agent and in combination with cisplatin. *J. Nanomater.* 2017: 5107485.
[61] Akter, Z., Khan, F.Z., and Khan, M.A. (2023). Gold nanoparticles in triple-negative breast cancer therapeutics. *Curr. Med. Chem.* 30 (3): 316–334.
[62] Vemuri, S.K., Halder, S., Banala, R.R. et al. (2022). Modulatory effects of biosynthesized gold nanoparticles conjugated with curcumin and paclitaxel on tumorigenesis and metastatic pathways—in vitro and in vivo studies. *Int. J. Mol. Sci.* 23 (4): 2150.

[63] Kong, T., Zeng, J., Wang, X. et al. (2008). Enhancement of radiation cytotoxicity in breast-cancer cells by localized attachment of gold nanoparticles. *Small* 4 (9): 1537–1543.

[64] Guo, D., Zhao, Y., Zhang, Y. et al. (2014). The cellular uptake and cytotoxic effect of silver nanoparticles on chronic myeloid leukemia cells. *J. Biomed. Nanotechnol.* 10 (4): 669–678.

[65] Sharma, S., Chockalingam, S., Sanpui, P. et al. (2014). Silver nanoparticles impregnated alginate-chitosan-blended nanocarrier induces apoptosis in human glioblastoma cells. *Adv. Healthcare Mater.* 3 (1): 106–114.

[66] Swanner, J., Fahrenholtz, C.D., Tenvooren, I. et al. (2019). Silver nanoparticles selectively treat triple-negative breast cancer cells without affecting non-malignant breast epithelial cells in vitro and in vivo. *FASEB BioAdv.* 1 (10): 639–660.

[67] Liu, J., Li, J., Liu, N. et al. (2017). In vitro studies of phospholipid-modified PAMAM-siMDR1 complexes for the reversal of multidrug resistance in human breast cancer cells. *Int. J. Pharm.* 530 (1, 2): 291–299.

[68] Chittasupho, C., Anuchapreeda, S., and Sarisuta, N. (2017). CXCR4 targeted dendrimer for anti-cancer drug delivery and breast cancer cell migration inhibition. *Eur. J. Pharm. Biopharm.* 119: 310–321.

[69] Kaur, A., Jain, K., Mehra, N.K., and Jain, N.K. (2017). Development and characterization of surface engineered PPI dendrimers for targeted drug delivery. *Artif. Cells Nanomed. Biotechnol.* 45 (3): 414–425.

[70] Khurana, R.K., Beg, S., Burrow, A.J. et al. (2017). Enhancing biopharmaceutical performance of an anticancer drug by long chain PUFA based self-nanoemulsifying lipidic nanomicellar system. *Eur. J. Pharm. Biopharm.* 121: 42–60.

[71] Khurana, R.K., Gaspar, B.L., Welsby, G. et al. (2018). Improving the biopharmaceutical attributes of mangiferin using vitamin E-TPGS co-loaded self-assembled phosholipidic nano-mixed micellar systems. *Drug Deliv. Transl. Res.* 8 (3): 617–632.

[72] Allen, T.M. and Martin, F.J. (2004). Advantages of liposomal delivery systems for anthracyclines. *Semin. Oncol.* 31 (6 Suppl 13): 5–15.

[73] Gabizon, A.A., Shmeeda, H., and Zalipsky, S. (2006). Pros and cons of the liposome platform in cancer drug targeting. *J. Liposome Res. 16* (3): 175–183.

[74] Mukherjee, S., Ray, S., and Thakur, R.S. (2009). Solid lipid nanoparticles: a modern formulation approach in drug delivery system. *Indian J. Pharm. Sci.* 71 (4): 349.

[75] Iqbal, M.A., Md, S., Sahni, J.K. et al. (2012). Nanostructured lipid carriers system: recent advances in drug delivery. *J. Drug. Target.* 20 (10): 813–830.

[76] Müller, R.H., Radtke, M., and Wissing, S.A. (2002). Nanostructured lipid matrices for improved microencapsulation of drugs. *Int. J. Pharm.* 242 (1–2): 121–128.

[77] Hadinoto, K., Sundaresan, A., and Cheow, W.S. (2013). Lipid-polymer hybrid nanoparticles as a new generation therapeutic delivery platform: a review. *Eur. J. Pharm. Biopharm.* 85 (3): 427–443.

[78] Mandal, B., Bhattacharjee, H., Mittal, N. et al. (2013). Core-shell-type lipid- polymer hybrid nanoparticles as a drug delivery platform. *Nanomed. Nanotechnol. Biol. Med.* 9 (4): 474–491.

[79] Arias, J., Clares, B., Morales, E., and M., Gallardo, V., & A. Ruiz, M. (2011). Lipid-based drug delivery systems for cancer treatment. *Curr. Drug Targets* 12 (8): 1151–1165.

[80] Olusanya, T.O.B., Ahmad, R.R.H., Ibegbu, D.M. et al. (2018). Liposomal drug delivery systems and anticancer drugs. *Molecules* 23 (4): 907.

[81] Guo, P., Yang, J., Liu, D. et al. (2019). Dual complementary liposomes inhibit triple-negative breast tumor progression and metastasis. *Sci. Adv.* 5 (3): eaav5010.

[82] Yan, Y., Li, X.Q., Duan, J.L. et al. (2019). Nanosized functional miRNA liposomes and application in the treatment of TNBC by silencing Slug gene. *Int. J. Nanomed.* 14: 3645.

[83] Chen, M., Miao, Y., Qian, K. et al. (2021). Detachable liposomes combined immunochemotherapy for enhanced triple-negative breast cancer treatment through reprogramming of tumor-associated macrophages. *Nano Lett.* 21 (14): 6031–6041.

[84] Alawak, M., Abu Dayyih, A., Mahmoud, G. et al. (2021). ADAM 8 as a novel target for doxorubicin delivery to TNBC cells using magnetic thermosensitive liposomes. *Eur. J. Pharm. Biopharm.* 158: 390–400.

[85] El-Senduny, F.F., Altouhamy, M., Zayed, G. et al. (2021). Azadiradione-loaded liposomes with improved bioavailability and anticancer efficacy against triple negative breast cancer. *J. Drug Delivery Sci. Technol.* 65: 102665.

[86] Kim, B., Pena, C.D., and Auguste, D.T. (2019). Targeted lipid nanoemulsions encapsulating epigenetic drugs exhibit selective cytotoxicity on CDH1−/FOXM1+ triple negative breast cancer cells. *Mol. Pharmaceutics* 16 (5): 1813–1826.

[87] Xu, H., Hu, M., Liu, M. et al. (2020). Nano-puerarin regulates tumor microenvironment and facilitates chemo- and immunotherapy in murine triple negative breast cancer model. *Biomaterials* 235: 119769.

[88] Han, B., Wang, T., Xue, Z. et al. (2021). Elemene nanoemulsion inhibits metastasis of breast cancer by ROS scavenging. *Int. J. Nanomed.* 16: 6035.

[89] Saraiva, S.M., Gutiérrez-Lovera, C., Martínez-Val, J. et al. (2021). Edelfosine nanoemulsions inhibit tumor growth of triple negative breast cancer in zebrafish xenograft model. *Sci. Rep.* 11 (1): 1–13.

[90] Khurana, R.K., Kumar, R., Gaspar, B.L. et al. (2018). Clathrin-mediated endocytic uptake of PUFA enriched self-nanoemulsifying lipidic systems (SNELS) of an anticancer drug against triple negative cancer and DMBA induced preclinical tumor model. *Mater. Sci. Eng. C Mater. Biol. Appl.* 91: 645–658.

[91] Shegokar, R., Singh, K.K., and Mueller, R.H. (2011). Production & stability of stavudine solid lipid nanoparticles-from lab to industrial scale. *Int. J. Pharm.* 416 (2): 461–470.

[92] Athawale, R.B., Jain, D.S., Singh, K.K., and Gude, R.P. (2014). Etoposide loaded solid lipid nanoparticles for curtailing B16F10 melanoma colonization in lung. *Biomed. Pharmacother.* 68 (2): 231–240.

[93] Singh, K.K. and Pople, P.V. (2011). Safer than safe: lipid nanoparticulate encapsulation of tacrolimus with enhanced targeting and improved safety for atopic dermatitis. *J. Biomed. Nanotechnol.* 7 (1): 40–41.

[94] Talluri, S.V., Kuppusamy, G., Karri, V.V.S.R. et al. (2015). Lipid-based nanocarriers for breast cancer treatment – comprehensive review. *Drug. Deliv.* 23 (4): 1291–1305.

[95] Guney Eskiler, G., Cecener, G., Egeli, U., and Tunca, B. (2018). Synthetically lethal BMN 673 (Talazoparib) loaded solid lipid nanoparticles for BRCA1 mutant triple negative breast cancer. *Pharm. Res.* 35 (11): 1–20.

[96] Kothari, I.R., Mazumdar, S., Sharma, S. et al. (2019). Docetaxel and alpha-lipoic acid co-loaded nanoparticles for cancer therapy. *Ther. Deliv.* 10 (4): 227–240.

[97] Pindiprolu, S.K.S.S., Chintamaneni, P.K., Krishnamurthy, P.T. et al. (2018). Formulation-optimization of solid lipid nanocarrier system of STAT3 inhibitor to improve its activity in triple negative breast cancer cells. *Drug Dev. Ind. Pharm.* 45 (2): 304–313.

[98] Khurana, R.K., Bansal, A., Beg, S. et al. (2017). Enhancing biopharmaceutical attributes of phospholipid complex-loaded nanostructured lipidic carriers of mangiferin: systematic development, characterization and evaluation. *Int. J. Pharm.* 518 (1-2): 289–306.

[99] Houacine, C., Adams, D., and Singh, K.K. (2020). Impact of liquid lipid on development and stability of trimyristin nanostructured lipid carriers for oral delivery of resveratrol. *J. Mol. Liq.* 316: 113734.

[100] Pedro, I.D.R., Almeida, O.P., Martins, H.R. et al. (2019).

Optimization and in vitro/ in vivo performance of paclitaxel-loaded nanostructured lipid carriers for breast cancer treatment. *J. Drug Delivery Sci. Technol.* 54: 101370.

[101] Zhang, Q., Zhao, J., Hu, H. et al. (2019). Construction and in vitro and in vivo evaluation of folic acid-modified nanostructured lipid carriers loaded with paclitaxel and chlorin e6. *Int. J. Pharm.* 569: 118595.

[102] Lages, E.B., Fernandes, R.S., de Oliveira Silva, J. et al. (2020). Co-delivery of doxorubicin, docosahexaenoic acid, and α-tocopherol succinate by nanostructured lipid carriers has a synergistic effect to enhance antitumor activity and reduce toxicity. *Biomed. Pharmacother.* 132: 110876.

[103] Gadag, S., Narayan, R., Nayak, A.S. et al. (2021). Development and preclinical evaluation of microneedle-assisted resveratrol loaded nanostructured lipid carriers for localized delivery to breast cancer therapy. *Int. J. Pharm.* 606: 120877.

[104] Gilani, S.J., Bin-Jumah, M., Rizwanullah, M. et al. (2021). Chitosan coated luteolin nanostructured lipid carriers: optimization, in vitro-ex vivo assessments and cytotoxicity study in breast cancer cells. *Coatings* 11 (2): 158.

[105] Jain, S., Kumar, S., Agrawal, A.K. et al. (2013). Enhanced transfection efficiency and reduced cytotoxicity of novel lipid-polymer hybrid nanoplexes. *Mol. Pharmaceutics* 10 (6): 2416–2425.

[106] Persano, F., Gigli, G., and Leporatti, S. (2021). Lipid-polymer hybrid nanoparticles in cancer therapy: current overview and future directions. *Nano Express* 2 (1): 012006.

[107] Zhang, T., Prasad, P., Cai, P. et al. (2017). Dual-targeted hybrid nanoparticles of synergistic drugs for treating lung metastases of triple negative breast cancer in mice. *Acta Pharmacol. Sin.* 38 (6): 835–847.

[108] Zhou, Z., Kennell, C., Lee, J.Y. et al. (2017). Calcium phosphate-polymer hybrid nanoparticles for enhanced triple negative breast cancer treatment via co-delivery of paclitaxel and miR-221/222 inhibitors. *Nanomed. Nanotechnol. Biol. Med.* 13 (2): 403–410.

[109] Garg, N.K., Tyagi, R.K., Sharma, G. et al. (2017). Functionalized lipid-polymer hybrid nanoparticles mediated codelivery of methotrexate and aceclofenac: a synergistic effect in breast cancer with improved pharmacokinetics attributes. *Mol. Pharmaceutics* 14 (6): 1883–1897.

[110] Bakar-Ates, F., Ozkan, E., and Sengel-Turk, C.T. (2020). Encapsulation of cucurbitacin B into lipid polymer hybrid nanocarriers induced apoptosis of MDAMB231 cells through PARP cleavage. *Int. J. Pharm.* 586: 119565.

[111] Chen, Y., Zhang, Y., Chen, Y.N., and Zhang, Y.M. (2018). Application of the CRISPR/Cas9 system to drug resistance in breast cancer. *Adv. Sci.* 5 (6): 1700964.

[112] Singh, D., Han, I., Choi, E.H., and Yadav, D.K. (2021). CRISPR/Cas9 based genome editing for targeted transcriptional control in triple-negative breast cancer. *Comput. Struct. Biotechnol. J.* 19: 2384–2397.

[113] Kumar, D.N., Chaudhuri, A., Aqil, F. et al. (2022). Exosomes as emerging drug delivery and diagnostic modality for breast cancer: recent advances in isolation and application. *Cancers* 14 (6): 1435.

[114] Antimisiaris, S.G., Mourtas, S., and Marazioti, A. (2018). Exosomes and exosomeinspired vesicles for targeted drug delivery. *Pharmaceutics* 10 (4): 218.

[115] Kumar, D.N., Chaudhuri, A., Singh, S., and Agrawal, A.K. (2022). Extracellular vesicles for nucleic acid delivery: progress and prospects for safe RNA-based gene therapy. In: *Gene Delivery* (ed. Y.V. Pathak), 31–50. Boca Raton, Florida, USA: CRC Press.

[116] Aqil, F., Munagala, R., Jeyabalan, J. et al. (2017). Exosomes for the enhanced tissue bioavailability and efficacy of curcumin. *AAPS J.* 19 (6): 1691–1702.

[117] Naseri, Z., Oskuee, R.K., Jaafari, M.R., and Moghadam, M.F. (2018). Exosomemediated delivery of functionally active miRNA-142-3p inhibitor reduces tumorigenicity of breast cancer in vitro and in vivo. *Int. J. Nanomed.* 13: 7727.

[118] Gong, C., Tian, J., Wang, Z. et al. (2019). Functional exosome-mediated codelivery of doxorubicin and hydrophobically modified microRNA 159 for triple-negative breast cancer therapy. *J. Nanobiotechnol.* 17 (1): 1–18.

[119] Haque, S., Cook, K., Sahay, G., and Sun, C. (2021). RNA-based therapeutics: current developments in targeted molecular therapy of triple-negative breast cancer. *Pharmaceutics* 13 (10): 1694.

[120] Shu, D., Li, H., Shu, Y. et al. (2015). Systemic delivery of anti-miRNA for suppression of triple negative breast cancer utilizing RNA nanotechnology. *ACS Nano* 9 (10): 9731–9740.

[121] Chen, G., He, M., Yin, Y. et al. (2017). MiR-1296-5p decreases ERBB2 expression to inhibit the cell proliferation in ERBB2-positive breast cancer. *Cancer Cell Int.* 17 (1): 1–8.

[122] Rousseau, C., Ruellan, A.L., Bernardeau, K. et al. (2011). Syndecan-1 antigen, a promising new target for triple-negative breast cancer immuno-PET and radioimmunotherapy. A preclinical study on MDA-MB-468 xenograft tumors. *EJNMMI Res.* 1 (1): 1–11.

[123] Reubi, J.C. and Maecke, H.R. (2008). Peptide-based probes for cancer imaging. *J. Nucl. Med.* 49 (11): 1735–1738.

[124] Crisp, J.L., Savariar, E.N., Glasgow, H.L. et al. (2014). Dual targeting of integrin αvβ3 and matrix metalloproteinase-2 for optical imaging of tumors and chemotherapeutic delivery. *Mol. Cancer Therap.* 13 (6): 1514–1525.

[125] Li, X., Zhang, W., Liu, L. et al. (2014). In vitro selection of DNA aptamers for metastatic breast cancer cell recognition and tissue imaging. *Anal. Chem.* 86 (13): 6596–6603.

[126] Huang, Y.F., Lin, Y.W., Lin, Z.H., and Chang, H.T. (2008). Aptamer-modified gold nanoparticles for targeting breast cancer cells through light scattering. *J. Nanopart. Res.* 11 (4): 775–783.

[127] Thakur, V. and Kutty, R.V. (2019). Recent advances in nanotheranostics for triple negative breast cancer treatment. *J. Exp. Clin. Cancer Res.* 38 (1): 430.

[128] Misra, A.C., Luker, K.E., Durmaz, H. et al. (2015). CXCR4-targeted nanocarriers for triple negative breast cancers. *Biomacromolecules* 16 (8): 2412–2417.

[129] Fan, Y., Wang, Q., Lin, G. et al. (2017). Combination of using prodrug-modified cationic liposome nanocomplexes and a potentiating strategy via targeted co-delivery of gemcitabine and docetaxel for CD44-overexpressed triple negative breast cancer therapy. *Acta Biomater.* 62: 257–272.

第 15 章 乳腺癌药物当前更新

Current Updates in Breast Cancer Drugs

Nitu L. Wankhede　Mayur B. Kale　Pranali A. Chandurkar　Manish M. Aglawe　Ashwini K. Bawankule
Brijesh G. Taksande　Milind J. Umekar　Rupesh K. Gautam　Aman B. Upaganlawar　著
吕力挺　胡桂女　译

多年来，癌症一直是全球主要的死亡原因之一。乳腺癌是女性的第二大死因[1]。在高收入国家，乳腺癌的患病率持续增加，这与包括乳腺 X 线摄影在内的诊断工具的进步及预防乳腺癌策略的失败有关[2]。已经进行了大量研究来了解这种致命疾病的原因和进展。尽管如此，早期诊断已被发现是预防 BC 的最佳方法。此外，该疾病的异质性为确定治疗方法提出了主要挑战[3]。随着癌症的进步，乳腺癌向重要器官的转移使可用的治疗方法进一步复杂化[4]。

组织学和分子学研究用于确定乳腺癌的临床亚组，分为三个不同的组：乳腺癌表达的孕激素受体或雌激素受体、三阴性乳腺癌和 HER2（表 15–1）[5, 6]。乳腺癌开始和进展的确切途径尚不清楚[5]。尽管导致疾病发展的危险因素多种多样，包括生殖、遗传、与饮食和生活方式相关的因素、环境因素[7]。尽管与乳腺癌相关的风险因素因癌症类型而异，易感女性 BRCA1/2 的基因突变一直是乳腺癌相关恶性肿瘤的重要因素[6]。乳腺干细胞（mammary stem cell，MaSC）的正常发育通过复杂的信号机制控制，如 HER2 通路、激素受体和经典 Wnt 信号通路，这些通路严格调节细胞增殖、差异刺激和细胞死亡。此外，新获得的证据表明，通过癌细胞和癌干细胞对这些信号通路的损害、基因突变可能在乳腺癌的异源性和转移中发挥重要作用。

手术和化疗是乳腺癌治疗的主要方法[8, 9]。然而，传统的化疗药物具有毒性大于疗效，缺乏肿瘤细胞靶向活性，而且常规制剂的药物利用率低。因此，适当选择药物对于治疗乳腺癌具有更好的结果至关重要。此外，乳腺癌对重要器官的耐药性和转移的发展使治疗复杂且无效[10–12]。

在本章中，我们总结了当前关于药物治疗的研究并讨论了机制的关联。更重要的是，当前疗法的潜在靶点策略的影响。这些数据的目的是强调靶向治疗优于常规治疗的潜力，以改善乳腺癌治疗的治疗反应。

一、治疗方法

由于疾病的异质性，乳腺癌发病机制的确切途径尚不清楚。因此，治疗方法主要取决于癌症的类型，例如，激素疗法是最适合治疗 PR 和 ER 阳性乳腺癌的方法[13]，与此同时，HER2 表达的病例可以使用针对 HER2 不同位点的特异性靶向抗体联合化疗[14]。TNBC 的治疗方法本质上有些复杂，因为疾病的动力学和转移。尽管发现 TNBC 的常规疗法在早期病例中有效，但在进展期病例中的有效性仍值得怀疑。目前 FDA 批准的 TNBC 方案包括紫杉烷类、蒽环类药物和抗代谢药物的化疗[15]。大量研究表明，由于 TNBC 的耐药性更强、转移风险更高，其对常规化疗方案的敏感性明显低于其他类型乳腺癌[16]。通过使用纳米载体的定点特异性递送，可以通过控释制剂进一步提高传统药物和靶向药物的治疗效果。该技术还有

表 15-1 乳腺癌的亚型

类 型	分子表达	亚分类	患病率
激素受体	ER 或 PR	• 管腔 A 型—Ki-67 低表达 • 管腔 B 型—Ki-67 高表达	40%<20%
人类表皮生长因子受体 2（HER2）	HER2		10%～20%
三阴性乳腺癌（TNBC）	—	• 基底样 -1（BL-1） • 基底样 -2（BL-2） • 间充质型（M） • 免疫调节型（IM） • 间充质干细胞样型（MSL） • 管腔雄激素受体型（LAR）	<20%

助于了解恶性细胞周围的微环境[7, 17]。此外，基于受体的靶向治疗已成为癌症治疗的里程碑，并正在进行临床试验。与传统药物相比，纳米粒子开发因其高载药量和稳定性、化疗药物毒性发生率较低，因此使用纳米粒子开发已成为一种潜在的方法。纳米载体有多种类型，包括纳米胶囊、纳米球、胶束、脂质体、微孢子纳米乳剂、水凝胶、量子点和金纳米粒子[18]。因此，靶向递送的新型治疗方法对控制 TNBC 的进展更有用。

（一）内分泌治疗

对于 ER 阳性乳腺癌患者，内分泌治疗是治疗的金标准，它通常是指阻断雌激素产生与传导通路之间联系的治疗[19]。这些策略涉及直接抑制 ERα 或通过选择性调节或降解 ER（SERM 和 SERD）和芳香化酶抑制药（aromatase inhibitor，AI）来改变其作用。

乳腺癌治疗中最常用的药物包括他莫昔芬、雷洛昔芬和托瑞米芬。他莫昔芬一直是临床批准的早期和晚期乳腺癌病例的主要选择。他莫昔芬是一种与雌激素争夺 ERα 活性位点的 SERM，抑制共激活因子募集[20]。此外，它还在雌二醇刺激条件下的不良或不完全阻断期间促进体内弱转录激活。尽管他莫昔芬抗雌激素治疗取得了成功，但由于保留 ERα 表达，1/3 的患者疾病复发的可能性更高。因此，该药物被用作 ER 阳性早期乳腺癌患者的辅助治疗[21]。相反，像氟维司群这样的 SERD 对保留的 ERα 表达有效，它扰乱受体的二聚化，从而干扰核定位，导致 ERα 亚基的转录活性更完全地阻断[22]。虽然该药物对管腔 A 型乳腺癌有效，但存在明显的不良反应，如骨质疏松和较差的理化特性，限制了其临床应用[23]。大量研究表明，雷洛昔芬治疗对 ER 阳性病例有积极影响，但对 ER 阴性乳腺癌没有任何影响。然而，该药物也具有与他莫昔芬相似的不良反应特征[24, 25]。很少有研究表明雷洛昔芬具有与他莫昔芬相当的疗效，并且与轻度血栓栓塞和白内障的相关性比他莫昔芬更多。因此，FDA 批准雷洛昔芬用于治疗绝经后女性的 ER 阳性早期乳腺癌[26]。

此外，AI 的随机临床试验已被证明可有效治疗乳腺癌。目前，只有依西美坦、来曲唑和阿那曲唑等第三代 AI 被用于治疗晚期 ER 阳性乳腺癌，因为它们具有更高的口服疗效和特异性，因为这些药物直接抑制雄激素转化为雌激素，从而耗尽雌激素储备[27]。FDA 批准的首个药物阿那曲唑，用于 ER 阳性乳腺癌的辅助治疗[20]。来曲唑于 2004 年被发现是他莫昔芬后二线治疗的新辅助治疗。

（二）化疗

化疗已用于乳腺癌的早期和晚期病例，并在过去 20 年中取得了实质性进展。尽管化疗药物的治疗选择取决于细胞毒药物的毒性疗效[28]。尽管如此，化疗已与新的靶点一起用于管理晚期和转移性病例[21]。临床上，紫杉醇已用于治疗乳腺癌，临床试验发现对治疗转移性乳腺癌至关重要[29]。目前，多西他赛和紫杉醇被用作乳腺癌的辅助治疗。已经在不同的治疗方案周期中使用这些药物进行了大量临床试验，以更好地治疗晚期病例。但基于紫杉烷类药物的方案的选择取决于乳腺癌患者的药代动力学、给药方案和临床活性。目前，多西他赛在乳腺癌患者短期输注计划的临床试验中取得了一致的积极结果[30]。蒽环类药物是乳腺癌治疗中第二常见的药物。蒽环类药物，包括多柔比星和表柔比星，通过与细胞分离所需的酶相互作用来抑制癌细胞中的细胞分裂[31]。然而，它们也具有一些毒性特征，这确实限制了它们在影响生活质量方面的用途[32, 33]。根据临床证据，这些药物仍被用于高危早期乳腺癌患者的辅助治疗方案中。

二、靶向治疗

目前，有许多新的治疗方法是在开发阶段针对乳腺癌的关键设计。这些药物通过不同的作用机制作用于癌细胞并阻止其进展，其中包括信号通路的分子成分、细胞周期、单克隆抗体、免疫疗法和抗体 – 耦联药物（antibody-drug conjugate，ADC）。它们还致力于诱导基因组变化，以防止与常规乳腺癌治疗相关的耐药性和转移。

（一）药物再利用

药物重新定位的概念已成为癌症治疗中有吸引力的新方法。它主要涉及某一疾病使用一种显示出高脱靶疗效的药物，因此可以进一步探索并用作其他疾病的创新适应证。与新发现相比，该方法增加了优势，包括减少了研究的时间和成本，并且具有公认的药代动力学特征[34–36]。许多药物被重新用于乳腺癌治疗，包括 CDK4/6 抑制药、烷化剂、PI3K/AKT/mTOR 抑制药、抗代谢药物和有丝分裂抑制药（图 15–1）[37]。

这些药物通过抑制 DNA 复制过程破坏癌细胞生长，它们通过烷化鸟嘌呤来破坏 DNA，从而阻止其与互补碱基对结合。以前被证明在实体瘤中用作免疫抑制药的环磷酰胺和噻替哌已被用于乳腺癌治疗[37–40]。该药物已与紫杉醇类和蒽环类药物联合静脉内给药。乳腺癌患者的推荐环磷酰胺治疗方案包括 4～6 个周期的环磷酰胺联合抗代谢药物或多柔比星[41, 42]。而噻替哌与长春碱、氟甲睾酮和多柔比星联合用于复发和转移性乳腺癌患者[43]。

另一种已被重新用于治疗乳腺癌的流行药物类别是抗代谢药物，其结构与细胞代谢物的结构相似，从而阻碍了代谢途径。一种尿嘧啶类似物 5–FU，可干扰 DNA 中的胸苷转化，并通过在癌症中形成有毒代谢物来抑制 RNA 合成[44]。该药物已连续用于单独或联合用于乳腺癌治疗，这阻碍了代谢途径[45–47]。该药物也与环磷酰胺、多柔比星、顺铂和表柔比星联合用于转移性乳腺癌[48]。5–FU 的其他组合是紫杉醇和多柔比星与紫杉醇[47]。卡培他滨是 5–FU 的前药，由于在肿瘤细胞附近以活性形式选择性转化，因此被用于防止 5–FU 的全身暴露[49]。一般来说，卡培他滨在治疗紫杉醇耐药的乳腺癌和转移性静态癌中被暗示单独或与卡巴斯紫杉醇、伊沙匹隆或长春瑞滨联合治疗[14, 50–52]。用于乳腺癌的第二种最常见的抗代谢物是甲氨蝶呤，它通过与二氢叶酸还原酶结合来抑制 DNA 和 RNA 合成。晚期乳腺癌病例的有效方案包括 6～8 个周期的甲氨蝶呤、环磷酰胺和 5–FU[53]。

目前，CDK4/6 抑制药帕博西利已用于治疗 ER 和 HER2 阳性乳腺癌。该药物在绝经后和转移性乳腺癌患者中显示出整体改善。CDK4/6 激酶通过与细胞周期蛋白 D 相互作用来调节视网膜母细胞瘤蛋白磷酸化，从而激活基因的表达以促进细胞分裂的进展，即 G_1 期向 S 期的转变[54, 55]。大量研究表明 CDK4/6 参与肿瘤发生，因此可以成为癌症管理的良好治疗靶点[56, 57]。此外，FDA 批准阿贝西利和瑞波西利用于治疗 ER 阳性乳腺癌和 HER2 转移性乳腺癌，将细胞周期阻滞 G_1 期，从而增强细胞凋亡[58]。所有这些药物都与 AI 或激素疗法联合使用，以延缓耐药性的发展，从而提高乳腺癌患者的生存率[50, 59–62]。

据报道，最初用于器官移植的免疫抑制药依维莫司对胰腺癌有益（图 15–1）。此外，还发现该药物通过 mTOR 抑制损害 PI3K 通路。临床研究还揭示了它与阿那曲唑或来曲唑联合治疗 ER 或 PR 阳性和 HER2 晚期病例和转移性乳腺癌的治疗潜力[63, 64]。

有丝分裂是细胞分裂的关键过程。有丝分裂抑制药，如紫杉醇、多西他赛和长春碱，破坏细胞分裂中的微管动力学，从而使细胞停滞在 G_2–M 期。在绝经后、晚期和转移性病例中，紫杉醇作为乳腺癌的辅助治疗选择[30]。

此外，长春花生物碱长春瑞滨可抑制纺锤体形成。这种生物碱被发现用于治疗糖尿病，但对肉瘤、腺癌性疽瘤有效[65, 66]。该药物已获批与丝裂霉素和顺铂联合用于乳腺癌的晚期和转移性乳腺癌病例[67, 68]。

（二）HER2 抑制药

HER2 阳性乳腺癌复发率较高，预后不良[50, 69, 70]。在 $HER2^-$ 乳腺癌中，过表达的 HER2 导致受体二聚化，导致细胞内亚基自磷酸化，从而进一步激活下游信号通路，主要包括 PI3K/AKT 激酶 –B 和 Ras-Raf-Mek-MAPK，它们介导肿瘤的增殖、转移和侵袭，以及导致不良预后的原因（图 15–1）[71, 72]。此外，激活的信号通路可以进一步缩短细胞周期，抵抗细胞凋亡过程，以及触发促肿瘤基因的表达。因此，HER2 成为 HER2 阳性乳腺癌的重要治疗靶

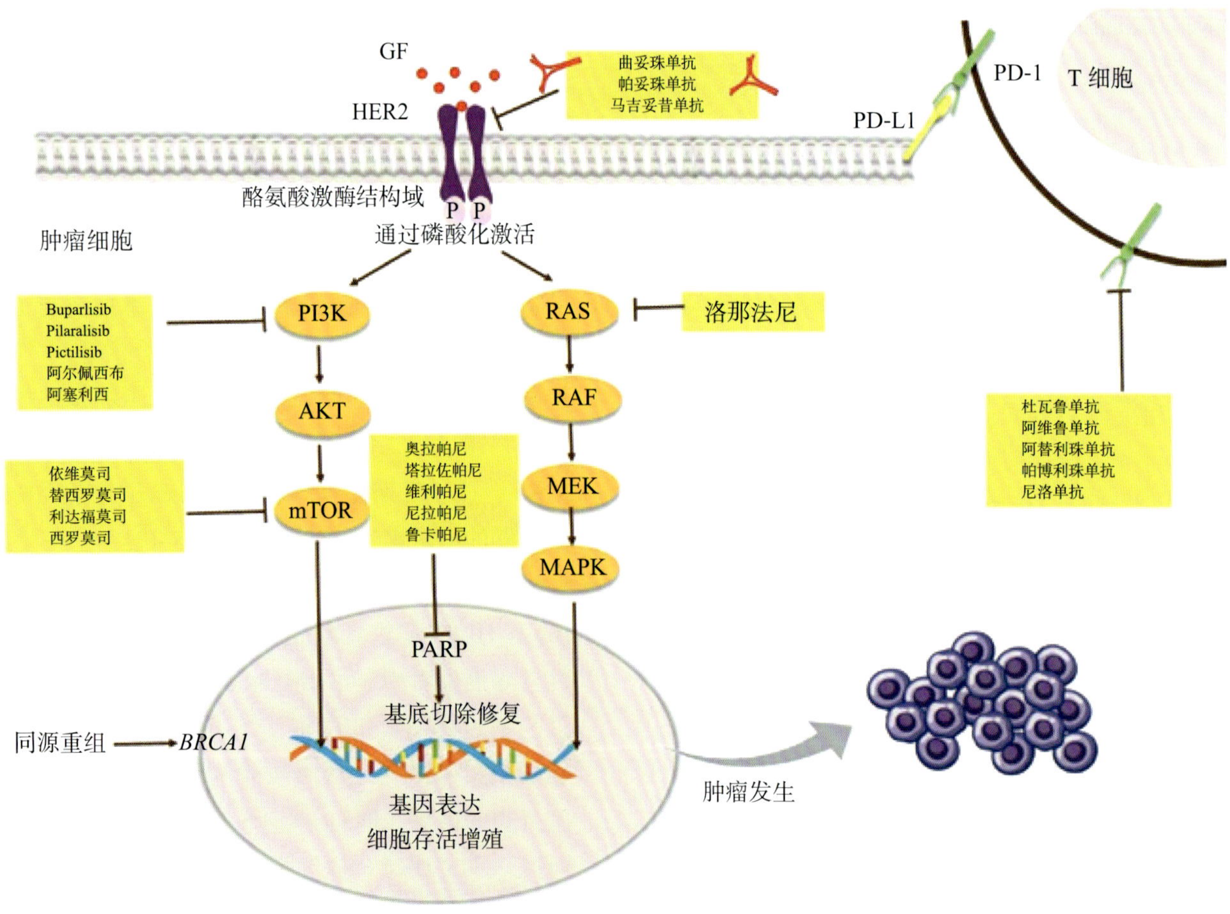

▲ 图 15–1　治疗乳腺癌的新型治疗靶点

GF. 生长因子；HER2. 人类表皮生长因子受体 2；MAPK. 丝裂原活化蛋白激酶；PD-L1. 程序性细胞死亡配体 1；BRCA1. 乳腺癌基因 1；PARP. 聚 ADP– 核糖聚合酶；PI3K. 磷脂酰肌醇 –3– 激酶；mTOR. 哺乳动物雷帕霉素靶蛋白

标。靶向 HER2 的分子机制可分为不同的亚类。

第一类涉及直接用抗体靶向 HER2 的单克隆抗体，包括帕妥珠单抗和曲妥珠单抗。抗体附着在细胞外位点的特异性区域，从而抑制配体与 HER2 的结合并抑制其随后的激活。此外，包括拉帕替尼在内的酪氨酸酶抑制药可以抑制细胞内亚基的自磷酸化，拉帕替尼抑制细胞内酪氨酸激酶结构域磷酸化，并阻断下游信号通路[46]。此外，马吉妥昔单抗在 HER2⁻ 乳腺癌晚期病例中显示出有希望的效果。此外，正在进行的临床试验发现马吉妥昔单抗和帕博利珠单抗有效[73]。

如今，靶向治疗是通过将肿瘤特异性抗体与细胞毒性药物耦联形成的杂交分子实现的，从而将细胞毒性药物引导到肿瘤细胞上。这种较新的方法显示出巨大的潜力，被称为 ADC[74]。使用 ADC 的临床疗效取决于药代动力学参数、ADC 的稳定性和靶抗原[7]。已批准用于 HER2 阳性乳腺癌治疗的 ADC 包括恩美曲妥珠单抗（Trastuzumab Emtansine，T-DM1），由单克隆抗体和抗微管蛋白药物美坦新（Emtansine）与二硫键耦联形成。ADC 与肿瘤表面过表达的 HER2 结合并释放美坦新，导致肿瘤坏死[70]。

后续类别包括下游 HER2 信号通路的抑制药，如 PI3K/AKT/mTOR 抑制药。这些通过 HER2 激活的下游 PI3K/AKT 通路对细胞周期进程、分化和细胞增殖至关重要。因此，激活这种下游途径可能是肿瘤发生和治疗耐药的重要机制，是耐药 HER2⁻ 乳腺癌的潜在治疗靶点[71, 75]。临床上通过 AKT 过度激活 mTOR 与对激素治疗产生的耐药性发展有关，从而降低了它们的临床益处。因此，mTOR 抑制药与抗雌激素的组合可以恢复其治疗效果[71, 76, 77]。

PI3K 抑制药已与 AI 联合使用，AI 是治疗耐药和晚期 HER2 病例的二线治疗选择。然而，PI3K 抑制药的临床疗效已被 Buparlisib、Pilaralisib 和 Pictilisib 相关的毒性发生率所抵消[78]。因此，目前正在测试更具选择性、毒性发生率较低的药物，包括阿培利司和 Taselisib[79]。此外，在 Pictilisib 和 Taselisib 分别来曲唑或阿那曲唑联合下，抗肿瘤活性已在早期和耐药的 HER2 患者中得到证实[80]。依维莫司联合依西美坦是一种 mTOR 抑制药，已被 FDA 批准用于晚期和耐药性乳腺癌[81]。此外，替西罗莫司尚未显示出任何临床益处，也未显示出任何联合辅助治疗晚期和耐药性 HER2[82]。相反，最新的 mTOR 抑制药，如西罗莫司和利达福莫司，已在 HER2⁻ 乳腺癌患者中显示出令人鼓舞的难治作用[83, 84]。该研究还证明了抑制 HER2 晚期患者的 Ras-Raf-Mek-MAPK 下游通路。洛那法尼通过阻断法尼基转移酶的作用来抑制 Ras 功能，从而阻断下游信号传导[81, 85–87]。

（三）PARP 抑制药

在乳腺癌病例中，10%～20% 的女性有乳腺癌遗传史，BRCA1 或 BRCA2 易感基因发生突变。BRCA 蛋白通过同源重组修复 DNA 损伤，从而抑制肿瘤发生，证明该基因在乳腺癌中的重要性[88]。因此，突变可能导致与 BRCA 基因相关的 DNA 修复功能丧失，并可能导致肿瘤细胞扩增[42]。PARP 酶通过恢复 DNA 复制来修复 DNA，这也有助于 *BRCA1* 或 *BRCA2* 基因介导的同源重组 DNA 修复[14, 42, 49, 89]。因此，PARP 抑制药可能是与 BRCA 基因突变相关的乳腺癌的新治疗靶点。抑制药阻断 DNA 修复、静息细胞周期，导致肿瘤细胞随后通过细胞凋亡死亡[90, 91]。因此，PARP 抑制药在与 BRCA 突变相关的乳腺癌中可能具有临床有效性（图 15-1）。这些药物对 TNBC 的治疗至关重要，涉及高复发率和不良预后及较低的治疗结果。同时，TNBC 患者发生 BRCA 突变的风险很高，这使得 PARP 抑制药成为明智的治疗策略。

PARP 抑制药与其他传统和新型治疗方法的联合治疗正在临床开发中。奥拉帕尼已显示出对 BRCA 突变的有希望的抗肿瘤活性，并且已单独和联合用于治疗 BRCA 突变和晚期 TNBC 病例的临床试验[92, 93]。最近，已发现塔拉佐帕尼对转移性和晚期 TNBC 病例具有临床疗效[94]。药物维利帕尼与卡铂、紫杉醇和替莫唑胺联合治疗 BRCA 突变和转移性病例的乳腺癌显示出积极的临床结局[95]。尼拉帕尼和卢卡帕尼的治疗效果最近作为晚期 BRCA- 乳腺癌的单药治疗进行了研究[96–98]。

（四）免疫治疗

这是一个新兴的概念，其作用是增强宿主对癌细胞的免疫反应，以识别和破坏癌细胞[99]。免疫疗法的理念已被调整为在乳腺癌的管理中具有重要意义。该方法可增强和恢复肿瘤细胞附近的肿瘤抑制反应。由于免疫系统的众多因素会影响抗肿瘤反应，因此在乳腺癌的背景下单独或一起靶向它可以提供一种新的方法。因此，免疫治疗方案的应用是基于将调节性 T 细胞募集到肿瘤上，随后增加淋巴细胞和树突状细胞的浸润，这是抗肿瘤活性所必需的[100]。这个概念已经进一步发展到免疫治疗药物与传统细胞毒性药物的联合治疗的以晚期和转移性乳腺癌为目标的设计中[101]。这个概念主要涉及维持正常平衡免疫反应所必需的内在检查点。

检查点抑制药已被 FDA 临床批准用于治疗多种肿瘤，如肺癌、黑色素瘤和结肠癌[102, 103]。乳腺癌显示活化的细胞毒性 T 细胞（$CD8^+$）进行性丢失，表明在乳腺癌演变为浸润性癌症期间免疫反应不佳。乳腺癌的免疫疗法包括免疫检查点抑制药（immune checkpoint inhibitor，ICI）分子，主要靶向 PD-1 及 PD-L1 和 CTLA-4（图 15–1 和表 15–2）。在免疫疗法方面，据报道，突破性研究随后被监管机构批准使用阿替利珠单抗和白蛋白紫杉醇治疗转移性 TNBC。然而，PD-L1 抑制药（即阿替利珠单抗）的疗效依赖于表达 PD-1 细胞的情况[108, 110]。其他正在临床试验中用于治疗晚期和转移性 TNBC 的 PD-L1 抑制药包括帕博利珠单抗、度伐利尤单抗、阿维鲁单抗和尼瓦鲁单抗[105–108, 110, 113–115]。临床数据表明，帕博利珠单抗或尼瓦鲁单抗联合化疗已被证明对晚期 TNBC 病例及 HER2 阴性乳腺癌有效[113, 116]。由于在晚期和转移性环境中取得了积极的结果，针对检查点抑制药（包括 CTLA-4）或与化疗联合治疗的治疗策略的试验旨在改善术前放疗的结局。这些治疗包括在乳腺癌治疗中联合使用替西木单抗（一种抗 CTLA-4）和曲妥珠单抗[117]。另一项评估抗 CTLA-4 潜力的研究发现，在早期乳腺癌中，伊匹木单抗在临床上可有效诱导全身免疫反应[118]。

（五）其他新靶点

1. HDAC 抑制药

耐药治疗中阐述的机制包括通过 HDAC ER 阳性患者介导的 ER 表达丢失[119]。使用 HDAC 抑制药，ERα 的表达可以与芳香化酶一起上调，并额外抑制生长因子信号通路[120, 121]。HDAC 抑制药主要作为晚期 HR 阳性乳腺癌的第二治疗选择，包括恩替司他和伏立诺他联合他莫昔芬和依西美坦[122, 123]。

2. 血管生成抑制药

血管生成对于维持肿瘤生物学至关重要，主要通过肿瘤缺氧触发，这涉及 VEGF 及其受体（VEGDR）的上调。VEGF 的表达负责血管进入肿瘤附近的活力，从而提高肿瘤细胞的存活率[124]。因此，用药物靶向 VEGD 可能是一种抑制肿瘤的血管生成和存活的有效方法。使用抗血管生成抗体已被批准用于治疗多种癌症[125]。大多数发现 VEGD 基因在 TNBC 患者中比非 TNBC 患者更不受调节。

贝伐单抗是一种抗血管生成抗体，可抑制肿瘤中的新脉管系统生长，从而抑制肿瘤细胞的转移。贝伐单抗联合化疗在临床上大大提高了反应率。此外，据报道，与之前的方案相比，该组合具有显著的安全性，并被推荐作为 HER2 耐药病例的优选疗法[126]（表 15–3）。

结论

随着乳腺癌靶向方法的进步，死亡率已急剧下降。靶向方法与针对所有类型乳腺癌的改进治疗方式有关。此外，使用生物药物受体特异性单

表 15-2　目前用于乳腺癌免疫治疗的药物

抗　体	联　合	机　制	治　疗	状　态	参考文献
替西木单抗	芳香化酶抑制药	抑制 CTLA-4	ER 阳性晚期 BC	—	[104]
	—	—		完成	NCT02536794
度伐利尤单抗	—	PD-1 单抗	ER 阳性 /HER2 阴性 BC	完成	NCT02997995
	奥拉帕尼、紫杉醇	PD-1 单抗	高风险 HER2 阴性 BC 和 TNBC、伴有 BRCA 突变的转移性 BC	—	[105, 106, 107]
度伐利尤单抗、替西木单抗	—	PD-1 单抗 / 抗 CTLA-4	HR 阳性高突变转移性 BC	完成	NCT03608865
				完成	NCT02649686
				加快入组中	NCT03132467
阿维鲁单抗		PD-1 单抗	晚期 BC 或转移性 BC		[108, 109]
阿特丽珠单抗	白蛋白紫杉醇	PD-1 单抗	晚期 TNBC 或转移性 TNBC		[110]
帕博丽珠单抗	艾立布林	PD-1 单抗	HR 阳性 /HER2 阴性转移性 BC		[111]
帕博丽珠单抗		PD-1 单抗	TNBC		[112]
阿特丽珠单抗 + 帕博丽珠单抗		PD-1 单抗	TNBC		[113]
伊匹木单抗	—	抗 CTLA-4	早期 / 可手术 BC	完成	NCT01502592
伊匹木单抗 + 纳武利尤单抗	—	PD-1 单抗 / 抗 CTLA-4	HER2 阴性高突变转移性 BC 及转移性 TNBC	2 期加速入组	NCT03789110 NCT03546686
纳武利尤单抗 + 阿特丽珠单抗	卡培他滨	PD-1 单抗 / 抗 CTLA-4	TNBC	TNB	NCT03818685
	环磷酰胺 + 多柔比星	PD-1 单抗 / 抗 CTLA-4	HR 阳性 VE 肿瘤、转移性 BC	快速入组	NCT03409198
	比卡鲁胺	PD-1 单抗 / 抗 CTLA-4	HER2 阴性 BC	重新招募	NCT03650894
	白蛋白紫杉醇	PD-1 单抗 / 抗 CTLA-4	ER 阳性 /HER2 阴性晚期 BC	完成	NCT04132817
	INCAGN01876	PD-1 单抗 / 抗 CTLA-4	TNBC	完成	NCT03126110

TNBC. 三阴性乳腺癌；BC. 乳腺癌

表 15-3　用于乳腺癌的血管生成抑制药

药　物	疾　病	机　制	参考文献
贝伐单抗	转移性乳腺癌	抗血管生成抑制药	NCT00423917
		抗血管生成调节药	NCT00217672
拉莫单抗或艾芦库单抗	转移性乳腺癌	VEGFR1 和 VEGFR2 抑制药	NCT01234402
卡培他滨 + 帕唑帕尼	耐药性乳腺癌	小分子 TKI，包括 VEGFR1、VEGFR2 和 VEGFR3	NCT01498458
达沙替尼	三阴性乳腺癌	降低 VEGFR 磷酸化	NCT00371254
舒尼替尼	乳腺癌新辅助治疗	PDGF 和 VEGFR2 抑制药	NCT00656669

克隆抗体靶向递送的成功突出了乳腺癌治疗中的分子靶向方法。然而，转移性 TNBC 的治疗在晚期病例中的可行性有限。但随着最近在鉴定相关信号通路和潜在分子机制方面取得进展，耐药 HER2 和转移性 TNBC 的治疗反应得到了更好的阐明。这导致了新方法的开发，包括 HER2、PARP、PI3K/AKT/mTOR 和 ICI 抑制药，用于乳腺癌不同亚类别的特异性药物。

参考文献

[1] Siegel, R.L., Miller, K.D., and Jemal, A. (2017). Cancer statistics. *Cancer J. Clin.* 67: 7–30. https://doi.org/10.3322/CAAC.21387.

[2] Chen, T., Sepanlou, S.G., Zeeb, H. et al. (2020). The burden and trends of breast cancer from 1990 to 2017 at the global, regional, and national levels: results from the Global Burden of Disease Study 2017. *Front. Oncol.* www.frontiersin.org 1: 650. https://doi.org/10.3389/fonc.2020.00650.

[3] Siegel, R.L., Miller, K.D., and Jemal, A. (2019). Cancer statistics. *Cancer J. Clin.* 69: 7–34. https://doi.org/10.3322/CAAC.21551.

[4] Wang, L., Zhang, S., and Wang, X. (2021). The metabolic mechanisms of breast cancer metastasis. *Front. Oncol.* 10: 1–21. https://doi.org/10.3389/fonc.2020.602416.

[5] Lehmann, B.D., Bauer, J.A., Chen, X. et al. (2011). Identification of human triplenegative breast cancer subtypes and preclinical models for selection of targeted therapies. *J. Clin. Invest.* 121: 2750–2767. https://doi.org/10.1172/JCI45014DS1.

[6] Feng, Y., Spezia, M., Huang, S. et al. (2018). Breast cancer development and progression: risk factors, cancer stem cells, signaling pathways, genomics, and molecular pathogenesis. *Genes Dis.* 5: 77–106. https://doi.org/10.1016/J .GENDIS.2018.05.001.

[7] Barzaman, K., Karami, J., Zarei, Z. et al. (2020). Breast cancer: biology, biomarkers, and treatments. *Int. Immunopharmacol.* 84: https://doi.org/10.1016/j .intimp.2020.106535.

[8] Buchholz, T.A. (2009). Radiation therapy for early-stage breast cancer after breast-conserving surgery. *N. Engl. J. Med.* 360: 63–70. https://doi.org/10.1056/ NEJMCT0803525.

[9] Florescu, A., Amir, E., Bouganim, N., and Clemons, M. (2011). Immune therapy for breast cancer in 2010 – hype or hope? *Curr. Oncol.* 18: 9–18.

[10] Carty, N.J., Foggitt, A., Hamilton, C.R. et al. (1995). Patterns of clinical metastasis in breast cancer: an analysis of 100 patients. *Eur. J. Surg. Oncol.* 21: 607–608. https://doi.org/10.1016/S0748–7983(95)95176–8.

[11] Mego, M., Mani, S.A., and Cristofanilli, M. (2010). Molecular mechanisms of metastasis in breast cancer – clinical applications. *Nat. Rev. Clin. Oncol.* 7: 693–701. https://doi.org/10.1038/nrclinonc.2010.171.

[12] Tang, Y., Wang, Y., Kiani, M.F., and Wang, B. (2016). Classification, treatment strategy, and associated drug resistance in breast cancer. *Clin. Breast Cancer* 16: 335–343. Elsevier Ltd. https://doi.org/10.1016/j.clbc.2016.05.012.

[13] Reinert, T. and Barrios, C.H. (2015). Optimal management of hormone receptor positive metastatic breast cancer in 2016. *Ther. Adv. Med. Oncol.* 7: 304–320. https:// doi.org/10.1177/1758834015608993.

[14] Nandi, S.S., Suryavanshi, A., Adimule, V., and Yallur, B.C. (2020). Super capacitor characteristics of novel rare earth perovskite nanomaterials of $Sr_{0.5}$, $Cu_{0.4}$, $Y_{0.1}$. *AIP Conf. Proc.* 2274: 020007. https://doi.org/10.1063/5.0022454.

[15] Berrada, N., Delaloge, S., and André, F. (2010). Treatment of triple-negative metastatic breast cancer: toward individualized targeted treatments or chemosensitization? *Ann. Oncol.* 21: 30–35. https://doi.org/10.1093/ annonc/mdq279.

[16] Pascual, J. and Turner, N.C. (2019). Targeting the PI3-kinase pathway in triplenegative breast cancer. *Ann. Oncol.* 30: 1051–1060. https://doi.org/10.1093/ annonc/mdz133.

[17] Adimule, V., Suryavanshi, A., Yallur, B.C., and Nandi, S.S. (2020). A facile synthesis of poly(3-octyl thiophene):$Ni_{0.4}Sr_{0.6}TiO_3$ hybrid nanocomposites for solar cell applications. *Macromol. Symp.* 392: 2000001.

[18] Adimule, V., Yallur, B.C., Pai, M.M. et al. (2022). Biogenic synthesis of magnetic palladium nanoparticles decorated over reduced graphene oxide using *Piper betle* Petiole extract (Pd-rGO@Fe_3O_4 NPs) as heterogeneous hybrid nanocatalyst for applications in Suzuki-Miyaura coupling reactions of biphenyl compounds. *Top. Catal.* https://doi.

org/10.1007/s11244-022- 01672- 9.

[19] Garcia-Martinez, L., Zhang, Y., Nakata, Y. et al. (2021). Epigenetic mechanisms in breast cancer therapy and resistance. *Nat. Commun.* 12: 1–14. https://doi .org/10.1038/s41467-021- 22024- 3.

[20] Nandi, S.S., Adimule, V., and Yallur, B.C. (2022). Synthesis, structural and optical properties of Co doped Sm_2O_3 nanostructures. *Adv. Mater. Res.* 1173: 59–69. Trans Tech Publications, Ltd.

[21] Adimule, V., Yallur, B.C., Batakurki, S., and Nandi, S.S. (2022). Synthesis, morphology and enhanced optical properties of novel $Gd_xCo_3O_4$ nanostructures. *Adv. Mater. Res.* 1173. Trans Tech Publications, Ltd.: 71–82.

[22] Journé, F., Body, J.J., Leclercq, G., and Laurent, G. (2008). Hormone therapy for breast cancer, with an emphasis on the pure antiestrogen fulvestrant: mode of action, antitumor efficacy and effects on bone health. *Expert Opin. Drug Saf.* 7: 241–258. https://doi.org/10.1517/14740338.7.3.241.

[23] Guan, J., Zhou, W., Hafner, M. et al. (2019). Therapeutic ligands antagonize estrogen receptor function by impairing its mobility. *Cell* 178: 949–963.e18. https:// doi.org/10.1016/J.CELL.2019.06.026.

[24] Vogel, V.G. (2007). Chemoprevention strategies 2006. *Curr. Treat. Options Oncol.* 8: 74–88. https://doi.org/10.1007/S11864-007- 0019- Z.

[25] Mortimer, J. and Urban, J.H. (2003). Long-term toxicities of selective estrogenreceptor modulators and antiaromatase agents. *Oncology (Williston Park, NY)*. Europepmc.Org. 17 (5): 652–659. https://europepmc.org/article/med/12800793.

[26] Adimule, V., Batakurki, S., Yallur, B.C. et al. (2022). Enhanced photoluminescence, optical, structural properties of ZrO_2-incorporated Sm_2O_3:Co_3O_4 nanocomposite and their applications in photocatalytic degradation of methylene blue. *J. Mater. Res.* 37: 2396–2405.

[27] Boughey, J.C. and Nguyen, T. (2016). Axillary staging after neoadjuvant chemotherapy for breast cancer: a pilot study combining sentinel lymph node biopsy with radioactive seed localization of pre-treatment positive axillary lymph nodes. *Breast Diseases: A Year Book Quarterly* 27: 282–284. https://doi.org/10.1016/j .breastdis.2016.09.005.

[28] Shapiro, C.L. and Recht, A. (2001). Side effects of adjuvant treatment of breast cancer. *N. Engl. J. Med.* 344: 1997–2008. https://doi.org/10.1056/ NEJM200106283442607.

[29] Miller, K., Wang, M., Gralow, J. et al. (2007). Paclitaxel plus bevacizumab versus paclitaxel alone for metastatic breast cancer. *N. Engl. J. Med.* 357: 2666–2676. https://doi.org/10.1056/NEJMOA072113.

[30] Crown, J., O'Leary, M., and Ooi, W.-S. (2004). Docetaxel and paclitaxel in the treatment of breast cancer: a review of clinical experience. *Oncologist* 9: 24–32. https://doi.org/10.1634/theoncologist.9–suppl_2–24.

[31] Tan, D.S.P., Marchió, C., Jones, R.L. et al. (2007). Triple negative breast cancer: molecular profiling and prognostic impact in adjuvant anthracycline-treated patients. *Breast Cancer Res. Treat.* 111: 27–44. https://doi.org/10.1007/ S10549-007- 9756- 8.

[32] Monsuez, J.J., Charniot, J.C., Vignat, N., and Artigou, J.Y. (2010). Cardiac sideeffects of cancer chemotherapy. *Int. J. Cardiol.* 144: 3–15. https://www .sciencedirect.com/science/article/pii/S0167527310001786.

[33] Grevelman, E. and Breed, W.P.M. (2005). Prevention of chemotherapy-induced hair loss by scalp cooling. *Ann. Oncol.* 16: 352–358. https://www.sciencedirect.com/ science/article/pii/S0923753419478769.

[34] Nosengo, N. (2016). Can you teach old drugs new tricks? *Nature* 534: 314–316. https://doi.org/10.1038/534314A.

[35] Pushpakom, S., Iorio, F., Eyers, P.A. et al. (2018). Drug repurposing: progress, challenges and recommendations. nature.com. *Nat. Rev. Drug Discovery* 18: 41–58. https://doi.org/10.1038/nrd.2018.168.

[36] Aggarwal, S., Verma, S.S., Aggarwal, S., and Gupta, S.C. (2021). Drug repurposing for breast cancer therapy: old weapon for new battle. *Semin. Cancer Biol.* 68: 8–20. https://doi.org/10.1016/J.SEMCANCER.2019.09.012.

[37] Shim, J.S. and Liu, J.O. (2014). Recent advances in drug repositioning for the discovery of new anticancer drugs. *Int. J. Biol. Sci.* 10: 654–663. https://doi .org/10.7150/ijbs.9224.

[38] De Jonge, M.E., Huitema, A.D.R., Rodenhuis, S., and Beijnen, J.H. (2012). Clinical pharmacokinetics of cyclophosphamide. *Clin. Pharmacokinet.* 44: 1135–1164. https://doi.org/10.2165/00003088–200544110- 00003.

[39] Moya, E., Arnold Lyons, B., Rcsi, F., and George Edelstyn, D. (1962). Thiotepa in treatment of advanced breast cancer. *BMJ* 2: 1280–1283. https://doi.org/10.1136/ BMJ.2.5315.1280.

[40] Keri, R.S., Adimule, V., Kendrekar, P. et al. (2022). The nano-based catalyst for the synthesis of benzimidazoles. *Top. Catal.*

[41] Adimule, V., Nandi, S.S., Yallur, B.C., and Shaikh, N. (2021). CNT/graphene-assisted flexible thin-film preparation for stretchable electronics and superconductors. In: *Sensors for Stretchable Electronics in Nanotechnology*, 89–103. CRC Press.

[42] Adimule, V., Medapa, S., Rao, P.K., and Kumar, L.S. (2014). Synthesis of Schiff bases of 5-[5-(4-fluorophenyl) thiophen-2-yl]-1,3,4-thiadiazol-2-amine and its anticancer activity. *Int. J. Adv. Pharm. Sci. 5* (1): 1761–1768.

[43] Batakurki, S.R., Adimule, V., Pai, M.M. et al. (2022). Synthesis of Cs-Ag/Fe_2O_3 nanoparticles using *Vitis labrusca* Rachis extract as green hybrid nanocatalyst for the reduction of arylnitro compounds. *Top. Catal.* https://doi.org/10.1007/ s11244-022- 01593- 7.

[44] Yen Moore, A. (2009). Clinical applications for topical 5-fluorouracil in the treatment of dermatological disorders. *J. Dermatol. Treat.* 20: 328–335. https://doi .org/10.3109/09546630902789326.

[45] Adimule, V., Bhat, V.S., Yallur, B.C. et al. (2022). Facile synthesis of novel $SrO_{0.5}$:$MnO_{0.5}$ bimetallic oxide nanostructure as a high-performance electrode material for supercapacitors. *Nanomater. Nanotechnol.* 12: 1–14. https://doi .org/10.1177/18479804211064028.

[46] Shaikh, N.M., Bagihalli, G.B., Adimule, V. et al. (2022). A novel silica immobilized acidic ionic liquid [BMIM][$AlCl_4$] as an effective catalyst for biscoumarine synthesis. *Top. Catal.* https://doi.org/10.1007/s11244-022- 01591- 9.

[47] Zoli, W., Ulivi, P., Tesei, A. et al. (2005). Addition of 5-fluorouracil to doxorubicinpaclitaxel sequence increases caspase-dependent apoptosis in breast cancer cell lines. *Breast Cancer Res.* 7: 1–9. https://doi.org/10.1186/BCR1274.

[48] Cameron, D.A., Gabra, H., and Leonard, R.C.F. (1994). Continuous 5-fluorouracil in the treatment of breast cancer. *Br. J. Cancer* 70: 120–124. https://doi.org/10.1038/ bjc.1994.259.

[49] Bryant, H.E., Petermann, E., Schultz, N. et al. (2009). PARP is activated at stalled forks to mediate Mre11-dependent replication restart and recombination. *EMBO J.* 28: 2601–2615. https://doi.org/10.1038/emboj.2009.206.

[50] Adimule, V., Nandi, S.S., and Yallur, B.C. (2022). Devices and sensors based on additively manufactured shape-memory of hybrid nanocomposites. In: *Shape Memory Composites Based on Polymers and Metals for 4D Printing* (ed. M.R. Maurya, K.K. Sadasivuni, J.J. Cabibihan, et al.). Cham: Springer https://doi .org/10.1007/978-3-030- 94114- 7_ 15.

[51] Adimule, V., Yallur, B.C., and Gowda, A.H.J. (2022). Advanced sensors based on carbon nanomaterials. In: *Carbon Nanomaterials-Based Sensors* (Chapter 14) (ed. J.G. Manjunatha and C.M. Hussain), 259–268. Elsevier https://doi.org/10.1016/ B978-0- 323- 91174-0.00004- 4.

[52] Adimule, V., Yallur, B., and Gowda, A. (2022). Crystal structure, morphology, optical and super-capacitor properties of Srx: α-Sb_2O_4 nanostructures. *Anal. Bioanal. Electrochem.* 14 (1): 1–17.

[53] Fracchia, A.A., Farrow, J.H., Adam, Y.G. et al. (1970). Systemic chemotherapy for advanced breast cancer. *Cancer* 26: 642–649. https://doi.org/10.1002/ 1097–0142(197009)26:3<642::AID-CNCR2820260323> 3.0.CO;2–4.

[54] Xiong, Y., Li, T., Assani, G. et al. (2019). Ribociclib, a selective cyclin D kinase 4/6 inhibitor, inhibits proliferation and induces apoptosis of human cervical cancer in vitro and in vivo. *Biomed. Pharmacother.* 112: https://doi.org/10.1016/J .BIOPHA.2019.108602.

[55] Chou, A., Froio, D., Nagrial, A.M. et al. (2018). Tailored first-line and second-line CDK4-targeting treatment combinations in mouse models of pancreatic cancer. *Gut* 67: 2142–2155. https://doi.org/10.1136/ GUTJNL-2017– 315144.

[56] Roskoski, R. Jr. (2016). Cyclin-dependent protein kinase inhibitors including palbociclib as anticancer drugs. *Pharmacol. Res.* 107: 249–275. https://doi .org/10.1016/j.phrs.2016.03.012.

[57] Adimule, V., Medapa, S., Adarsha, H.J. et al. (2014). Synthesis, characterization and in vitro anticancer properties of 1-{5-aryl-2-[5-(4-fluoro-phenyl)-thiophen-2-yl]- [1,3,4] oxadiazol-3-yl}-ethanone. *Int. J. Pharm. Res. Rev.* 3 (12): 20–25.

[58] Kwapisz, D. (2017). Cyclin-dependent kinase 4/6 inhibitors in breast cancer: palbociclib, ribociclib, and abemaciclib. *Breast Cancer Res. Treat.* 166: 41–54. https://doi.org/10.1007/S10549–017– 4385– 3.

[59] Finn, R.S., Martin, M., Rugo, H.S. et al. (2016). Palbociclib and letrozole in advanced breast cancer. *N. Engl. J. Med.* 375: 1925–1936. https://doi.org/10.1056/ NEJMOA1607303/SUPPL_FILE/ NEJMOA1607303_DISCLOSURES.PDF.

[60] Adimule, V., Suryavanshi, A., and Nandi, S. (2020). Synthesis, characterization and impedance studies of novel nanocomposites of gadolinium titanate. *IOP Conf. Ser.: Mater. Sci. Eng.* 872: 012099.

[61] Turner, N.C., Slamon, D.J., Ro, J. et al. (2018). Overall survival with palbociclib and fulvestrant in advanced breast cancer. *N. Engl. J. Med.* 379: 1926–1936. https://doi .org/10.1056/NEJMOA1810527/SUPPL_ FILE/NEJMOA1810527_DATA-SHARING. PDF.

[62] Masuda, N., Inoue, K., Nakamura, R. et al. (2019). Palbociclib in combination with fulvestrant in patients with hormone receptor-positive, human epidermal growth factor receptor 2-negative advanced breast cancer: PALOMA-3 subgroup analysis of Japanese patients. *Int. J. Clin. Oncol.* 24: 262–273. https://doi.org/10.1007/ S10147–018–1359– 3/ FIGURES/5.

[63] Baselga, J., Campone, M., Piccart, M. et al. (2012). Everolimus in postmenopausal hormone-receptor-positive advanced breast cancer. *N. Engl. J. Med.* 366: 520. https://doi.org/10.1056/NEJMOA1109653.

[64] Royce, M.E. and Osman, D. (2015). Everolimus in the treatment of metastatic breast cancer. *Breast Cancer (Auckl)* 9: 73. https://doi.org/10.4137/BCBCR.S29268.

[65] Radford, J.A., Knight, R.K., and Rubens, R.D. (1985). Mitomycin C and vinblastine in the treatment of advanced breast cancer. *Eur. J. Cancer Clin. Oncol.* 21: 1475–1477. https://doi.org/10.1016/0277–5379(85)90241–X.

[66] Noble, R.L., Beer, C.T., and Cutts, J.H. (1958). Role of chance observations in chemotherapy: *Vinca rosea*. *Ann. N.Y. Acad. Sci.* 76: 882–894. https://doi .org/10.1111/J.1749–6632.1958. TB54906.X.

[67] Adimule, V., Vageesha, P., Bagihalli, G. et al. (2019). Synthesis, characterization of hybrid nanomaterials of strontium, yttrium, copper doped with indole Schiff base derivatives possessing dielectric and semiconductor properties. In: *Emerging Research in Electronics, Computer Science and Technology*, Lecture Notes in Electrical Engineering, vol. 545 (ed. V. Sridhar, M. Padma, and K. Rao). Singapore: Springer. https://doi.org/10.1007/978–981–13–5802–9–97.

[68] Sedlacek, S.M. (1993). First-line and salvage therapy of metastatic breast cancer with mitomycin/vinblastine. *Oncology* 50: 16–23. https://doi.org/10.1159/000227243.

[69] Slamon, D.J., Godolphin, W., Jones, L.A. et al. (1989). Studies of the HER-2/neu proto-oncogene in human breast and ovarian cancer. *Science (80-.)* 244: 707–712. https://doi.org/10.1126/ SCIENCE.2470152.

[70] Guo, J., Li, Q., Zhang, P. et al. (2019). Trastuzumab plus adjuvant chemotherapy for human epidermal growth factor receptor 2 (HER2)-positive early-stage breast cancer: a real-world retrospective study in Chinese patients. *Chin. J. Cancer Res.* 31: 759–770. https://doi.org/10.21147/j.issn.1000–9604.2019.05.06.

[71] Adimule, V., Kerur, S.S., Chinnam, S. et al. (2022). Guar gum and its nanocomposites as prospective materials for miscellaneous applications: a short review. *Top. Catal.* https://doi.org/10.1007/ s11244–022– 01587– 5.

[72] Elster, N., Collins, D.M., Toomey, S. et al. (2015). HER2-family signalling mechanisms, clinical implications and targeting in breast cancer. *Breast Cancer Res. Treat.* 149: 5–15. https://doi.org/10.1007/ s10549–014– 3250– x.

[73] Burris, H.A., Giaccone, G., Im, S.-A. et al. (2013). Phase I study of margetuximab (MGAH22), an FC-modified chimeric monoclonal antibody (MAb), in patients (pts) with advanced solid tumors expressing the HER2 oncoprotein. *J. Clin. Oncol.* 31: 3004. https://doi.org/10.1200/JCO.2013.31.15_SUPPL.3004.

[74] Adimule, V., Revaigh, M.G., and Adarsha, H.J. (2020). Synthesis and fabrication of Y-doped ZnO nanoparticles and their application as a gas sensor for the detection of ammonia. *J. Mater. Eng. Perform.* 29: 4586–4596. https://doi.org/10.1007/ s11665–020– 04979– 4.

[75] Koren, S., Reavie, L., Couto, J.P. et al. (2015). PIK3CAH1047R induces multipotency and multi-lineage mammary tumours. *Nature* 525: 114–118. https://doi .org/10.1038/nature14669.

[76] Kim, E.K., Kim, H.A., Koh, J.S. et al. (2011). Phosphorylated S6K1 is a possible marker for endocrine therapy resistance in hormone receptor-positive breast cancer. *Breast Cancer Res. Treat.* 126: 93–99. https://doi.org/10.1007/ S10549–010– 1315– Z.

[77] Pérez-Tenorio, G. and Stål, O. (2002). Activation of AKT/PKB in breast cancer predicts a worse outcome among endocrine treated patients. *Br. J. Cancer* 86: 540–545. https://doi.org/10.1038/sj/ bjc/6600126.

[78] Nandi, S.S., Suryavanshi, A., Adimule, V., and Maradur, S.R. (2020). Semiconductor current-voltage characteristics of some novel perovskite ionic nanocomposites of $Sr_{0.5}$, $Cu_{0.4}$, $Y_{0.1}$ and $Sr_{0.5}$, $Mn_{0.5}$ and their electronic sensor applications. *AIP Conf. Proc.* 2274: 020006: https://doi.org/10.1063/5.0022453.

[79] Dickler, M.N., Saura, C., Richards, D.A. et al. (2018). Phase II study of Taselisib (GDC-0032) in combination with fulvestrant in patients with HER2-negative, hormone receptor-positive advanced breast cancer. *Clin. Cancer Res.* 24: 4380–4387. https://doi.org/10.1158/1078–0432. CCR-18– 0613.

[80] Adimule, V., Batakurki, S., Yallur, B.C. et al. (2022). Samarium-decorated ZrO2 @SnO_2 nanostructures, their electrical, optical and enhanced photoluminescence properties. *J. Mater. Sci.-Mater. Electron.* 33: 18699–18715. https://doi.org/10.1007/ s10854–022– 08718– 4.

[81] Baselga, J., Campone, M., Piccart, M. et al. (2012). Everolimus in postmenopausal hormone-receptor-positive advanced breast cancer. *N. Engl. J. Med.* 366: 520–529.

[82] Fleming, G.F., Ma, C.X., Huo, D. et al. (2012). Phase II trial of temsirolimus in patients with metastatic breast cancer. *Breast Cancer Res. Treat.* 136: 355–363. https://doi.org/10.1007/s10549–011– 1910– 7.

[83] Acevedo-Gadea, C., Hatzis, C., Chung, G. et al. (2015). Sirolimus and trastuzumab combination therapy for HER2-positive metastatic breast cancer after progression on prior trastuzumab therapy. *Breast Cancer Res. Treat.* 150: 157–167. https://doi .org/10.1007/s10549–015– 3292– 8.

[84] Vinayak, A., Sudha, M., Jaadeesha, A.H. et al. (2014). Synthesis, characterization of some novel 1,3,4-oxadiazole compounds containing 8-hydroxy quinolone moiety as potential antibacterial and anticancer

agents. *Int. J. Pharm. Res.* 4(4): 180–185.

[85] Bagchi, S., Rathee, P., Jayaprakash, V., and Banerjee, S. (2018). Farnesyl transferase inhibitors as potential anticancer agents, mini-reviews. *Med. Chem.* 18: 1611–1623. https://doi.org/10.2174/1389557518666180801110342.

[86] Zhumakayeva, A.M., Rakhimov, K.D., Omarova, I.M. et al. (2019). Experimental, clinical and morphological analysis of H-Ras oncoproteins for locally advanced breast cancer. *Maced. J. Med. Sci.* 7: 3153–3157. https://doi.org/10.3889/ oamjms.2019.708.

[87] Klochkov, S.G., Neganova, M.E., Yarla, N.S. et al. (2019). Implications of farnesyltransferase and its inhibitors as a promising strategy for cancer therapy. *Semin. Cancer Biol.* 56: 128–134. https://doi.org/10.1016/j.semcancer.2017.10.010.

[88] Trainer, A.H., Lewis, C.R., Tucker, K. et al. (2010). The role of BRCA mutation testing in determining breast cancer therapy. *Nat. Rev. Clin. Oncol.* 7: 708–715. https://doi.org/10.1038/nrclinonc.2010.175.

[89] Evers, B., Helleday, T., and Jonkers, J. (2010). Targeting homologous recombination repair defects in cancer. *Trends Pharmacol. Sci.* 31: 372–380. https://www .sciencedirect.com/science/article/pii/S0165614710000969.

[90] Turk, A.A. and Wisinski, K.B. (2018). PARP inhibitors in breast cancer: bringing synthetic lethality to the bedside. *Cancer* 124: 2498–2506. https://doi.org/10.1002/ cncr.31307.

[91] Farmer, H., McCabe, H., Lord, C.J. et al. (2005). Targeting the DNA repair defect in BRCA mutant cells as a therapeutic strategy. *Nature* 434: 917–921. https://doi .org/10.1038/nature03445.

[92] ClinicalTrials.gov, (n.d.). Olaparib. https://clinicaltrials.gov/ct2/results?cond= &term=Olaparib+&cntry=&state=&city=&dist= (accessed 9 November 2022).

[93] Robson, M., Im, S.-A., Senkus, E. et al. (2017). Olaparib for metastatic breast cancer in patients with a germline BRCA mutation. *N. Engl. J. Med.* 377: 523–533. https:// doi.org/10.1056/nejmoa1706450.

[94] Brown, J.S., Kaye, S.B., and Yap, T.A. (2016). PARP inhibitors: the race is on. *Br. J. Cancer* 114: 713–715. https://doi.org/10.1038/bjc.2016.67.

[95] Han, H.S., Diéras, V., Robson, M. et al. (2018). Veliparib with temozolomide or carboplatin/paclitaxel versus placebo with carboplatin/paclitaxel in patients with BRCA1/2 locally recurrent/metastatic breast cancer: randomized phase II study. *Ann. Oncol.* 29: 154–161. https://doi.org/10.1093/annonc/mdx505.

[96] Spring, L.M., Han, H., Liu, M.C. et al. (2022). Neoadjuvant study of niraparib in patients with HER2-negative, BRCA-mutated, resectable breast cancer. *Nat. Cancer* 3: 927–931. https://doi.org/10.1038/S43018–022– 00400– 2.

[97] ClinicalTrials.gov (n.d.). Evaluation of the safety and tolerability of niraparib with everolimus in advanced gynecologic malignancies and breast. https://clinicaltrials .gov/ct2/show/NCT03154281?term=Niraparib&cond=Breast+Cancer&draw= 2&rank=11 (accessed 9 November 2022).

[98] Patsouris, A., Diop, K., Tredan, O. et al. (2021). Rucaparib in patients presenting a metastatic breast cancer with homologous recombination deficiency, without germline BRCA1/2 mutation. *Eur. J. Cancer* 159: 283–295. https://doi.org/10.1016/J .EJCA.2021.09.028.

[99] Hadden, J.W. (1999). The immunology and immunotherapy of breast cancer: an update. *Int. J. Immunopharmacol* 21: 79–101. https://www.sciencedirect.com/ science/article/pii/S0192056198000770.

[100] Luen, S., Savas, P., Fox, S. et al. (2017). Tumour-infiltrating lymphocytes and the emerging role of immunotherapy in breast cancer. *Pathology* 49: 141–155. https:// www.sciencedirect.com/science/article/pii/S0031302516404137.

[101] Baxevanis, C.N., Fortis, S.P., and Perez, S.A. (2021). The balance between breast cancer and the immune system: challenges for prognosis and clinical benefit from immunotherapies. *Semin. Cancer Biol.* 72: 76–89. https://doi.org/10.1016/j .semcancer.2019.12.018.

[102] Adams, S., Gatti-Mays, M.E., Kalinsky, K. et al. (2019). Current landscape of immunotherapy in breast cancer: a review. *JAMA Oncol.* 5: 1205–1214. https://doi .org/10.1001/jamaoncol.2018.7147.

[103] Ribas, A. and Wolchok, J.D. (2018). Cancer immunotherapy using checkpoint blockade. *Science (80-.)* 359: 1350–1355. https://doi.org/10.1126/SCIENCE.AAR4060.

[104] Vonderheide, R.H., Lorusso, P.M., Khalil, M. et al. (2010). Tremelimumab in combination with exemestane in patients with advanced breast cancer and treatment-associated modulation of inducible costimulator expression on patient T cells. *Clin. Cancer Res.* 16: 3485–3494. https://doi.org/10.1158/1078–0432 .CCR-10–0505/ 83456/AM/TREMELIMUMAB-IN- COMBINATION- WITH –EXEMESTANE- IN.

[105] Pusztai, L., Yau, C., Wolf, D.M. et al. (2021). Durvalumab with olaparib and paclitaxel for high-risk HER2-negative stage II/III breast cancer: results from the adaptively randomized I-SPY2 trial. *Cancer Cell* 39: 989–998.e5. https://doi .org/10.1016/J.CCELL.2021.05.009.

[106] Ghebeh, H., Al-Sayed, A., Eiada, R. et al. (2021). Weekly paclitaxel given concurrently with durvalumab has a favorable safety profile in triple-negative metastatic breast cancer. *Sci. Rep.* 11: https://doi.org/10.1038/S41598–021– 98113– 6.

[107] Domchek, S.M., Postel-Vinay, S., Im, S.A. et al. (2020). Olaparib and durvalumab in patients with germline BRCA-mutated metastatic breast cancer (MEDIOLA): an open-label, multicentre, phase 1/2, basket study. *Lancet Oncol.* 21: 1155–1164. https://doi.org/10.1016/S1470–2045(20)30324–7.

[108] Juliá, E.P., Amante, A., Pampena, M.B. et al. (2018). Avelumab, an IgG1 anti-PDL1 immune checkpoint inhibitor, triggers NK cell-mediated cytotoxicity and cytokine production against triple negative breast cancer cells. *Front. Immunol.* 9: 2140. https://doi.org/10.3389/FIMMU.2018.02140/BIBTEX.

[109] Dirix, L.Y., Takacs, I., Jerusalem, G. et al. (2018). Avelumab, an anti-PD-L1 antibody, in patients with locally advanced or metastatic breast cancer: a phase 1b JAVELIN solid tumor study. *Breast Cancer Res. Treat.* 167: 671–686. https://doi .org/10.1007/s10549–017– 4537– 5.

[110] Schmid, P., Adams, S., Rugo, H.S. et al. (2018). Atezolizumab and nab-paclitaxel in advanced triple-negative breast cancer. *N. Engl. J. Med.* 379: 2108–2121. https:// doi.org/10.1056/nejmoa1809615.

[111] Tolaney, S.M., Barroso-Sousa, R., Keenan, T. et al. (2020). Effect of eribulin with or without pembrolizumab on progression-free survival for patients with hormone receptor-positive, ERBB2-negative metastatic breast cancer: a randomized clinical trial. *JAMA Oncol.* 6: 1598–1605. https://doi.org/10.1001/ jamaoncol.2020.3524.

[112] Schmid, P., Cortes, J., Pusztai, L. et al. (2020). Pembrolizumab for early triplenegative breast cancer. *N. Engl. J. Med.* 382: 810–821. https://doi.org/10.1056/ nejmoa1910549.

[113] Kwapisz, D. (2021). Pembrolizumab and atezolizumab in triple-negative breast cancer. *Cancer Immunol., Immunother.* 70: 607–617. https://doi.org/10.1007/ s00262–020– 02736– z.

[114] Santa-Maria, C.A., Kato, T., Park, J.H. et al. (2018). A pilot study of durvalumab and tremelimumab and immunogenomic dynamics in metastatic breast cancer. *Oncotarget* 9: 18985–18996. https://doi.org/10.18632/ONCOTARGET.24867.

[115] ClinicalTrials.gov (n.d.). Pre-operative, single-dose ipilimumab and/or cryoablation in early stage/resectable breast cancer. https://clinicaltrials.gov/ct2/ show/NCT01502592?term=ipilimumab&cond=breast+cancer&draw =2&rank=3 (accessed 10 November 2022).

[116] ClinicalTrials.gov (n.d.). NIMBUS: nivolumab plus ipilimumab in metastatic hypermutated HER2-negative breast cancer. https://clinicaltrials.gov/ct2/show/ results/NCT03789110?term=ipilimumab&cond=breast+cancer&draw =2&rank=1 (accessed 10 November 2022).

[117] McArthur, H., Beal, K., Halpenny, D. et al. (2017). Abstract 4705: CTLA4 blockade with HER2-directed therapy (H) yields clinical benefit in women undergoing radiation therapy (RT) for HER2-positive (HER2+) breast cancer brain metastases (BCBM). *Cancer Res.* 77: 4705–4705. https://doi.org/10.1158/1538–7445 .AM2017–4705.

[118] McArthur, H.L., Diab, A., Page, D.B. et al. (2016). A pilot study of preoperative single-dose ipilimumab and/or cryoablation in women with early-stage breast cancer with comprehensive immune profiling. *Clin. Cancer Res.* 22: 5729–5737. https://doi.org/10.1158/1078–0432. CCR-16– 0190.

[119] Zhuang, J., Huo, Q., Yang, F., and Xie, N. (2020). Perspectives on the role of histone modification in breast cancer progression and the advanced technological tools to study epigenetic determinants of metastasis. *Front. Genet.* 11: 1353. https://doi.org/10.3389/FGENE.2020.603552/BIBTEX.

[120] Zucchetti, B., Shimada, A.K., Katz, A., and Curigliano, G. (2019). The role of histone deacetylase inhibitors in metastatic breast cancer. *Breast* 43: 130–134. https://doi.org/10.1016/j.breast.2018.12.001.

[121] Guo, P., Chen, W., Li, H. et al. (2018). The histone acetylation modifications of breast cancer and their therapeutic implications. *Pathol. Oncol. Res.* 24: 807–813. https://doi.org/10.1007/S12253–018– 0433– 5.

[122] Munster, P.N., Thurn, K.T., Thomas, S. et al. (2011). A phase II study of the histone deacetylase inhibitor vorinostat combined with tamoxifen for the treatment of patients with hormone therapy-resistant breast cancer. *Br. J. Cancer* 104: 1828–1835. https://doi.org/10.1038/bjc.2011.156.

[123] Yardley, D.A., Ismail-Khan, R.R., Melichar, B. et al. (2013). Randomized phase II, double-blind, placebo-controlled study of exemestane with or without entinostat in postmenopausal women with locally recurrent or metastatic estrogen receptorpositive breast cancer progressing on treatment with a nonsteroidal aromatase inhibitor. *J. Clin. Oncol.* 31: 2128. https://doi.org/10.1200/JCO.2012.43.7251.

[124] Linderholm, B.K., Hellborg, H., Johansson, U. et al. (2009). Significantly higher levels of vascular endothelial growth factor (VEGF) and shorter survival times for patients with primary operable triple-negative breast cancer. *Ann. Oncol.* 20: 1639–1646. https://doi.org/10.1093/ANNONC/MDP062.

[125] Oguntade, A.S., Al-Amodi, F., Alrumayh, A. et al. (2021). Anti-angiogenesis in cancer therapeutics: the magic bullet. *J. Egypt. Natl. Cancer Inst.* 33: https://doi .org/10.1186/s43046–021– 00072– 6.

[126] Miles, D.W., De Haas, S.L., Dirix, L.Y. et al. (2013). Biomarker results from the AVADO phase 3 trial of first-line bevacizumab plus docetaxel for HER2-negative metastatic breast cancer. *Br. J. Cancer* 108: 1052–1060. https://doi.org/10.1038/ bjc.2013.69.